U0133971

名医师承讲记

——临床家是怎样炼成的

（第二版）

李静 著

全国百佳图书出版单位

中国中医药出版社

·北京·

图书在版编目（CIP）数据

名医师承讲记：临床家是怎样炼成的 / 李静著 . —
2 版 . —北京：中国中医药出版社，2022.7
ISBN 978-7-5132-7203-2

Ⅰ . ①名… Ⅱ . ①李… Ⅲ . ①中医学临床—经验—中
国—现代 Ⅳ . ① R249.7

中国版本图书馆 CIP 数据核字（2021）第 202957 号

中国中医药出版社出版

北京经济技术开发区科创十三街 31 号院二区 8 号楼
邮政编码　100176
传真　010-64405721
廊坊市晶艺印务有限公司印刷
各地新华书店经销

开本 710×1000　1/16　印张 18　字数 277 千字
2022 年 7 月第 2 版　2022 年 7 月第 1 次印刷
书号　ISBN 978 - 7 - 5132 - 7203 - 2

定价　76.00 元
网址　www.cptcm.com

服 务 热 线　010-64405510
购 书 热 线　010-89535836
维 权 打 假　010-64405753

微信服务号　zgzyycbs
微商城网址　https://kdt.im/LIdUGr
官 方 微 博　http://e.weibo.com/cptcm
天猫旗舰店网址　https://zgzyycbs.tmall.com

如有印装质量问题请与本社出版部联系（010-64405510）

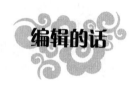

编辑的话

打造"中医师承教育"权威基地
《中医师承学堂》

作为国家中医药管理局直属的中央级专业出版社，我们在出版大学中医药教材的基础上，还致力于"打造'中医师承教育'权威基地，还原'老中医手把手'传教实况"。

师承实录："不掺假"的完全记录

翻看中医图书，满眼皆是"应手取效""效如桴鼓"，似乎写书者都是胸有成竹、百发百中的"神医下凡"。从某种意义来说，现在的有些中医专家所编写的医学专著，对中医学习者有着一种不自觉的"误导"。因为医著中所列举的实例，多是典型病例、特殊病例，而且多是最终治好的病例。"看其专著，叹为神医；跟其临床，不过如此！"——这也不能苛求专家，因为专著篇幅毕竟有限，所以，自然要"精选"典型的、治愈的病例。为什么看其专著和跟师学习差别如此之大？为什么中医界一直呼吁"跟师学习"？因为跟师学习，才能真实地、没有任何"掺假"地反映老师治病的疗效、细节，包括失误、困惑、曲折等真实体验。

但是，跟师学习，要放弃原有的工作、待遇，大多数人是做不到的。放弃一年 5 万元的收入，还要投入几万元的生活、学习费用，中医师承教育的费用，也相当于高额的 MBA（工商管理硕士）、EMBA（高级管理人员工商管理硕士）的十几万学费。——怎么办呢？我经过反复思索、反复探讨，最后发现：我们可以用一种现代技术手段，接近于"完全还原"跟师学习、师承教育的全过程，也就是不间断、长时间地记录中医名师的每个临床案例；或者，不间断、长时间地记录弟子与师父的学术对话。为什么我们要特别提出"不间断"这个字眼呢？因为凡是"剪辑、精选"，就有可能不自觉地偏离"真实"，走向"粉饰"。所以，真正意义的"师承教育"，一定不要对"师父的完整录音"做任何删节、处理，哪怕录音的过程有杂音、有干扰、有拖沓，也要尊崇完全真实的"师承理念"。——正如国际新闻界著名的记者法拉奇，她在采访各国总统、主席的时候，"用录音机录下访问中的全部内容，然后一字不漏地以原对话形式全文加以发表"。

这项在中医学界史无前例的"师承全记录"工作，在2005年开始正式启动了。我寻找到的第一位师承名师，是一位农村家传中医薛振声老大夫，他殚精竭虑写成一部医学专著，很多临床中医师用了他的方子觉得"立竿见影、疗效很高"。这位70多岁的老中医，每天坚持到医院里行诊，星期六、星期天从来没有休息过，即便是春节期间的大年三十，也坚持为患者服务。每天晚上，我和他通电话，他口述每天行医所诊治的每例病案的详细情况（读者甚至会听到春节期间鞭炮齐鸣的"背景音乐"），并且从不讳言自己失败的病例。——把自己的完全真实的病案，进行如实公布，需要极其之大的勇气和胆识！这相当于把自己的医术"赤裸裸地"公开给世人，没有大海一样的胸怀、过硬的临床水平，并不敢这样做！——所以，当我开始每天和薛老的"完全记录"工作之后，刘力红博士给我致函："您能对中医如此用心，功不唐捐，中医会记住您，历史也会记住您！"其实，我更认为：刘力红对我的评价，更是对薛老——这位农村家传中医、一位开拓性的中医名家的评价。因为，薛老的这个"师承记录"行动，标志着中医学术"师承教育"广泛传播的崭新开端。在这种"师承全记录"新方式的启发下，刘力红也和他的师父卢崇汉开始了不间断的"师承学术对话"，不间断的录音，记录下两位中医名家的"师承实况"。

三大要求：打造"师承教育"最佳读本

作为在全国医学专业图书中的首创，我们开始陆续对我们的专家作者提出如下"新要求"。

第一，一定要有1个月以上或100例以上"连续不间断、完整不删节"的行诊全程纪录（保留录音或录像原始记录）。这相当于让读者全程跟随、考察这位专家的实际疗效，而不是看其"精选"的有效案例（事实上，哪怕随便一个刚出校门、临床不久的中医师，都可以"精选"一本"疗效如神"的医案。因为看病水平再差，也总会碰到治好的病案）。这就相当于让读者跟其临床，现场考察。

第二，一定要详细阐释"从脉证到辨证，再到方药"的详尽、真实思考过程。现在的多数中医专著，遵循历史传统的写作格式：先列某患者的脉证，然后辨证为诸如太阳伤寒，再开出方剂加减。此后，才开始阐释为什么这样辨证、开方。——从余国俊先生的《中医师承实录》开始，我们开创了更加便于读者学习、阅读的医案写作格式。即先列患者脉证，然后开始分析辨证的详细思考过程（包括各种可能性的分析，猜测、排除、再猜测、再排除，也包括犹豫、担心、把握性比例等真实细节），最后，才是得出的辨证结果。正如同侦破案件一样，不能先告诉读者谁是罪犯，再分析为什么他是罪犯。而要对每个人进行嫌疑排查，再逐一从诸多可能的犯罪嫌疑人中进行筛选。这个过程中时常会有误断，会有反复，但这就是真实的侦探过程！所以，中医医案的写作要像这种"真实的思考过程"过渡，甚至附上诸多学生和老师的互动疑问。（比如，为什么只用这个方剂，换个类似的方剂可不可以？）

第三，写作时要注意参照"三个标准"。第一个标准是"中医经典"，比如，《伤寒论》《黄帝内经》（甚至还包括近代名著《医学衷中参西录》）等，作者可以阐释如何在传统经典的基础上进行承前启后、开拓创新。第二个标准是"临床概率"，对于当代临床经常出现的病种（国内、国际当代最新疾病谱系），要加大力度进行阐释，比如，痛风、癌症、艾滋病、前列腺疾病等，要勇于面对最新的常见病种。第三个标准是"大学教材"，大学教材的体系毕竟代表着一种现代的分类方式，很便于中医学子们接受。

真正的中医名家，应该如同牛顿、爱因斯坦等科学巨匠，愿意把自己的毕生心血"精细入微、条分缕析、知无不言、言无不尽"地讲解、传教，把自己的毕生研究成果汇集成学术论著，传诸后世，造福人类。特别是临床操作要具有很强的"可学习性、可操作性"，学生们学习老师的著作后，也能够在临床上逐步达到较高水平。

基于这种真实还原师承教育实况的思想，我们中国中医药出版社陆续策划、出版了《中医师承实录》（余国俊著）、《我的中医之路》（余国俊著）、《我的脉学探索》（金伟著）、《名医师承讲记》（李静著）、《小说中医》、《小说中医续集》（张大明著）等"师承教育"类丛书，被读者们称为"中医师承教育最好的读本"。此外，我们还陆续推出面向初学者的"中医入门系列"、面向专业中医师的"临床经典系列"等等多种书系。作为这些书的策划编辑，我本人特别向每位中医执业者、学习者以及爱好者强力推荐:《肝胆相照:一个人的健康战争》。这是在我的图书策划编辑史上最让我感动、同时也是受益最大的一本书。这本曾经感动 100 万患者和医生的健康感悟图书，我认为值得每位中医人精读、思考、悟彻!

中医师承学堂:"详加辨证，愈辨愈明，才能使病无遁形，药不虚发"

对于中医师承教育，"北京四大名医"之一的孔伯华先生，曾经与肖龙友先生联手创建"北平国医学院"，并担任院长，办学 15 年，为祖国培养了数百位杰出的中医骨干。孔伯华先生坚持师承教育的方式，临床见习时，每遇疑难病证，当即提示生徒，或事后进行讨论，允许提出不同看法和意见，畅所欲言，尽情辩论，然后做出总结，指归而教之，倡导"详加辨证，愈辨愈明，才能使病无形，药不虚发"。1929 年，国民党政府提出"废止中医"的议案，孔伯华被推选为全国医药团体联合会临时主席，率领全团前往南京国民政府请愿。面对汪精卫，孔伯华先生义正严词地提出"用临床效果打擂"。国民政府眼见为实，看到中医的良好疗效，最后撤销了"废止中医"的提案。新中国成立后，孔伯华对毛泽东主席等中央首长的医疗保健工作，备至关怀，多所建树，受到周总理当面表扬:"孔老不高谈空理，务求实干。"教委的同志把孔伯华中华人民共和国成立前创办"北平国医学院"的办学资料取走，开始编写新中国的中医教学大纲，创办新中国的中医学院。

昔日，孔伯华先生在北京西单北白庙胡同，创办"北平国医学院"；今日，孔伯华医馆联手中国中医药出版社等中央级出版机构，邀请中医临床名家开设"教学、临床、带教"全程记录、传播的"中医师承学堂"。除了由孔伯华先生的学术继承人讲述"孔伯华中医学说"之外，现代经方大师胡希恕先生的弟子、中日友好医院冯世纶教授将在此开设"伤寒论临床师承讲座",并进行手把手的临床带教。胡希恕先生作为临床效果卓著的经方大家,被中医名家刘渡舟高度评价:"每当在病房会诊,群贤齐集,高手如云,惟先生能独排众议,不但辨证准确无误,而且立方遣药,虽寥寥几味,看之无奇,但效果非凡,常出人意料,此得力于仲景之学也。"胡希恕先生倡导对《伤寒杂病论》执简驭繁、唯求疗效,其"方证是辨证的尖端"学术体系,成为中医人士"一通百通用伤寒"的高效捷径。中国中医药出版社将陆续出版"中医师承学堂"的全部讲座和带教实录。

为什么我们致力于推出"中医师承学堂"呢?被誉为"中国近代医学第一人"的张锡纯,曾经这样总结自己的中医教学效果:"三年期满,皆能行道救人。"而对比传统中医教学,则是"取《内经》《难经》《伤寒》《金匮》诸书为讲义。然如此以教学生,取径太远,非殚十年之功于此等书,不能卒业;即能卒业者,果能得心皆应手乎?"新教学的三年、传统教学的十年;皆能行道救人、不能卒业/得心应手——差别何其之大!关键在于教学手段和方法。中医的"师承式教育",已经成为与"学院派教育"相互补充、必不可缺的关键环节!

当代中医临床家李静先生的这本《名医师承讲记》,即遵循师承教育的初衷,既是作者对中医常见病种的诊断思路与辨证施治的记录,也是其对中医该如何发挥自身特长,借西医学之检验等各种方法为我所用,扬长避短,使其如虎添翼的探索。他在书中提出"既要坚持中医的特色,又要与西医学相结合,从而不断进步,不断发展,这应是现代中医的正确方向",愿我辈共勉之。

本书第一版在 2007 年面世以后,多次重印,销量可观,现时隔 10 余年进行再版,根据广大读者的反馈意见,结合作者自查及知识更新,我们对本书做了修订完善,推出第二版,希望可以帮助更多读者领悟到"临床家是怎样炼成的"。

刘观涛

2022 年 3 月

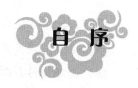

自 序

　　五方者，经方、单方、验方、秘方、时方（协定处方）也。

　　古人云：读书三年，便谓天下无病可治。治病三年，便谓天下无方可用。读书难，读医书尤难，读医书得真诠则难之又难。用药如用兵，用医如用将。世无难治之病，有不善治之医；药无难代之品，有不善代之人。扁鹊曾说："人之所病，病疾多；而医之所病，病道少。"千方容易得，一效最难求。

　　近代名医岳美中老师认为："在临床上遇到的疾病多，而所持的方法少，时有穷于应付，不能泛应曲当之感。一方面也觉得经方是侧重于温补，倘若认证不清，同样可病随药变。持平以论，温热寒凉，一有所偏，在偏离病证，造成失误的后果上是一样的。临证治病先抱成见，难免一尘眯目而四方易位。只有不守城府，因人因时因地制宜，度长短，选方药，才能不偏不倚，恰中病机。"

　　又说："仅学《伤寒》易涉于粗疏，只学温病易流于轻淡。粗疏常易于偾事，轻淡每流于敷衍。应当是学古方而能入细，学时方而能务实。入细则能理复杂纷乱之繁，务实则能举沉寒痼疾之重。从临床疗效方面总结，治重病大证，要注重选用经方；治脾胃病，李东垣较好；治温热及小病轻病，叶派时方细密可取。把这些知识用之临床，确乎有法路宽阔，进退从容之感。在肯定以往经验的基础上，也感觉到执死方以治活人，即使是综合古今，参酌中外，也难免有削足适履的情况出现。但若脱离成方，又会无规矩可循，走到相对主义。"

　　此论可为我辈治医用方之准绳。近代经方大家曹颖甫以擅用经方而闻名，《医学衷中参西录》的作者张锡纯则是灵活运用自拟方、经方、时方、验方、单方、秘方的典范。中医讲辨证施治，强调因时因地因人而给予不同的方药，具体情况具体对待。同一临床表现，人不同，地不同，时不同，治疗方法也就不同。所以说：经方极可贵，时方有妙用。验方治专病，秘方治顽证，单方治大病。临证不可拘于经方、时方之执，应加减增损，经方、时方配合，变古方之制为我所用，或参酌数方之意为一方，或综合单方、验方而组成新方，反复实践，方能临证用方得心应手。

中医五方演绎者，是我临诊30余年的实践心得，每遇一病，辨证论治与专病、专方、专药相结合，对古今名方、验方，有是证用是方。有常见病屡用屡效之方，亦有疑难病用单方、验方之一得之见，难免有不少谬误或不妥之处，此乃本人屡用屡效之方药实录，敬请高明指正，不胜感激之至！

李　静

2007 年 1 月

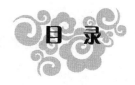

目 录

写在前面——中医是怎样炼成的

　　我出生于中医世家，自幼学医，13岁始背诵《医学三字经》《汤头歌诀》《药性赋》《濒湖脉诀》等医书。耳闻目睹，父辈接受西医药较早，新中国成立前即用中西医结合方法治病，治内外妇儿之病均用中西医结合，而仍以中医药为主。既用土霉素糖粉、四环素糖粉、红霉素糖粉、阿司匹林片、复方氨基比林针剂、青霉素针剂等西药治小儿病，又擅用《丹溪女科》《傅青主女科》之方治妇科病而闻名乡里。北方人感冒，祖辈一般都用九味羌活汤以治之。父辈合用些土霉素片，注射青霉素，那时认为即是中西医结合了。治外科疮疡，父辈会用手术刀开刀，中药内服。母亲腰部长一疮，经治疗两年始愈，成年后读诸医书渐多，方悟母亲病是阴疮，又叫"骨痨"，气血大亏，所以愈之也慢。

　　我出生不久，母亲即患病，长至8岁时，母亲20多岁即病故，父亲说母亲死于痨病，那年是1960年，正是国家困难时期，母亲的病也受影响。后来我立志学医，母亲死于病是主因也。古人云：不为良相，便为良医。父辈希望我能成为一名医生，说自己治不好母亲的病是一大遗憾。我想自己如果成为一个能解除病人痛苦的医生，如果能成为一方名医，在中医学术上有所建树，乃不枉人生一世。至1966年"文革"开始，学校停课，学生开始大串联，我已15岁了，父亲让我跟他学抄方、配药、抓药，晚间诊余则读医书。有人说："熟读唐诗三百首，不会做诗也会吟。熟读汤头三百首，不会看病也会开方。"至1968年我18岁时，即开始从20世纪50年代的中医教材学起，计有《内经》《伤寒论》《金匮要略》《温病学》《中医诊断学》《中医针灸学》《中医妇科学》《中医儿科学》《中医药物学》《中医方剂学》《中医各家学说讲义》等。白天跟着抄方抓药，晚上则在灯下看书。针灸是在自己身上的足三里穴位来练习的，不明白的便问父亲。

看到祖父辈皆忙于诊务，自己在学习时感到文化水平有限和知识薄弱，故而开始拼命地买书读书，除中医书外，也读文学方面的书与西医书，包括四大经典文学名著，亦喜爱杂文与小说，经常光顾书店，每到一地，先去新华书店。读医书渐多，深知古人所说的"读书三年，便谓天下无病可治；治病三年，便谓天下无方可用"指的是什么。父亲的医术在当地应该是可以了，可是母亲的病还是没能治好。后来明白"骨痨"相当于西医所说的骨结核。

18岁时，当父亲不在的时候，来了病人，我会学着父亲的样子与人诊断，开方用药，小病是治好了一些，但有的病稍微复杂一点则不行。自认为辨证准确，然而病人服下去毫无效果，因此多次受到父亲的训斥。有一感冒病人，恶寒发热，我予其开祖父辈常开的九味羌活汤一剂，满以为可一剂治愈。第2天病人来说毫无效果。父亲说："你认为看了一点书，即可以给人看病了，能够治病救人了，早着呢！是感冒都用九味羌活汤吗？汤头歌上是怎么说的？"九味羌活用防风，细辛苍芷与川芎，黄芩生地同甘草，三阳解表宜姜葱。我背了一遍。父亲说："对啊，三阳解表，此病是在三阳吗？明明有寒热往来，是少阳证，是小柴胡汤证，还用九味羌活汤能行吗？九味羌活汤是治外受风寒湿邪，内有热象，以风为主证的外感病，以头痛身重为主症，不是所有感冒都可以用的。只会比葫芦画瓢吗？不会辨证啊？看我们用九味羌活汤多次有用，那是该用的才有效，要好好地读书，认真地读，先学会认识药，如何抓药，如何配药，这也是在学医啊，当医生不识药如何能行，先从看小病开始，没有把握的病，诊断不明的病，可以问我嘛，可以让我看嘛。古人学徒，都要学3年才行的。你现在先学识药抓药配药，一边跟我临证抄方。先学着开些西药和中成药，开中药处方再等几年。"还有一次，我看中药该进药了，便自己列写了一张所需的进药单，当归、白芍、生地黄、羌活、防风、细辛、半夏等各5斤，父亲看后大为光火："你知道哪些药用量大，该多进？哪些药用量小，该少进吗？当归5斤够用吗？细辛5斤用得了吗？去一次城里，一次该进多的进少了能行吗？不该进多的也进那么多能行吗？"

父亲既是慈父，又是严师。每遇病人，先由我看舌诊脉，然后说一下病是何病，证是何证，脉是何脉，该用何法，治用何方。然后再由父亲重诊，诊后再给予讲解。时日久了，故而明白古人说"读书难，读医书尤难；读医书得真诠，则难之又难"的精义所在。方知"用药如用兵，用医如用将。世无难治之病，有不善治之医；药无难代之品，有不善代之人"的道理。对于清代王维国《人间词话》里的治学三个境界——"昨夜西风凋碧树，独上高楼，望尽天涯路"；"衣带渐宽终不悔，为伊消得人憔悴"；"众里寻她千百度，蓦然回首，那人正在灯火阑珊处"，更加深有感触。

前人程钟龄在《医学心悟》一书中曰："知其浅而不知其深，犹未知也。知其偏而不知其全，犹未知也。"陈修园曰：《伤寒》愈读愈有味，经方愈用愈神奇。日间临证，晚间查书，必有所悟。"在温病学研究方面有显著成就的吴鞠通，是完全靠自己的刻苦钻研而成功的。清代名医尤在泾自幼家境贫寒，但由于自己的刻苦钻研、勤奋攻读，终于在医学和文学上达到了较高的造诣。金元名家朱丹溪在功成名就的暮年，仍千里迢迢寻访葛可久，不耻下问，邀同会诊，以弥补自己针灸方面的不足。清代名医叶天士勤奋一生，拜师从学 17 人，终于建立了卫气营血学说，开拓了温热病辨证论治的先河。徐灵胎用时 30 年，方著《伤寒论类方》。赵学敏不惜耗时耗财，博采众多走方郎中之不传秘方而著成《串雅内外编》与《本草纲目拾遗》。而我因时代的限制，未能进入医学高等课堂深造深以为憾事，故对诸家学说、历代名医名家著述甚感兴趣，对近代与当代名医名作尤为喜爱。

蒲辅周论医时强调："读书时，要有自己的头脑，决不可看河间只知清火，看东垣则万病皆属脾胃，看丹溪则徒事养阴，看子和唯知攻下，要取各家之长而为己用。河间在急性热病方面确有创见；子和构思奇巧，别出手眼，不过最难学；东垣何尝不用苦寒；丹溪何尝不用温补。不可人云亦云。"

蒲老又论曰："若读东垣书，而不读河间书则治火不明；读河间书而不读丹溪书，则阴虚不明；读丹溪书而不读子和书，则不明其真阴真阳之理；不读高鼓峰书岂知攻伐太过之阴虚阳虚之弊；不读吴又可书，则不知瘟疫与伤寒之不同；不读喻嘉言书，又安知秋伤于湿之误和小儿惊风

写在前面——中医是怎样炼成的

之非。"

读岳美中论医："仅学《伤寒》易涉于粗疏，只学温热易涉于轻淡；粗疏常致于偾事，轻淡每流于敷衍。应当是学古方而能入细，学时方而能务实；入细则能理复杂纷乱之繁，务实则能举沉寒痼疾之重。从临床疗效方面总结，治重病大证，要注重选用经方；治脾胃病，李东垣方较好；治温热及小病轻病，叶派时方细密可取。把这些知识用之临床，确乎有法路宽阔、进退从容之感。在肯定以往经验的基础上，也感觉到执死方以治活人，即使是综合古今，参酌中外，也难免有削足适履的情况。但若脱离成方，又会无规矩可循，走到相对主义。"

金子久曰："《内》《难》《伤寒》《金匮》为医学之基础，然在应用时即感不足，如金匮要略为杂病书之最早者，然以之治内、外、妇科等病，不如后世书之详备。所以唐宋诸贤补汉魏之不足，迨至明清诸名家，于温病尤多发挥。"

周凤梧曰："把金元四大家归纳为：张子和的攻破，是祛邪以安正；李东垣的重脾胃，是扶正以祛邪。当正虚为主时，采用东垣法；邪实为主时，采用子和法，二者并不矛盾。刘河间之寒凉，是泻阳盛之火；朱丹溪之补阴，宜于治阴虚之火，两家都能治火，只是虚实有别。东垣诸方之所以补而不壅，全在于补中有行。河间之所以寒不伤中，全在于寒而不滞，使苦寒之药，只能清火，不至于留中败胃。有时也纯用守而不走的苦寒剂，如黄连解毒汤等，但究是少数。子和之主攻破，毕竟是施于经络湮瘀，或肠胃瘀滞之实证，如果不实而虚，即非所宜。"

近代名医大家方药中老师之论极为精辟，为现代中医辨证施治、诊断处方遣药之准绳。方药中曰："西医的辨病论治是建立在近代自然科学发展的基础上的，是以病因学、病理学、解剖学为基础，以实验室检查等为依据的，因而其辨病较为深入、细致、具体，特异性比较强。中医的辨病论治是建立在经验的基础上的，几乎完全是以临床表现为依据。而不同的疾病具有相同的临床表现又很多，因此中医辨病就不免显得粗糙和笼统，因而临床上针对性也就比较差，中医的辨病实际上是单、验方的对症治疗。中西医比较，西医的辨病显然比中医的辨病要好。另一方面，中医讲辨证论治，西医也有对症治疗，从表面看似乎也有相似之处，但实际上却根本不同。中医的辨证论治是建立在中医的整体恒动观的思想体系基础之上的。辨证论治是综合、归纳、分析有关患者发病（包括临床表现在内）的各种因素和现象而做出的诊断和治疗。它强调因时、因地、因人而给予不同的治疗方法，具体情况具体对待，同一临床表现，人不同、地不同、时不同，治疗方法也就不同，把病和人密切结合成一个整体，因而中医的辨证比较全面、深入、细致、具体，特异性比较强，治疗上的针对性也就比较强。而西医的对症治疗，则完全是以单个症状为对象，而相同的症状，常常又有不同的性质，也就不可避免地显得简单和机械，这与中医的辨证论治毫无共同之处。同时，西医的辨病虽然有其明显的优越性，但却也有一定的局限性，如在某些地方过多地强调病变局部，相对地忽视整体，常常把病和病人分隔开来，在一定程度上存在机械唯物论的观点，再加上西医历史较短，自然科学到今天为止仍然是处于发展阶段，还有很多现象不能用今天的科学完全阐明，弄不清的问题还很多，因而在对某些疾病的认识上还不能深入，无法诊断的疾病还很多，因而在对疾病的某些防治措施上，相对来说还显得比较贫乏，束手无策的疾病还很多。今天的中西医之间，还存在各有所长、各有所短的事实。应当取长补短，不要护短忌长。假如中西医的一方出现了一无所长，那就不存在什么中西医结合问题了。古训必须勤求，新知亦应吸收；古代医籍要多读，近代著述勿忽视；经方极可贵，时方有妙用。如西医在用抗生素的同时，中医不分寒热虚实，亦随着用大量清热解毒药，诸如此类，仅是中药加西药，不是有机的中西医结合。应该对某些症状的疗效，西优于中，则以西为主；另一些症状的疗效，中胜于西，则以中为主，相互取长补短，紧密协作，反复实践，摸索规律。并不拘于经方时方之别，或加减增损，或经方时方配合，变古方之制为我用，或参酌数方之意融为一方，或参以单方、验方，随病机层次组成新的处方。不在药多，而在精练，主次轻重得当；不在量大，而在轻灵对证。西医之言细菌，即中医所谓病邪，西医能杀菌灭毒，中医亦能杀菌灭毒。如桂枝汤、麻黄汤、白虎汤、承气汤，或表或化，或吐或下，使邪尽而病愈者，皆杀菌之法也。如西医诊为炎症，中医便盲目运用苦寒，往往不能达到消炎的目的，因中医对西医的炎症，有虚实寒热之分，若不辨证地死搬硬套，就达不到预期的疗效。"

故而我将西医的《基础医学问答》《临床医学问答》《临床医师手册》等买来细读，对中医历代名家名著反复研读，于《医学衷中参西录》《经方实验录》中得益匪浅。然而感觉其对于临证诊断，特别是舌脉方面不够详细全面。因之购买"舌诊图谱""病证诊断图谱""脉诊"等类书细读，并于临诊时验证。曾到上海中医学院、北京中国中医研究院去进修，订阅《中医杂志》《新中医》《中西医结合杂志》，多次参加学术研讨会。遇名医名家或有一技之长者必向之请教，以便增长自己的知识。

在临证时每遇一病，必数次看其舌质舌苔，认真诊脉。用西医辨病、中医辨证的方法，先议病，后议药。详询西医的各项诊断及以前的治疗用药经过，再用中医的四诊八纲来辨证。对每一病证先明其西医诊断当为何病，中医认为应是何证，西医当如何治疗，预后如何？对效果不好的当思其为何不好？中医可如何用药，应用何方何法，道理何在？何时能效？何时能愈？向病家说明西医药的长处是什么？中西医药结合的长处又是什么？为何中医这样治疗？为何其能有效？特别要强调临证抓主症。主症一解，其他症状则迎刃而解。诊病时要抓住病人的心理，做到诊断明确，辨证精确，用方用药正确。其疗效才能确切。西医学的检验，以及B超、CT等，对于辨病可谓明察秋毫。既然可以借鉴之，为我所用有何不好？扬其长，避其短。中医岂不是如虎添翼！

中医的精髓在于辨证论治。故而学辨证不难，难在从舍。或舍脉从舌，或舍舌从脉。如果舍从不慎，往往毫厘之差，千里之谬。比如恶寒发热看似易辨，实则难辨。中风、伤寒、温病、热病、湿病都有发热，这就要从其同异之间区别了。恶寒则中风、伤寒可见，热病可见，唯温病则不恶寒。但中风的恶寒发热，伴有汗出；伤寒的恶寒发热，伴有无汗而喘；热病的恶寒发热，是汗出口渴，脉洪大。口渴是热，但假热也有口渴。要在其脉象洪大中辨其有力是真热，无力是假热；无力中有时有力是真热，有力中有时无力是假热。口渴辨其饮多喜冷是真热，饮多恶冷是假热；喜热不多是假，喜冷不多也是假。有但寒不热、但热不寒的；有表寒里热、表热里寒的；有上寒下热、上热下寒的；有先寒后热、先热后寒的；有寒多热少、热多寒少的；有寒轻热重、热轻寒重的；有寒热往来、发作无常的；有真寒假热、真热假寒的。

辨虚实也是这样，有形似虚而其实为实，有形似实而其实为虚，所谓大实如羸状，至虚有盛候是也。如果证型类似虚寒，但腹痛拒按，心烦口渴，泻出如火，肛门热痛，即不可误认为寒而用温热；证型类似热证，唯脉象无力，唇色变白，即不可再用寒凉。

临床上真寒假热、真热假寒、真虚假实、真实假虚之证，辨证时一次即恰到好处，并非容易之事。除了临证时详细诊断辨别、洞察秋毫，还须借鉴前医之治法方药，有许多疑似之证往往都是经过数次误诊误治后，或试探性治疗后，才能获得正确的诊断与治疗。证有真假凭诸脉，脉有真假凭诸舌。然舌亦有真假，又当细审病证。新病从舌，久病从脉，其新病多实但亦有虚者，久病多虚亦有实者，而且虚证可能夹有实邪，实证之中，亦有夹虚之证，真假虚实，错综复杂，变化莫测。所以辨证务须入细，入细方能务实。

扁鹊曾说："人之所病，病疾多；而医之所病，病道少。"千方容易得，一效最难求。近代名医岳美中老师认为："在临床上遇到的疾病多，而所持的方法少，时有穷于应付，不能泛应曲当之感。一方面也觉得经方是侧重于温补，倘若认证不清，同样可病随药变。持平以论，温热寒凉，一有所偏，在偏离病证，造成失误的后果上是一样的。临证治病先抱成见，难免一尘眯目而四方易位。只有不守城府，因人因时因地制宜，度长短，选方药，才能不偏不倚，恰中病机。"

此论可为我辈治医用方之准绳。近代经方大家曹颖甫以擅用经方而闻名，《医学衷中参西录》的作者张锡纯则是对自拟方、经方、时方、验方、单方、秘方灵活运用的典范。中医讲辨证施治，强调因时因地因人而给以不同的方药，具体情况具体对待。同一临床表现，人不同，地不同，时不同，治疗方法也就不同。所以说：经方极可贵，时方有妙用。验方治专病，秘方治顽证，单方治大病。临证不可拘于经方时方之执，应加减增损，经方时方配合，变古方之制为我所用，或参酌数方之意为一方，或综

写在前面——中医是怎样炼成的

合单方、验方而组成新方，反复实践，方能临证用方得心应手。

《名医师承讲记》，既是中医所接触比较多的病种的诊断思路与辨证施治的记录，也是对中医现在如何发展自己的特长的思考。借西医学之检验等各种方法为我所用，扬长避短，现代中医岂不是如虎添翼？我们何乐而不为呢？也就是说既要坚持中医的特色，又要与西医学结合，不断进步，不断发展，这应是现代中医的正确方向，愿我们共勉之。

我独立行医应诊以后，走了不少的弯路。那时经验少，临证尚有许多茫然不知所措之时。比葫芦画瓢的时候还是比较多，事后请教师长，或诊后翻阅医籍，再诊时纠正之。行医不久，因治一小孩高热惊风，经我用针刺十宣穴出血治愈，名声大振，求医者甚多。认为自己医术可以了，真的如古人说的"读书三年，便谓天下无病可治"了。

记得有一次治一危重病人，病家来请出诊，至病家时，看到一老年男子，年约60岁，面红精神甚好，言语谈吐毫无病象。诊其脉大有力，舌苔灰腻而滑。询其得病，说已数日，主要是腹泻且喘病发作。服药不效仍然喘泄，不能吃饭。那时认为脉有力，舌苔灰腻应是寒湿重证，用张锡纯之急救回阳汤应该是对证的。一点没有看出病已至危，有"回光返照"之象。故处方以急救回阳汤，方用六君子汤加黑附片、山茱萸。数日后听人说，那个老头你看后，药还没有煎好人即死去了，要不然你会麻烦的。我一边暗自庆幸，一边自责，深悔当时没有看出病人是回光返照。如果病人服药后岂不是麻烦大了？所幸其妻及其孙等家人皆是我与其看病看好的，其子及子媳对我甚为相信。然亦为深刻的教训了，证明还是自己的功底不够，医术没有学到家，别人治不了的病，自己也还是治不了。病至垂危都不能看出何能为医呢？

还有一老太太，周身疼痛，我诊后即开张锡纯《医学衷中参西录》中之活络效灵丹，服药数日后，病人未再来请复诊。过了数日病人突然死亡，此证过了很久，我也没想出原因。

一病人腹痛，大便不畅通，每次解大便都感费力且时间过久。因病人相信我，当时诊为肠炎，先用调胃承气汤不效，又仿张锡纯之意加蒌仁，服数剂又不效，故又加重大黄用量至15克，蒌仁加至60克。又服两日仍是腹痛，大便仍然如故。后数日病家至一西医处，打针输液病情缓解。我亲至西医处拜访，赵姓西医说病人是水液缺失且有肠炎，不补液如何能好。方始明白自己所治之法皆是通下，肠内干燥如何能通下。自己的思路太狭隘了。至此深深明白自己的功底不够，所需知道的东西还太多。真的是古人所说"治病三年，方知天下无方可用"了。

故此后每于诊余即读中西医书，常至深夜，且夜半醒来即接着再看。而且对西医理论也感兴趣起来，慢慢掌握了一些西医常识，并到县医院去实习，特别学了检验知识，逐渐学习中西医结合。每遇一证，先用西医辨病，西医认为是何病，该如何治，预后如何，而中医辨证应是何病证，治法如何，何法何方，每每记载下来。再视其病用何法为好，先用西医法，先用中医法，还是中西合用，以中医药为主。慢慢地明白了，没有把握的病，不可妄下断语，危重病人，要能看出来。至 32 岁以后，至今未再出现重病误诊误治之事，深以为幸也。

30 岁以后，经验阅历既多，书读也多，明白古今名医名家大都有此过程。想到自己有好多次都是诊断病人时断章取义，处方用药时且都是"比葫芦画瓢"，却往往认为自己是辨证入细，用药丝丝入扣。效时故有，然不效者居多矣。如用经方甘遂半夏汤、皂角丸、三物白散、孙思邈《备急千金要方》之下瘀血汤等，虽然都没有出事故，然而效果也没有，病情依然如故。是古人的方子不好吗？显然不是，是自己用不好，是辨证没有到家，没有抓住要点，没有抓住主症而已。

曾用《串雅内编》中之方八宝串治好一个肝硬化鼓胀病人，后遇一鼓胀病人，病家要求速效时，不能把握住时机，即处此方于病人，当时服后无事，数日后病人突然死去。当时有人说是病人受不了儿媳的气自杀而死，也有人说是病重胀死的。又治一肝癌男子，西医用化疗，我与其用八宝串一剂未效，用活络效灵丹也未效，改加张氏之理冲汤合鸡蛭茅根汤亦不效，更加认识到古人说的"治病三年，方知天下无方可用"实乃至理名言。

1984 年我用甘遂半夏汤治一肺气肿、肺心病多年而致鼓胀之袁姓男病人，腹胀则泻，泻则腹胀减，再三思之，病人应该是"留饮"，《金匮要

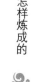

略·痰饮咳嗽》之甘遂半夏汤证。处以该方，亲去病家，看其煎药，当时有一西医在场，说这一点药，你还要来看着，能有多大力量。我说此药里有甘遂和甘草，在中药"十八反"里面是反药，一般不能用在一起的。西医说，不能用在一起，你怎么还用在一起，回答说医圣张仲景之经书《金匮要略》一书中"痰饮咳嗽篇"有此方，是治"留饮"的，他现在是腹胀则泻，泻后胀减，正是"留饮"，此方正好对他的证。服后病人并无大的反应，腹泻虽有好转，不久仍然死去。事后思之，此病"留饮"只是其中一个症状而已，患者是肺心病发展至肝而致的腹部鼓胀，非单纯"留饮"病矣。是自己辨证未确，非经方不效也。只重视局部症状，忽视了整体病情。看前人书有用此方治"留饮"一剂则愈多年之痼疾，而自己用之则无大效，思之如果再辨证治其本病，虽不能治其速愈，当亦能延其生命。想此证如遇前辈高手，当是能治愈之证也。还是自己的本领没有学到家，功力不够也。

1985 年我 34 岁时，治好一个老年男子腰扭伤，半个月不能直腰，针灸推拿打针服药不效来诊，视其腰中间痛重，与之针"人中"穴位一针，手法捻转后，病人立即能直起腰来，一点也不痛了。病人高兴地在门外说，大家看一下了，我腰扭伤半个月了，治了半个月不见效，痛得我什么也不能干，只能弯着腰。李先生只给我扎这一针，而且还是扎在鼻子下面，但我的腰立即不痛了，还能直起来了呀。众人皆以为奇，相互传说。

紧接着又治了一个癫痫持续状态，发作 7 天不止不能苏醒的 17 岁女病人，县医院让其转上级精神病院，经人介绍前来求治，用柴胡加龙骨牡蛎汤一剂则苏醒。病人送来锦旗一面，名声传出，来了许多病人，其中有些是我没有见过，也没有治过的病例。

有一个皮肤癌患者，手部溃疡多年，我与其治疗两个月也未治愈。用过傅青主的方子，用过四妙勇安汤，内服外用，3 月余，终也未治愈。

治一食管癌患者，与其用巴豆开结方开之，张锡纯之"参赭培气汤"服之，并让其吃饭服药时均用站立位，让其用驴尿煎药，服药 1 个月大有好转，已能吃馒头面条了，病人听信他人言，说不卫生，不科学，改用他方治之，2 个月后病人让家人用板车拉来求诊，说先是听信他人言，服用其他药，后又上大医院看，医院说已至晚期，手术也不能保证好，而且术后还会有复发。而且他的体质现在也太虚了，手术当中可能会出问题。故只好又来求我了。视其面色如土，大便干结如羊屎，坚辞之不治，患者痛哭流涕而去。

治一肺结核低热男病人，与其用张锡纯之"十全育真汤"加减治之，服数剂效不显，患者要求速效，让其煎药时用童便煎药，3剂则大效，来复诊时说我的病已好了八成。然而再来复诊时又说村里人说用小男孩的小便对小男孩不利，故又不效了。再三劝其不行用钱买还能买不来吗？老者说人家说是损阴德，坚持不用此方，实为可惜也。

现在想起来，那时就没有想到古人说的"药无难代之品，有不善代之人"这名名言，没有想到用其他药代替童便而使这一病人没有治愈，深以为憾事也。

一女邻居20多岁，亦患肺结核，低热咳痰带血，与其久治不能止，劝其服童便亦被拒。用《医学衷中参西录》中方不效，用《经方实验录》中方也不效。后病家听人传单方，服黄鼠狼肉及汤致大量吐血及子宫出血，经医院抢救血止，后终于数月后死去。思之岂不是别人治不好的病，我也治不好吗？不正是前人说的"世无难治之病，有不善治之医"吗？

想自己医书读得也不少了，为何治病效果平平呢？为何还有许多病屡治不效呢？自己屡败屡战的精神固佳，然而别人治不了的病，自己也治不好。这不是古人说的"读书难，读医书尤难，读医书得真诠则难之又难"吗？还是自己书读得不细，想古之名医大家，近代北京四大名医，现代名中医，有那么高的成就，没有一个是轻易而成名的，都是经过磨砺苦学，都是经过"衣带渐宽终不悔"这个过程的。故我认为，要从中医基础经典名著学起，《内经》《伤寒论》《金匮要略》《备急千金要方》《外台秘要》《医学心悟》《医门法律》等多部古典名著及喻嘉言、柯韵伯、徐灵胎、陈修园、尤在泾、张景岳，以及金元四大家之著述，温病学家叶天士、吴鞠通、王孟英、章虚谷、吴又可、余师愚等论述。得益最多的，有张锡纯的《医学衷中参西录》、曹颖甫的《经方实验录》、王清任的《医林改错》、颜德馨的《活血化瘀疗法临床实践》、近代名医有蒲辅周的《蒲辅周医案》、岳美中的《岳美中论医集》《岳美中医话集》《岳美中医案集》、金寿山的《金匮诠释》、裘沛然的《壶天散墨》、朱良春的《朱良春论医集》《章次公医案》、焦树德的《用药心得十讲》《程门雪医案》。于陆渊雷、邓铁涛、秦伯未、周仲瑛、叶橘泉、何时希、关幼波、任应秋、何任、姜春华、刘渡舟、方药中、朱进忠、万友生、魏长春、徐荣斋、柯雪帆等近代名医的著述受益良多。后又至北京中国中医研究院亲聆闫孝诚、谢海洲、路志正、张兆云等老师的教诲。反复研读诸位前辈名医名家学说论著，取各家之长，领众家之教，这些老师不都是我的师父吗？有这么多的老师，自己再学不好，能怪谁呢？只能怪自己了。从此，一边临证，一边读书，所以说十年读书，十年临证。活到老，学到老。蒲老在老年还在不停地"吃"书（是将书放在离眼睛很近的地方）是我们永远学习的榜样。

古人说"书读十遍，其义自见"很有见地，"从无字句处读书"是要领悟才行。比如《章次公医案》刚买来，读了一遍，认为书中讲解不多，文字简练。数年后复又读之，方始明白此书文简意深。读医书不比读小说，读医书要能领会出书中精义，即是"从无字句处读书"的道理所在。

比如《金匮要略》中说："病痰饮者，当以温药和之。"那么无字句处呢？是不是应该是：病"悬饮"者，当以凉药逐之；病"支饮"者，当以泻药泻之；病"溢饮"者，当以发汗药表之吗？这就在于自己动脑去领会，去悟。所以一直有人说，病"痰饮者，当以温药和之"，是局限，如果是热痰饮呢，也用温药和之吗？

而我的理解是：仲景所说之"痰饮"乃所有"痰饮"之总称之中之"痰饮"，并非是说所有"痰饮"均用温药和之也。视其所论之治悬饮，治支饮之方药均非温药可知矣。其治支饮不得息之"葶苈大枣泻肺汤""厚朴大黄汤"，治悬饮之"十枣汤"，治"留饮"之"甘遂半夏汤"，治"溢饮"之"大青龙汤"，皆非"温药和之"之法也。

1987年我35岁，因在当地治好了一些病，引起别人的误解，认为他的业务受影响，指使他人将我晚上请去出诊，至半路被6个小伙子打了一顿，当时昏迷。后来公安局出面处理了，但结下冤家了，心情郁闷，方知行医之不易。故我设法通过亲友介绍至淮北市行医。先在区人民医院，后又经卫生局推荐至军分区医院。来淮后接触的病种多了，先是用衡通汤加味治好了一个王姓患者的肝炎，肝功能不正常，数年反复发作住院。接着那个病人介绍来同病房好几个肝炎患者。用柴胡加龙骨牡蛎汤28剂治好了一个孟姓女孩每天发作数次的癫痫，用消风散治好一个牛皮癣患者，记者给我在电视台做了报道，报社记者也来采访，后被选为政协委员。治王姓男孩的癫痫病，其舅舅是市委副书记，打电话给军分区后勤部长，请我给他外甥治癫痫病，后用衡通汤治愈。一位肝昏迷患者，我处以衡通汤合小陷胸汤加羚羊角，服药1剂即苏醒，3剂即出院，后经我用中药衡通汤合理冲汤加减治愈。治不能生育的患者治好许多，后有一个先天无子宫的女子，其家人来了好几个，跪求给其治病，说你治好了我们那里好几个不能生育的，我说这个病我实在不行，别说我，谁也不行。曾有一20岁女子来求诊，跪求哭诉，说其因从小患闭经病，治了数年，服中药数年都无效。听说你医术好来求您了。视其体质甚佳，何至于闭经，何致服药数年无效？乃细询其治疗经过，诉说一般都是找中医，问病诊脉后即开药，找了好多中医。曾有一次妇科医生给其扩宫也没效。思之闭经何用扩宫？让其做妇检，方知是先天性无阴道，只有一尿道。差一点又给她开中药。岂不是误诊了吗？其家在农村，父母在人体的生理知识方面太差了，女儿长至20岁了，还不知先天无阴道。我若不详诊细询病史，自己误诊不说，还不知有多少中医要给她开中药呢！

　　我曾用小柴胡汤、白虎汤治愈自己的高热，自己用刺血太阳穴治好自己的红眼病（结膜炎）。用拔火罐方法治好自己腹部的蜂窝组织炎。用鸦胆子治愈自己的外痔如鸽蛋大难忍的肿痛。鸦胆子加大黄治好自己的高血脂。用衡通汤重加皂角刺治愈自己的肩周炎（五十肩）。曾自服巴豆、甘遂、鸦胆子以掌握其药性药力与药量。用甘露消毒饮合十指尖刺血治愈我2岁儿子之脑炎高热惊厥。用滋阴清燥汤加清火之品治愈我18岁女儿住院数次不能治愈之癔症。古虽有"医不自治"之说，然而历代名医名家均有自己愈病的记载。试想，自己的病自己应该最清楚，该如何治，服药后有何反应，感觉如何，效果如何，自己应该是最明白的了。我自己血脂高，血糖高，转氨酶高，经常发作心慌难受。先用中成药针剂"脉络宁"

输注一疗程不效，学生江植成劝服西药降脂药，亦多日不效。同行孟医生说服中成药防风通圣丸有效，我也曾看过报道，然服多日也不效。后再服衡通汤加鸦胆子胶囊方效。我经常观察自己的舌质舌态变化，来指导用药方法，明白自己是湿热痰阻与气血瘀滞之体，故治法须用疏通气血，清热祛湿，理气化痰之药方可。自己非常明白"脉络宁"的组成是治气阴两虚偏热之瘀，治心脑血管病的，经常给病人用有效的，为何给自己用则不效呢？乃不对证也。报道上有防风通圣丸治高血压、高血脂、肥胖病有效，同行一说有用马上自己也服用，自己应该明白防风通圣丸是表里双解的，对自己的气血瘀滞还是不对证的，难怪服后还会出现心慌的症状呢？原来还是没有详加辨证，断章取义了。2004年的大年三十，我的左手被野猫咬伤，不数小时即红肿，除用破伤风疫苗注射外，输注抗生素，又自疏方五味解毒饮重用金银花、土茯苓，加服鸦胆子胶囊、三七粉，1日肿消，3日即愈。

我的行医历程，真的是前人说的，行医五十年，方知四十九年之非也。真正明白了历代名医名家是如何功成名就的。中医是怎样炼成的呢？中医原来是这样炼成的！即：不停学习，不断摸索，不停探索，不断进步！

2001年始来深圳，接触的病种为肝病、肿瘤、失眠、前列腺炎、胃肠病、便秘、心脑血管病、风湿病、妇科病、鼻炎咽炎、皮肤病等。对于儿科之发热咳喘腹泻证，每用滋阴清燥汤、麻杏甘草等，愈之也多，用之也屡。来深后因给他的家人看病，结识了这位中医爱好者李洪波，其人是一位计算机工程师，在电脑操作与网上应用方面给我帮助很多，常来向我请教中医方面的问题，其家人同事朋友，有许多病人都介绍与我诊治。他在上大学前即想学中医，可惜未能如愿，数年来一直自学中医，买了很多中医书籍。而且他的悟性也相当好，因此我也给他以鼓励，并介绍他拜医学博士施建勇先生为师。施建勇博士的导师是近代名老中医周仲瑛前辈。李洪波的儿子体质差，经常感冒引起扁桃体炎发热，经我用中药合单方炮山甲（编者按：穿山甲因系国家保护动物，2020版《中国药典》未收录此药，此次再版尊重作者意愿，暂未做改动。下同）治愈。后不再经常感冒，偶尔感冒服些药片即好。已一年多未再打针输液了。他的夫人失眠及妇科病是经我治好的。其母亲的风湿病经我用衡通散治愈。哥哥的肩周炎，我用衡通汤重加皂角刺、穿山甲10剂即愈。姨妈心脏病及慢性萎缩性胃炎、结肠炎久治数年不效，体重只有不到80斤了，每天腹痛腹泻七八次，我用混沌泻心汤合衡通散与其治好。其朋友赵先生之夫人患脑癌手术后复发昏迷住院，我前去湖北红安出诊两次，用急救回阳汤使之苏醒，现在已能吃饭行走，回工作单位陕西汉中，现仍在用中药治疗中。

　　来深后还结识了两位医生，是学西医的，一直都想学中医，苦于找不到好的老师带。一位叫江植成，广东人，一位叫周进友，湖南人。小江结识我以后一再向我表达敬慕之意，表示一直想学中医，但感觉在学校学不了什么，出来不还是看不了病吗？并说看您老与病人诊病时，与病人交谈沟通，简直就是一种艺术，在您旁边听简直就是一种享受。说您老能用通俗易懂的理论说服病人，不像有的中医，病人来了问几句马上就开方子，很枯燥的。因此，我引导他先读中医基础理论，同时学习中医临床诊断，用西医辨病，中医辨证。建议先读汤头歌、药性四百味、中医诊断学等基础理论，先入门，然后再深造。读《名老中医之路》，以便树立信心，明白中医是如何学成的。小周诉说其家庭困难，想读中医学院，没钱上不了。自己学西医还是姐姐千辛万苦打工挣钱供他上的呢。只能自学中医，难度相当大，并说他永远不能忘怀姐姐的恩情。他说："我刚接触你的时候我就看出来了，你是一个很不错的中医，所以我才与你深交呀，说来深圳这些年见过很多中医，唯独你与众不同。"还有两位学中医的，一位是开封的李小龙，在《当代专科专病研究精要》一书中看到我的论文，两次前来深圳向我表达敬慕之意，恳请列于门下，其学习精神令人感动。他的亲友吉林长春的刘金昌听李小龙介绍，拜师学中医之意甚诚。经常在电话上向我请教其困惑的问题。

　　在这里我特别感谢现代中医界大"伯乐"，中国中医药出版社刘观涛先生，我在中医名家网上发了一些我这些年所发表过的论文，写了自己运用中医五方于临床的心得体会，取名为《中医五方演绎》，刘先生阅后来电约稿并表示赏识，建议把原书名改为《名医师承讲记》，讲述真实的思

写在前面——中医是怎样炼成的

考过程：把诊治时的犹豫思考、一病多解、概率分析、把握程度等，如是说来。还原"现在进行时"的真实状态，而不是"事后诸葛亮"的工作总结。其中特别需要注意的事，一定要多谈"为什么"，这样思考，你的依据是什么，把握性到底有多大。

　　并建议我写一篇自己的治学之路，相当于给我的学生或后人进行中医的师承教育，特别是中医基础理论和中医诊断学，阐述得特别生动而真实，于是就有了这篇《中医是怎样炼成的》。

2004 年夏在深圳遇一许姓老者，说李医生我想考验一下你的中医功夫行不？我老婆感冒，不许你用西药，只许用中药，而且只许开一剂，如能治好我老婆的感冒，我就佩服你的中医功夫。我说只能试试，万一不行你可千万别见怪。许姓老者说可以，但要烦请你到我家，因为我老婆脚扭伤一年有余，如能治好她的感冒，我便让你治她的伤脚，还有我的高血压病，我儿子的前列腺炎。我老婆她已经一年多未曾下楼了。

至其家，住四楼，老妇年已 60 岁，极消瘦，面色苍白，一派虚寒之象。察其舌质淡，苔薄白润而滑，脉浮缓，头痛发热不甚，汗出，微恶风寒，食少纳呆。诊毕告知此病一剂中药可愈，但必须药后服热粥一碗方能一剂治愈。老者说可以。乃处以桂枝汤原方。许姓老者是广东潮汕人，说以前在老家感冒服西药不效，需服中药才行，故试一下我的功夫。照方服用一剂而愈，药费两元钱。许姓老者视为珍宝，说我老家的中医处方有 10多味，不像你此方只有数味，将方抄下保存，说日后再有感冒仍服此方。从此交为朋友，其本人高血压，子孙及家人有病均求为诊治，并广为传说。后为其治脚扭伤肿胀疼痛此是后话。

桂枝汤方：桂枝三两去皮，芍药三两，炙甘草二两，生姜三两，大枣十二枚（擘）。上五味，以水七升，微火煮取三升，去渣，适寒温，服一升。服已须臾，服热稀粥一升余，以助药力。温覆令一时许，遍体漐漐微似有汗者益佳。不可令如水淋漓，病必不除。若一服汗出病瘥，愈也，停后服。不必尽剂。若不汗，更服，依前法。又不汗，后服当小促其间，半日许，令三服尽。若病重者，一日一夜服，周时观之。服一剂尽，病证犹在者，更作服。若不汗出者，乃服至二三剂。禁生冷、黏滑、肉面、五辛、酒酪、臭恶等物。

桂枝汤为仲景《伤寒论》的第一方。现代人感冒一般不愿服用中药，一是麻烦需煎药，二是认为中药效果来得慢，没有西医输液打针服药来得快，只是用西药数日不愈者方才想服用中药，习俗如此，实难更改也。近观不少患者，感冒发热咳嗽咽痛，服用西药、输液，发热退速而咳不止者多矣。桂枝汤为治太阳中风之效方，非治感冒之必效方也。医所尽知麻黄汤解寒邪之表，桂枝汤解风邪之表，三仁汤解湿温之表，六一散解暑邪之表，银翘散解温邪之表。此解表方之常规用方。

有人认为桂枝汤服药后服热粥比较麻烦，但不服热粥则效果不佳。《医学衷中参西录》中张氏创加味桂枝代粥汤，桂枝汤原方加生黄芪 10 克，知母 10 克，防风 6 克以之代粥很有效果。并倡服后不出汗者可加用阿司匹林 1 克以助其发汗，我在临床亦常用之。又倡桂枝汤证屡用屡效之简便方，较用桂枝汤更为省事，方用生山药细末一两半或一两，凉水调和煮成稀粥一碗，加白糖令适口，送服西药阿司匹林 1 克，得汗即愈。又曰：桂枝汤证之出汗，不过间有出汗之时，非时时皆出汗也。故必用药再发其汗，始能将外感之风邪逐出。然风邪去后，又虑其自汗之病不愈，故方中山药与阿司匹林并用，一发汗，一止汗也。至于发汗与止汗之药并用而药力两不相妨者，此中原有深义。盖药性之入人脏腑，其流行之迟速原迥异，阿司匹林发汗最速，而山药止汗之力奏效稍迟，是以二药虽一时并用，而其药力之行则一先一后，分毫不相碍也。

毕竟现代人习惯用西医西药，谓之西药快，中药慢，实属无可奈何之事也。中医所治感冒之人服用中药大多为年老体虚，或者是妊娠妇女，间或屡用西药屡屡感冒者，小儿病屡用西药不愈方能服用中药。蒲辅周老前辈治习惯性感冒擅用玉屏风散为粗末，水煎每日服 10 克，坚持 3 个月效果很好，岳美中老师倡之，我在临床上用之亦效。凡辨证诊断为气虚阳虚患者用之当效，但若阴虚火旺之人则不宜用之。

李洪波来电询，说其子由其母带去游泳后，晚上即咳不止，现在一直在咳，不能睡。服一般感冒之维 C 银翘片等止咳药无效，来电询之，说以往感冒服此药有效，此次又是夏日为何不效？告知此次与以往不同，乃游泳所致，肺气为凉水所约束，中医认为需宣肺方可。宣肺者，逐寒邪外出，发表也。嘱服安乃近半片。并服些热粥以助其发汗。次日来电说服后即咳止能睡矣。询之何以半片药能有此良效。答之曰，此即发表宣肺之意也，中药当服麻黄汤、三拗汤、小青龙汤。

朋友郑女士之子年方一岁多，发高热而咳，疏方三拗汤，即麻黄、杏仁、炙甘草，加贝母、羚羊角、白茅根，次早在网上回说此方神也，服药后一会儿即止咳，至天明热即退净了。

俞姓朋友之子年9岁，发高热输注头孢类消炎及退热药热退后，次日又发热，现已4日。来电询问，问其发热时间，是一直发热还是间断发热。答之说每至下午即高热。我回之曰此乃胃肠型感冒，也就是说胃肠有食积又加上受凉感冒而致的发热。中医用表里双解法，可服麻黄汤合调胃承气汤一剂，西药改用庆大霉素输注，次日来电话说中药未服，只改用了西药即不再发热。说李医生你神了。

西医江植成、周进友问：老师，为何此3例小儿感冒，还都是你朋友的小孩，都是夏天感冒，为何那个李洪波的小孩服半片安乃近加上热粥即好了？姓郑的一岁多的小孩发高热而咳服一剂中药也是咳止热退，为何不用西药退热药？姓俞的小孩为什么用庆大霉素，没用退热药，也没用中药，也是一次即好了呢？

李静答曰：小江，你是学西医的，西医治这3个小孩感冒，换上你，应该怎么治呢？

小江说：第一个姓李的小孩不发热，只是以咳为主，要给止咳的，消炎类，但不会给发汗药。第二个姓郑的小孩发高热，需先验血常规，然后给消炎、退热、抗病毒药一起用。第三个姓俞的小孩发热4日，输注头孢类热不退，要给换抗生素了。但像老师您只是在电话上问了一下发热的时间，一听说是午后发热即回答说是肠胃型感冒，改用庆大霉素我是不行的。

李静答：此3例均是感冒，西医都是对症治疗，而中医则需辨证施治。姓李的小孩是受凉而致，咳不止，虽无恶寒发热，亦当为太阳伤寒。当用三拗汤、小青龙汤。其咳为主症是水气射肺，汤头歌诀上说小青龙汤治水气，用之可一剂而愈之。未用者，病始得之，服简便方汗之可也，如不效，当用小青龙汤、三拗汤。姓郑的小孩年纪只一岁多，人家是李洪波介绍，开车从几十里路外来看，是用西药效不佳，专门来找我用中药的。故不能再与人家用西药。其病孩发热与咳并重，中医说还是太阳病，方用麻黄杏仁甘草宣肺发表，贝母止咳，加羚羊角治其内热。药性赋上歌曰：羚羊清乎肺肝。此所以咳止热退之速也，姓俞的小孩已9岁，西药头孢类消炎药用之4日，热退复热，再又问之是午后高热，中医当是太阳与阳明合病也。西药头孢不效者，是头孢类药治呼吸道感染有效，治胃肠道不效之故。中医当太阳与阳明合治，故中药处麻黄汤合调胃承气汤。《经方实验录》书中论之甚详。其用西药数日，表证已退，改用庆大霉素治其胃肠，所以用之即愈。我向俞姓朋友说了，他的孩子先有胃肠食积又加受寒感冒，才会是下午发热，中医说是潮热，如潮水一样的有规律的发热。

小江又说：同是感冒，西医是对证处理，有热退热，有病毒用抗病毒。中医却用六经辨证、伤寒、温病的不同治法。中医真是深奥无比。

李静答之曰：中医的精髓在于辨证论治。故而学辨证不难，难在从舍。或舍脉从舌，或舍舌从脉。如果舍从不慎，往往毫厘之差，千里之谬。比如恶寒发热看似易辨，实则难辨。中风、伤寒、温病、热病、湿病都有发热，这就要从其同异之间区别了。恶寒则中风、伤寒可见，热病可见，唯温病则不恶寒。但中风的恶寒发热，伴有汗出；伤寒的恶寒发热，伴有无汗而喘；热病的恶寒发热，是汗出口渴，脉洪大。口渴是热，但假热也有口渴。要在其脉象洪大中辨其有力是真热，无力是假热；无力中有时有力是真热，有力中有时无力是假热。口渴辨其饮多喜冷是真热，饮多恶冷是假热；喜热不多是假，喜冷不多也是假。有但寒不热、但热不寒的；有表寒里热、表热里寒的；有上寒下热、上热下寒的；有先寒后热、先热后寒的；有寒多热少、热多寒少的；有寒轻热重、热轻寒重的；有寒热往来、发作无常的；有真寒假热、真热假寒的。

小江又问：老师您对感冒病是如何辨的，如何确定用方用药的呢？

李静答：作为现代中医，我一直在走中西医结合之路。受近代名医张锡纯之启发，得益良多。临证先用中医传统之四诊望闻问切来辨证。怕冷一看便知是恶寒，发热可结合体温计。辨其发热有无恶寒鼻塞头痛身痛，有恶寒则不是风热感冒。问其有无咽痛不适，如有不适则视其咽部有无红肿。无恶寒有咽红肿痛，则风热感冒也。风寒风热皆可有咳，然咳而有清稀痰是为风寒，痰黄稠黏是为风热。而恶寒发热不重，咳而痰少或无，咽痒而干痛者，则又为风燥感冒也。又有发热恶寒咳痰咽痛诸症不明显，唯有困倦无力者，是为伤湿感冒也。

伤风感冒前已论过，汗出恶风，寒热不明显，桂枝汤证是也。我的经验是验舌脉，你不是看了吗？每诊病人先看舌，诊后再看，仔细看，让病人伸出时自然些才能看准确。舌质淡苔白润滑者是为寒，舌质红紫苔黄或白腻干燥者是为热。舌质淡苔厚腻润滑者是为寒湿，苔腻而黄且干者是为湿热。舌质红紫苔薄或无苔光剥者是为阴虚内燥。脉紧为寒，脉数为热。其他的脉不至发大热也。高热而舌紫赤者必非一般感冒，为邪热入里之温病，入于营血分也，则不能称之为感冒也。

辨证以后，用方用药，有是证用是方。证为太阳病麻黄汤证，则用麻黄汤，简易方可用西药发汗退热类药。伤风与伤湿感冒用方，伤风用桂枝汤，伤湿证颇多，需辨其为风湿、湿热而后选方，可细读《医学衷中参西录》。风温风热风燥证属温病，是用卫气营血辨证，用银翘散桑菊饮类方，风燥证合用增液汤。此为常见感冒之辨证用方用药也。

我的经验是诸病感冒皆可用西药发汗退热类药，唯阴虚者不可屡用之，伤其津液也。阴虚内燥之人或阳虚中风之体，用西医输液疗法与中医之增液汤和参芪类扶正益气之治，并无区别，异曲同工也。

而且我的经验是西医诊断为炎症需用抗生素者，中医往往也需用黄连、黄芩、大黄类药，如葛根芩连汤、白虎汤，或诸承气汤。然而其病已不能称之为单纯感冒了。故而有许多患者说感冒数日不好，证明他的病不是简单的感冒，尤其不是单纯的风寒风热伤风感冒。必是有兼证或是病邪已入里而致。非在六经之太阳阳明少阳，卫气营血之卫分气分。伤寒温病均可有之。西医学之检验及诊断方法可以用之辨病，中医则可既辨病又辨证。不能受西医诊断为炎症之影响，病毒也好，细菌也好，一定要用中医的传统、四诊、八纲、六经辨证，温病则用卫气营血来辨证，有是证用是方，才是真正的中医。

江植成：难怪您老看小儿发热腹泻，服中药一剂见效，治孕妇感冒也

论经方之魁桂枝汤　辨证选方其效可彰

师非名医徒非在行　话说感冒结为同行

是一剂见效。中医有水平了用中药治感冒比西医西药还快，而且还省钱。人少受罪，看小孩输液有时扎血管是多么难啊！

李静说：中药治小儿病，以前没有西医西药，不一直都是用中医中药吗？现在有了西医西药，因此用中医中药的少了。因为药苦，中药对小儿确实是难了一点。我现在治的都是病家主动找来用中药的，首先家长要有耐心，再者中医也要考虑到这个问题。古人说"药无难代之品，有不善代之人"，可以考虑用不太苦的来组方嘛。像生石膏、滑石、生山药、羚羊角、白芍、麻黄、桂枝、杏仁、甘草、蝉蜕、贝母、桑叶、金银花等，都不是太苦的嘛，也可让病家加糖服用。现在有许多成品药，不是都含有糖的吗？小孩服用的感冒冲剂类，颗粒类的药不是有很多吗？要说服家长，成品的药，不一定正好对证。我常说，如果都学日本人，将中药方剂制成成品药，那还要医生做什么？都去药厂好了。要知人的病情是不断地在变化的，每个人的体质也是不同的，服药过后的反应也是不一样的。古人说，病有千变，药有万变才行。

小江、小周医生说：我们一直在找一位好的中医，能带我们，像您老这样的，毫无保留地亲传口授，我们一定能学好中医。从今以后，我们也有望成为中医一分子，我们就是同行了。

李静说：我也不是什么有名望的中医，只能算是民间中医而已。而且说不好听的，我是"土八路"。英语我就没学过，现代中医不会外语是上不了台面的。我只是在中医临床方面的经验多了一点罢了，你们还年轻，大有可为的。愿意跟我学，我很高兴，就叫我老中医李静吧。我不忍心看中医后继乏人啊！今后我们互相学习，取长补短，共同为振兴中医尽心尽力吧！

回头再说桂枝汤。柯韵伯在《古今名医方论》之中论桂枝汤说："此为仲景群方之魁，乃滋阴和阳，调和营卫，解肌发汗之总方也。桂枝汤证唯以脉弱自汗为主耳。粗工妄谓桂枝汤专治中风，印定后人耳目，而所称中风者又与此方不和，故置之不用。愚常以此汤治自汗盗汗虚疟虚痢，随手而愈。"

李静按：临床实验证明，凡是应用抗生素和感冒药而感冒仍不愈者，在临证时要详加辨证，做到有是证，用是方。临床上不论外感内伤，只要出现头痛发热、汗出恶风等证，便是桂枝汤证。如不加辨证，气血俱虚阴阳俱弱之人如何能愈。西医治此类病人如果不加辨证，用发汗解表药和抗生素效果必然差，须加补液和能量类药与激素方可取效。

经验认为，凡桂枝汤适应证多为素体气虚阳虚营卫不和之人。古人云："桂枝下咽，阳盛则毙。"则知凡阳亢之人不可用桂枝汤也。桂枝汤证患者之舌质必淡，苔薄白而润，脉缓。如脉弦滑有力，舌红紫苔黄者绝不可用。桂枝虽无发汗作用，但有通阳活血之功，也就是说能扩张血管，特别能扩张体表的血管，能温振心阳，有镇静、镇痛与安眠的作用。

张姓妇，年62岁，自汗多年，整日汗出如洗。视其舌淡紫苔薄白，脉弦缓。问其有心悸胸闷、失眠多梦、全身乏力否？答曰诸症均有。服过虚汗停、玉屏风等药，也曾服过许多中药不效。此证虽为气阳两虚，荣卫失和，然其气血瘀滞之征甚明。故嘱之说此病治之不难，但若要根治需疏通气血方可。先处以桂枝加龙骨牡蛎汤，再加山茱萸、桑叶、桑椹以滋其阴液。服一周即大效，又服两周汗全止。患者甚喜，为处衡通散嘱服3个月。一年后随访病未再发。

桂枝汤加瓜蒌即为瓜蒌桂枝汤；加黄芪即为桂枝加黄芪汤。桂枝汤去甘草加黄芪，即为黄芪桂枝五物汤；加龙骨、牡蛎即为桂枝加龙骨牡蛎汤；加黄芩即为阳旦汤；汗出多，恶寒身疼者，加附子，名桂枝加附子汤。加人参，名新加汤。桂枝加量即为桂枝加桂汤。白芍加倍量，即小建中汤。桂枝汤的加减运用很多，可见桂枝汤是仲景和后世医家的常用方，有较广泛的使用范围。

麻黄汤解风寒之表　咳喘身痛肿胀可消
气管炎症肾病水肿　同是发汗中西不同

麻黄汤解寒邪之表医尽知之。《经方实验录》一书作者，近代经方大家曹老前辈常一剂愈病。忆1981年冬在农村曾治一男，年40多岁，患风寒感冒，服用感冒药及安乃近片等药数次不效，亦不发汗，仍发热，恶寒，周身疼痛而来求服中药。察其舌脉均为麻黄汤证，视其人体质尚健，乃处以麻黄汤原方：

麻黄10克，桂枝10克，杏仁10克，甘草10克。水煎服，1剂。

不意患者服药后，家属急来诉说患者高热恶寒更加严重，盖棉被数层仍然恶寒全身发抖，烦请医生快去看一下。我那时年近三十，在此以前多沿用先祖父辈之习俗，治感冒一般均处以九味羌活汤，后常读《经方实验录》用经方之神妙，治外感风寒证用经方麻黄汤一剂愈病，故处以经方麻黄汤，不料出现此种情况，考虑后说可能是战汗将要发作，是邪正相争，如能出汗即无妨，随其一同去患者家，约10分钟赶到，见患者在被内仍在战抖，察其舌仍是薄白苔，脉紧数有力，安慰病家说不要紧，多喝点开水，马上出汗即会好。病家信之又服开水一碗，约数分钟后汗出而战抖方止。

思之再三，方悟此正是战汗之证。病人先服数次发汗解表之药未出汗，是因为服药后仍然外出而没有避风寒，服麻黄而导致战汗发生则非我所料。战汗是外感病程中邪盛正虚，邪正相争的表现，正气胜，战汗之后病转痊愈。正气不支，战汗后气随汗脱，转为虚脱亡阳危候。当时我从未见过战汗病人，心中非常担心，想起清代名医徐灵胎书上曾有记载服大青龙汤一剂汗出，病家认为有效续服一剂，而导致大汗亡阳而死之说，心中十分不安，幸病人战汗后痊愈，病家非常信任于我，此例印象非常深刻，至今记忆犹新。现在如遇此证当可配合输液疗法其效当更速。

后数日此病人介绍一女孩年 8 岁，患急性肾炎，通身肿胀，头面尤为明显。西医用青霉素类抗生素效不显。察舌淡苔白，脉紧数，诊断为风水。处以麻黄汤合五皮饮：

麻黄 10 克，杏仁 10 克，桂枝 10 克，甘草 3 克，陈皮 6 克，茯苓皮 30 克，桑皮 10 克，大腹皮 10 克，姜皮 3 克。嘱先服 3 剂以观疗效。

患女之父去一药店买药，有一老药师 70 余岁说小孩太小如何能用如此大量，将诸药均改为 3 克，与之 10 剂，说要慢慢服之。患者家长来问并说也觉量太小，恐不能胜病，我说量太小矣，可 3 剂并作 1 剂煎服，家长说我已于她服过了，是 3 剂并作 1 剂煎的，服过全身出汗，肿已大消。嘱其 3 剂并 1 剂可也，服完后照原方服之，嘱其与药店讲明情况，千万不可再更改剂量，每次取 3 剂，服后看病情如何再定。后病情继续好转，原方加减服至 20 余日全消而愈。

后再阅《经方实验录》，麻黄汤证中有一段文字，方知麻黄汤用之不易。其论为：

何公度作《悼恽铁樵先生》文中之一节云：……越年，二公子三公子相继病伤寒殇。先生痛定思痛，乃苦攻《伤寒论》……如是者有年，而四公子又病伤寒。发热，无汗，而喘。遍请诸名家，其所疏方，仍不外乎历次所用之豆豉、山栀、豆卷、桑叶、菊花、薄荷、连翘、杏仁、象贝等味。服药后热势依然，喘益加剧。先生乃终夜不寝，绕室踌躇。迨天微明，乃毅然曰：此非《伤寒论》："太阳病，头痛，发热，身疼，腰痛，骨节疼痛，恶风，无汗而喘者，麻黄汤主之。"之病而何？乃援笔书：麻黄七分，桂枝七分，杏仁三钱，炙甘草五分。持方与夫人曰："吾三儿皆死于是，今四儿病，医家又谢不敏。与其坐以待毙，曷若含药而亡！"夫人默然。嗣以计无他出，乃即配药煎服。先生则仍至商务印书馆服务。及归，见病儿喘较平，肌肤有润意，乃更续予药，竟得汗出喘平而愈。四公子既庆更生。先生乃益信伤寒方……

书中说以上所引文字，不过寥寥数行。然而以吾观之，其中含蓄之精义实多。时医遇风热轻证，能以桑菊栀翘愈之，一遇伤寒重恙，遂不能用

麻黄汤解风寒之表 咳喘身痛肿胀可消
气管炎症肾病水肿 同是发汗中西不同

麻黄主方。罹其殃者，夫岂唯恽氏三儿已哉？此其一义也，恽铁樵先生苦攻《伤寒论》有年，及用轻剂麻黄汤，尚且绕室踌躇，足见医学之难。此其二义也。

此论足以说明医学之难，辨证施治之不易。恽铁樵先生38岁始学中医，后终成一代名医。

又前人尤在泾说："无汗必发其汗，麻黄汤所以去表实，而发邪气。有汗不可更发汗。桂枝汤所以助表气，而逐邪气。学者但当分病证之有汗无汗，以严麻黄桂枝之辨，不必执营卫之孰虚孰实，以证中风伤寒之殊。"

江医生：老师，为何您治我们西医数日治不见效的咳嗽病人，好多都有麻黄、杏仁、甘草呢，而且还都有效呢？中医不是讲辨证吗？风热感冒能用麻黄吗？用麻黄的要点是什么？

李静：要点是，外感风寒需要发表的，需要宣肺的，麻黄用量要大，一般要用10克，小儿也需五六克，要点在于发热恶寒无汗之咳嗽喘促。有汗则量需用小量，用药以胜病为准。风热风温阴虚之病则用蝉蜕、连翘，凉药发汗解表，稍加麻黄，宣通之意。我治气管炎之咳嗽，常以此方为主，关键在麻黄用量上。而中医不传之秘也就在用量上。如是风寒、风湿，重用麻黄，加全蝎、贝母、炒僵蚕，以加强疏风镇咳化痰之功。如是风热风温风燥之咳嗽，则重用蝉蜕、牛蒡子、桑叶、连翘、贝母。热痰加瓜蒌、天花粉。火重加芩连。肺虚加重山药、知母、桔梗。

江医生：对了，我看老师用治咳嗽为主的基本上就是这些药了。是不是治急性气管炎用这些药，慢性咳嗽气管炎就不用这些了？

李静：不是，不论急性慢性，病程之长短，有是证用是方嘛，是麻黄汤证，就用麻黄汤。而且，这是在南方，麻黄用量还需慎重。药随病转，不是还有麻黄杏仁甘草石膏汤，大、小青龙汤，射干麻黄汤，葛根汤，麻杏二三汤吗？这几个方子里都是有麻黄的。在用时有热可加石膏，湿热加滑石，小青龙汤治外寒内饮，大青龙汤治无汗烦躁，射干麻黄汤治喉中痰鸣之哮吼，葛根汤治太阳病，恶寒发热，项背强者口燥，且有寒将化热之证也。

江医生：您老安徽的朋友患肾病综合征，你给开桂芍知母汤方，不知好了没有。桂芍知母汤不是治风湿的吗？方中有麻黄桂枝甘草，治肾病综

026

合征为何也有效呢？

李静：桂芍知母汤乃张仲景《金匮要略·历节病》篇之名方，经方也。原文："诸肢节疼痛，身体尪羸，脚肿如脱，头眩短气，温温欲吐，桂枝芍药知母汤主之。"方中桂枝温通血脉，麻黄、附子、防风、白术、生姜祛风散寒除湿，知母、芍药清热养阴。用量可随证加减。偏寒加重桂附麻黄，热重知母、白芍重之，甚则可加桑枝、地龙、忍冬藤。热重甚者非用桂枝羚羊法不可，施今墨先生治热痹用紫雪丹可谓独出心裁也。病久入络者则须虫类药方可胜任。临床上遇风湿病及风湿水肿通身肿胀患者均首选用之，辨证施治，每收佳效。

我的朋友冯先生之夫人患肾病综合征，其说全身肿胀。有是证，用是方，桂芍知母汤为通身肿胀之方。不管是风湿水肿，还是肾病综合征水肿，只要是需要汗利兼施者，都可用之。后冯先生多次来电话，说肿胀已消，已经服了2个月了，要不要换方？我嘱其隔日服1剂以巩固疗效。效不更方也。

麻黄汤的发汗解热、宣肺祛痰、止咳平喘、利水消肿作用是肯定的。近代药理研究也证明麻黄能通过发汗而迅速解热。麻黄的兴奋中枢、收缩血管、升高血压的作用是明显的，剂量大时尤为突出，故有人畏用之。然现代研究单味中药的作用并不能代表方剂组合后的功效，中医也从来没有不加辨证而用麻黄汤的。中医不传之秘主要在量和配伍方面。不同组方与不同的病则效果亦不同。实验证明，治疗气管炎、肺气肿、肺心病之咳喘，风湿病及水肿病均用麻黄取效。凡此类症状，阴虚者须加滋阴之品，如生地黄、麦冬、沙参、玄参、山药等，血虚者加阿胶、熟地黄、当归、白芍；气虚者加人参、黄芪、山茱萸；热加黄芩、黄连、知母；外感风热加用金银花、连翘、浮萍、薄荷、蝉蜕，贵在于临证变通也。

西药发汗解表类药如安乃近等有发汗解表作用是明显的，但宣肺祛痰、止咳平喘、利水消肿的功效则与麻黄相差甚远，更与麻黄汤的作用不可同日而语。且麻黄剂量大小对作用更为关键，量小则起不到发汗解表之功效，量大则有汗多虚脱之可能。观前人有用大青龙汤重用麻黄一剂汗解病愈，而病家自认为服药有效而又再服一剂以致大汗出亡阳以致死亡的记载，也有大量麻黄一剂而汗出愈病的病例。故麻黄用量应视病人的体质与

麻黄汤解风寒之表
气管炎症肾病水肿

咳喘身痛肿胀可消
同是发汗中西不同

病情的需要而掌握，岂可孟浪行事，量大时必须慎之又慎，方为万全。

故现代药理研究能代表一般剂量之麻黄，不能代表大剂量之麻黄，更不能代表麻黄汤中麻黄，不能代表射干麻黄汤中之麻黄的功效，且不能代表桂芍知母汤中之麻黄的作用。何况还有麻黄加白术汤，麻黄附子细辛汤，麻黄附子甘草汤之不同呢？所以说中医中药不能用西医学手段来对待，将中药方剂制成制剂，一概用之，行吗？今天服用行，明天服用还行吗？这个病人服用行，那个病人也行吗？病情是不断变化的，且人又与人不同，岂能像西药制剂一样呢？固然，治慢性病之制剂可以，治急证难病、顽证是绝对不行的。中医传统的整体观念与辨证施治的精神是不可丢弃的，需要我辈继承发扬和光大。

江医生：老师，我接诊一女患者，10年前患水肿病曾于当地以肾炎用中药治愈。近一个月来复发，开始以双下肢浮肿为主，化验小便常规只有尿蛋白（++++），余均未见异常。在门诊也当作肾炎医治，给予青霉素静滴数天，水肿反加重，来诊时已上至剑突下。自诉觉心腹饱满，饮食减少，活动明显受限。体查其为凹陷性浮肿，心率与呼吸稍促，血压正常。因其只有单一尿蛋白阳性，且浮肿如斯，应为肾病综合征。准备予以强的松治疗，患者说已经在服用了，一天3次，一次2片（此非正规用法）。并说开始服用利尿药尚可利尿消肿，但近日加重，用药也几乎没有小便，患者身心疲惫，痛苦异常。因思从前之病曾用中药治愈，于是求为用中药治疗。诊其脉，左右细弱无力，重按更甚。舌质淡白，无苔。学生思此病人应是阴阳皆虚，非张氏宣阳汤兼济阴汤并用不可，但由于涉足中医尚浅，故未敢疏方。请问老师此患者应如何用药较为妥善？

李静：我的朋友冯先生之夫人患肾病综合征，其说全身肿胀。有是证，用是方，桂芍知母汤为通身肿胀之方。不管是风湿水肿，还是肾病综合征水肿，只要是需要汗利兼施者，都可用之。此病人无明显风湿热诸证，舌脉均是虚象，当是脾肾阴阳两虚。然其是下肿为甚，以利为主。如是上身肿者，当以发汗为主。通身肿胀者，汗利兼施方可。

此证是下肢肿为重，属心脏型水肿，当以利为主，本当用真武汤。然而其利水之药久用之，现在服利水之药已几乎无小便。已心脏衰弱，肝肾虚惫。再用利水之中药方剂，恐犯愈利愈癃闭之戒也。况肿胀已至剑突下，已非单纯下肢肿了。乃五脏亏虚，气化失常。中下既肿，治当以利水消胀为主。然其阳虚已甚，当用兼备法。久虚之人，久服利水之药，阴亦虚也，气化不通，则中亦胀，下肢肿成也。上身肿者为肾脏型，下肢肿者，为心脏型水肿。此证为中下肢肿，故用真武汤以助阳，然而其用利水剂已久，不用桂芍知母汤势难透达肺气。故用桂芍知母汤以调和营卫，加细辛为麻黄附子细辛汤以开其闭，生山药以滋其阴，鸡内金以消其胀。

桂芍知母汤乃张仲景《金匮要略·历节病》篇之名方，经方也。原文："诸肢节疼痛，身体尪羸，脚肿如脱，头眩短气，温温欲吐，桂枝芍药知母汤主之。"方中桂枝温通血脉，麻黄、附子、防风、白术、生姜祛风散寒除湿，知母、芍药清热养阴，用量可随证加减。偏寒加重桂附麻黄，热重知母白芍重之。

真武汤，源于《伤寒论》太阳及少阴篇，后人均视为温阳利水之法。附子辛热，温暖元阳，有恢复肾脏化气行水的功能。白术温燥，健脾除湿。茯苓淡渗，强心利尿。生姜辛散，温胃行水。白芍平肝养阴。对于慢性肾炎，心力衰竭的水肿有效。

方中桂附需重用，清热之知母、白芍需轻用之，12克可也。再加白茯苓30克，合真武汤之意。再加细辛3克以开通之，生山药30克补其脾虚，鸡内金12克以消其胀。如此则又为麻黄附子细辛汤三方合用再加补虚消胀也。

方为：麻黄6克，黑附片12克，防风12克，知母12克，白芍12克，桂枝12克，白术12克，炙甘草10克，生姜10克，白茯苓30克，细辛3克，生山药30克，鸡内金12克。水煎服，3剂。

此证头面不肿，非通身肿胀，何以仍用桂芍知母汤呢？肺气闭也，桂芍知母汤调其营卫，透达肺气。麻黄附子细辛汤开其闭，肺主皮毛。中医有"开鬼门，洁净府"之说，又有"提壶揭盖"之论。即是说开其肺气，则上通下亦通也。真武汤以温阳利水。以山药、鸡内金补虚消胀。此即兼备之法也。西药激素强的松片才服没几天，最好不服用。久病验舌，初病验苔，此病舌质淡，故阳虚当为主也。

江医生：我觉得我学中医还要花很多苦功才可以，因为现在学的东西好多自己还连贯不上。好像很多地方都脱节了一样，真的好想可以早点学

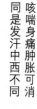

好！我才觉得自己要学的东西还有很多，自己又想早日更进一个台阶，中医这方面我在学的过程中遇到了不少的阻力！我也是在比葫芦画瓢看病。多亏了老师不断地给我以鼓励，解说疑难。我看张锡纯的书，看到里面有好多地方写得不对的，或是有很多都是他个人的主见。但是现在不同了，社会在进步，很多东西都在变化，很多都不能同日而语了。但里面有很多写得好的地方，自己又很难消化，主要是我的基础太差了，我想自己再在这一方面下点苦功，希望到时候可以跟上你的步伐。

李静：书到用时方恨少，不是买得少，而是读得少啊，书读十遍，其义自见。学成真正的中医，是需要一个艰难的过程的，要不断努力才行啊。你欲用《医学衷中参西录》中之宣阳汤与济阴汤并非是不对证，然其无速效也。此证心率与呼吸稍促，是心已被累及也。

二方虽有助阳之药，但济阴汤中之熟地、龟板恐有滋腻之嫌。于肿胀不利也。我主用真武汤以助其心肾之阳，桂芍知母汤以调其营卫，开其肺气，山药补其脾，鸡内金消其胀，是为兼备法，亦即温通消补共用之法也。待其五脏活跃，气化通行，则水胀自消也。不知以为然否？

1985 年治友人李炳占之妻高热数日，西医输液 3 日，输完则退，不数小时又高热，如此者已 3 日而来求治，问中医中药能否退热。视其舌红苔薄黄，脉数。当为白虎汤证，回答其可一剂退热。为其处白虎汤方：

生石膏 90 克，知母 18 克，生山药 30 克，党参 30 克，玄参 20 克，炙甘草 10 克，白茅根 50 克，大枣 5 枚。嘱煎为 5 杯，每服 1 杯，分数次服完。

次日其妻来说热已退而未再发，说你李哥让我一次服下，说是你说的，我连服了 5 碗，可把我胀坏了。我说是让你分为数次服的，没让你一次服下去的，幸而没什么事。后用此方必再三详细告知其服药方法。

后当地疟疾流行，不意我也被感染。初始恶寒后则发热，服感冒退热药则愈。隔日又发，方悟是间日疟也。又隔日早上注射奎宁一支至中午未效又发，思之只用西药既不效，当中西医结合方可。再隔日早上先注射奎宁针一支，然后服小柴胡汤一剂方才未发。本以为愈矣。时当秋季，当地一老年朋友告知我说本地人犯此病不可服食秋后的南瓜，服则犯此病。我甚疑之，说书上未有载也。故意服食南瓜数日并未发病。不料又过了数日突然恶寒发热，第一日仍以为是感冒，服些感冒解表药则热退。不料隔日又发热，明白是疟疾病又发也。后隔一日早上又先注射奎宁针一支，继服小柴胡汤，满以为是愈此病的最佳方案，可一次治好，谁知竟不见效。至午则高热，并意识不清。至晚上方退热。思之上次为寒热往来，此次为但热不恶寒，无怪服小柴胡汤不效，当为白虎汤证。后日当服白虎汤以治之。哪知未等到后日，第二天中午则又高热。原来间日发，今则为连发以

031

致如此。乃急服大剂白虎汤并加党参、生山药、玄参、白茅根，煎成分数次服之，次日高热未发。唯精神不佳，不能入眠，服西药安眠剂方能入睡，数日方始恢复。此病至今记忆犹新。

白虎汤在多年前西医输液未普遍应用时最为常用，我在临床上常用之。初学医时读《医学衷中参西录》，受其启发甚多。张锡纯老前辈人称"张石膏"，其用生石膏和白虎汤，以及白虎加人参汤可谓神矣。其用生山药以代方中粳米我必用之。其主张虚加人参，妇女产后以玄参代知母，我则不去知母再加玄参，以增滋阴退热之效，并师其意再加白茅根，热重再加西药安乃近片等退热之品。

唯此方用量大时须多煎分次服下方可。我对此类病人常告知用此方分次服之，就好像西医输液一样相似。西医肌肉注射青霉素一次注射 80 万单位而已，而输液则可用至 600 万～800 万单位，因为是缓慢输入的。中医用大剂白虎汤也是如此，分数次服下也像西医输液一样的，也是为了使药力常继。西医是补液加消炎，不过名称不同，中医滋阴即是补液，如此而已，而且价格便宜，效果并不慢。而在用白虎汤时，必加人参或党参，阴虚明显者或加北沙参或西洋参再加玄参、白茅根，以生山药代粳米。生石膏量则最少 30 克，多则为 90 克或 120 克或更多，唯需多次分服而已。

前辈名医张锡纯氏说白虎汤常用之，而承气汤一年也难用一次诚为可信。其遇承气汤证也往往用白虎汤加味而治之，因大承气汤用不对证则有伤人之虑也。其变通用方药实是从经验之中得来，我辈当熟读之，方能用之得心应手。

而《经方实验录》之作者，近代经方大家曹颖甫先生对白虎汤亦常用之。其论不可不读：

"桂枝汤为温和肠胃之方，白虎汤则为凉和肠胃之方。桂枝证之肠胃失之过寒，故当温之，温之则能和。白虎汤证之肠胃失之过热，故当凉之，凉之则亦能和。和者，平也，犹今人所谓水平，或标准也。失此标准则病，故曰太过等于不及，犹言其病一也。桂枝汤证肠胃之虚寒，或由于病者素体虚弱使然，或由于偶受风寒使然，或更合二因而兼有之。白虎汤证肠胃之实热，容吾重复言之，或由于病者素体积热使然，或由于由寒化热使然，或竟由直受热邪使然，或竟合诸因而兼有之。来路不一，症状参差，而医者予以方，求其和则同。方药不一，而方意则同。桂枝汤有桂芍以活血，生姜以止呕，同是温胃。白虎汤之石膏、知母同是凉胃。大枣免胃液之伤，粳米求胃津之凝。余下甘草一味，同是和肠，防其下传。两相对勘，一无遁形。"

2005年8月，老乡老杨家人来电说其父发高热，在医院输液即退热，回家后数小时即又发高热，现已一周了，让其带来诊视。来诊时体温仍然40℃，询其在医院是按照何病来治的，家人说是重感冒。看其精神萎靡不振，问其饮食说不能吃饭，只能吃些稀饭、牛奶、豆浆，一发热则什么也吃不下了。察其舌质紫赤，苔黄腻厚，脉滑大。询其大便则少而硬。疑其非重感冒，与其腹诊，肝区鼓胀甚重，且按之肝区压痛，腹部胀硬。疑其肝有病，让其做B超，B超示肝弥漫性炎症。与其注射苦参素60毫克，每日1次，大剂白虎汤加滑石、金银花、白茅根、瓜蒌、天花粉、升麻，1剂则热大减，3剂热退净，加减服1周，愈。

江医生：老师，您是为何想到他的肝会有问题的，他曾用大量消炎类抗生素热不退，而你用白虎汤加味及苦参素效果则如此之好？

李静：张锡纯用生石膏治温热，且常合用西药阿司匹林，治湿热常与滑石合用，用治热病下痢，疟疾病实热亦用之。又用治脑漏，即现代称之鼻窦炎，治风湿热病之红肿热痛与阿司匹林合用。且用于内伤、眼病、痔疮、气管炎、哮喘、肺结核等病。

我的多年临床实践经验认为，白虎汤既能治细菌感染之炎症，也可治病毒感染之炎症。且不论其是细菌性炎症，还是病毒性炎症。生石膏为凉性之品，用于清热并不等于消炎，白虎加人参汤中人参为温药也未必不能消炎抗菌。西医学用单味药理检测，往往认为没有抗病毒和抗菌的功效，岂知中药方剂组合在一起的神妙。西医辨病，中医辨证也辨病。一种病在其发展过程中，有多种多样的变化，可能出现阴阳表里寒热虚实等不同证候。西医辨病用药，何尝不是细菌用抗生素，病毒则用抗病毒药物。甚则抗生素与抗病毒药同用。脱水则补水，失血则补血。而中医治则为汗吐下和清温消补八种方法。西医辨病细菌性炎症需用抗生素，病毒性则用抗病毒药物。而中医如简单地应用白虎汤消炎退热则失去中医的精髓所在。白虎加人参汤、桂枝白虎汤即是为表里寒热虚实不同之病情所设，临证还需

白虎汤一剂退高热 虚加人参并治温疟

大剂分服如同输液 有是证用是方可也

视其体质之强弱而确定用量之大小。西医诊为炎症，中医不应受炎症的约束，认为西医炎症用消炎药，中医用清热之白虎汤则不可。临床辨证为白虎汤证即用白虎汤，虚即加人参为白虎加人参汤。故我在多年应用白虎汤时，往往师张锡纯前辈之意，虚加人参，以山药代粳米，再加玄参、白茅根，大剂分服，屡用屡效。

白虎汤及白虎加人参汤清热之功效是肯定的。大量报道用于治疗流行性脑炎可作证明，且又不仅限于外感发热。糖尿病口渴多饮期用白虎汤和白虎加人参汤的报道也是事实。个人经验认为白虎汤和白虎加人参汤用于发热病人的指征表现为舌质红，苔白薄腻或薄黄者疗效较好，如苔黄厚或干燥者，可加瓜蒌仁30～60克，其效果确切。量大时可代替大黄及承气汤。

而我与此人是老乡，认识数年，知道他体质很好的，一般的病他是不会睡下来的。他前年有一次腰痛实在不能走了，才找我服了2剂药，痛好些了就去上班了。他这次如果是重感冒，不会几天不上班的，必有大病才找我的。故他来时我看其面色暗黄，气力不佳，说话都有气无力，精神如此萎靡不振，且又不能吃饭，故与他腹诊。诊其腹胀，肝区胀痛，让其做B超，才查出问题所在。根据舌脉，加上腹诊，辨证为湿热并重，病属阳明实证。故用大剂白虎汤，加天花粉、瓜蒌、金银花、升麻、滑石、白茅根。此方的作用在于给病邪即湿热以出路。服药后二便通利，则病愈之也速。西药何以不能退其热者，此乃湿热，非单纯细菌性炎症也。用西药抗生素，对肝脏反而不利，故其效果不佳也是意料中事也。而白虎汤治热在阳明，气分实热之对证方，加用瓜蒌、滑石、天花粉等药有清热祛湿、理气化痰之功效。用之得当，且量大，故其效也速。

江医生：老师，我治一小儿，1.5岁。感冒1周，发热1天，其家属给予小儿百服宁口服求退其热，怎料到服后不久其热更高，遂来诊。查体见体温39.8℃，口唇干红，皮肤干燥，咽喉充血，心肺腹部皆未见异常。问其家属知其大便两日未解，因当时正在值班，人员不足，不合适为其做静脉注射。因又思其莫非中医上所说之阳明热证乎？如再强用退热药以退其热，岂不是火上加油？再问得知小儿已口渴欲饮多时，如急煎中药又夜深不便；念及药房中"抗病毒口服液"为中药制剂，内为"石膏、知母、连翘"等成分，遂为开方抗病毒口服液一盒，令其父母用奶瓶注满纯净凉水（约350毫升），倒入口服液两支，劝其放量予饮之。半小时已饮过200毫升，大约过了一个小时，见其头项微汗，热势已退大半。于是嘱其父母回家后再分次给小儿服用瓶中余下之药水。因其药后之效如斯之捷，遂深感中医辨证论治之神奇也！

李静：此即活用白虎汤之典型例证。抗病毒口服液即含白虎汤与银翘散之意，与之用饮料稀释放量饮之，即太阳阳明并治也。汗出热退，数次分服如同输液，实亦有是证用是方之实验也。

白虎汤一剂退高热　虚加人参并治温疟

大剂分服如同输液　有是证用是方可也

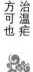

大承气汤攻下重剂　救热存阴逐邪泻实
西药灭菌中医解毒　看似相同实则殊途

　　1980 年治一冯姓老者，年约 60 岁，腹痛不大便已 5 日。察舌紫苔黄燥，脉滑有力，腹部胀硬拒按，老者甚为恐惧，为处以大承气汤大黄量减之再加瓜蒌仁、甘草，以其年高再加党参，嘱服一剂，后果矢气大便通而愈。大承气汤加人参与白虎汤加人参道理是一样的。与增液承气汤同一理也。唯增液承气汤适用于阴虚之时，承气汤加人参则更可助其攻下之力，于人更无碍也。并非无事加参也。

　　后一壮年男子来询，问胃火牙痛用大黄三钱，为何大便不泻而疼亦不止，看其舌苔黄燥，给大承气汤一剂，次日来说腹泻 5 次，牙痛已止。并问为何自服大黄三钱不效，而服此数味则如此厉害。答其原因在于一味大黄和数味药组合的作用自然是不一样的，况先有服下之大黄，再加大承气汤中枳实、厚朴、芒硝配伍之功。单用大黄没有气分药，所以不效。大黄少用之可以开气，读《医学衷中参西录》大黄解自明。书中载有治阳毒之方用大黄 10 斤煎汤放量服之说。是有可攻下之实证在，故不致伤正。老年人用大承气汤加参是因其年老体虚，壮年人不加参是因其体壮。古人俱有现成的病例在，临证活用之可也。

　　古代中医以攻下法闻名于世的当为金元时代之张子和，温病学家吴又可、吴鞠通等。并创新加黄龙汤、宣白承气汤、导赤承气汤、牛黄承气汤、增液承气汤、护胃承气汤等。近代名医经方大家曹颖甫善用诸承气汤以一剂愈病，我辈欲用承气汤者，当细读《经方实验录》一书。

　　书中曰："若求大承气汤之全部症状，当为：一，大便不行，腹痛拒按，此以胃中有燥屎故也。二，阙上痛，《内经》以阙上属喉间病，此概以气色言之，若阳明燥气上冲及脑，则阙上必痛，其不甚者则但胀耳。三，右髀有筋牵掣，右膝外旁痛，此为吾师所独验而得之者。四，脉洪大而实，然亦有迟者。五，日晡潮热。他若舌苔黄燥厚腻，大渴引冷，当在应有之例。然则不过言其常耳。知常达变，乃可与言大道。吾师善用诸承气汤，历年治阳明实证，十九痊愈。吾师之用药也，柴苓姜附，悉随其证而定之，绝不似世之名家，偏凉偏热，以执一为能事者。余敢曰：凡仲圣所称某某汤方之云者，此皆一剂知，二剂已之方也，倘能药量适合，则一帖愈病，原属平淡无奇之事，安足怪者？而《伤寒论》中之阳明病占全书篇幅四分之一，于承气汤反复推论，其详备明确远出三阴诸方之上，然则硝黄之用，复有何疑者？阅者能明此旨，是为知吾师者，是为知仲圣者。"

李静按：诸承气汤用之得当，确可一剂愈病。历代名家用于脑病症状者屡见之，现代所称温病用诸承气汤范围更广。温病大家吴又可，其论超拔非凡："应下之证，见下无结粪，以为下之早，或以为不应下之证，误投下药。殊不知承气本为逐邪而设，非专为结粪而设也。必俟其粪结，血液为热所搏，变证迭起，是犹养虎遗患，医之咎也。况多有溏粪失下，但蒸作极臭，如败酱，或如藕泥，临死不结者。但得秽恶一去，邪毒从此而消，脉证从此而退，岂徒孜孜粪结而后行哉？"

此论可为承气汤用于温热病的准绳，且不必拘泥于承气汤原方，温病学家所创之诸承气汤均可对证选用。本人经验增液承气诸汤较为稳妥。与现代西医之抗生素输液有异曲同工之妙。在临床上辨证为湿热症状者，西医必用抗生素，重症则数种抗生素联合应用，与中医之经方验方数方合用并无区别。经验认为毒热证凡舌红紫赤，苔黄或白腻者，西药以用青霉素与头孢和磺胺类药较为有效。舌质淡紫苔白腻者则为湿热，以氧氟沙星药及氨基甙类与庆大霉素、丁胺卡那类较为有效。而舌紫苔薄类患者则以林可霉素或克林霉素疗效较好。本人运用中西结合有年，一直致力于中西结合，认为中医采用西医之检验诊断，西医辨病，中医辨证施治不无益处。

《经方实验录》中姜佐景曰：

"麻黄汤证化热入里，为麻杏甘石汤证。桂枝汤证化热入里，为白虎汤证。葛根汤证化热入里，为葛根芩连汤证。而葛根芩连汤证、白虎汤证、麻杏甘石汤证化热之后，则均为承气汤证。其肠结轻，可攻补兼施，

大承气汤攻下重剂　救热存阴逐邪泻实
西药灭菌中医解毒　看似相同实则殊途

所谓和之者，是为调胃承气汤证。其肠结较重者，亦用和法，即为小承气汤证。其肠结最重者，当用下法，又曰攻法，即为大承气汤证。实则三承气汤方对于麻桂葛之汗法，及白虎汤之清法言，皆可曰下法也。"

江医生问：西药抗生素消炎与中药之清热解毒有什么不同？

李静答曰：在临证时，中医辨证为麻黄汤证、桂枝汤证，可用西药退热药如复方阿司匹林等，轻证自可痊愈。病情入里均可加用西药抗生素如头孢类。病情再重可加液体疗法当可治愈。对无数患者观察，舌紫苔腻患者，经大量抗生素输液治疗后，其舌紫苔腻症状均见消退。与中医用白虎汤承气汤后的表现是一致的。其中有的患者用西药抗生素输液治疗效果欠佳者，西医认为是患者对所用抗生素不敏感，或是有耐药性，或是病毒性，需做进一步检验等。而中医中药则不论其是病毒还是病原体，还是细菌，有麻黄汤证当用麻黄汤，桂枝汤证当用桂枝汤，大承气汤证当用大承气汤。

经验认为西医之安乃近、水杨酸等清热类药具有发汗解表之功用，但与中医之麻黄汤辛温解表，银翘散之辛凉解表，同是解表发汗，病相同，结果则不相同。西药发汗解表类药发汗热退，止痛痛止，但止而复作则需再服，中医如辨证确用方准则不然也。西药之抗菌消炎类药如青霉素、红霉素类与中医之白虎汤、诸承气汤作用相似，虽有不同，但仔细分析又有相同之处。西医用消炎药观其舌质舌苔均有变化，中医用攻下之剂，药后舌亦有变化。西医用发汗解表剂与抗菌消炎药并用，中医亦有解表剂与攻下剂同用之时。中医辨证舌红紫赤属阳证者，西医辨病用青霉素、红霉素等治阳性菌类药。中医往往也需用清热解毒之黄连解毒汤、犀角羚羊角之属。舌淡苔白腻润或滑腻者，中医辨证为湿，西医往往用治阴性菌之庆大霉素、丁胺卡那类药。中医则用胃苓汤、三仁汤。中医认为正虚需有阴阳气血、五脏六腑之分，西医亦有血少、电解质失衡、蛋白、钾类值异常等之别。中医认为气虚则需补气，血虚则需养血，脾虚可补脾，肾虚补肾，但有阴阳之别。主要不同之处在于西医认为细菌、病毒、病原体皆为炎症，无此数种之病则为神经、内分泌等失调，还有相当一部分病因不明者。中医说的气、风、火是看不见，也摸不着的。但凡是西医所说的神经类病，中医大多认为是风证。中医所说的气化则相当于西医所说的内分泌、新陈代谢。中医说气行则血行，气滞则血滞是西医所不能理解的。中医认为疏通气血，气血通顺，则细菌、病毒、病原体无所遁形，西医认为调整内分泌，改善新陈代谢功能，抗炎杀菌。内脏病出血病人西医用止血剂，加能量扩容，中医用独参汤，人参的作用何以能止血？然中医则认为人参大补其气，气旺则能摄其血也。现代医界公认的中医在抑制癌细胞扩散方面的功效，即证明中医整体观念的长处。西医的微观调控，多种检测手段辨病可谓是明察秋毫，而中医的宏观论证，整体观念则具有辩证法，多么高深的哲理。周恩来总理曾说蒲辅周老前辈："蒲老既是高明的医生，又懂辩证法！"即是此理也。对于大的癌瘤，西医手术无疑是其长处。现代中医用西医精华为我所用，将西医的微观调控与中医的宏观论证融为一体。扬我之长，避我之短，岂不是如虎添翼，于中西医汇通之处岂不是如鱼得水，何乐而不为之？一得之见，请高明正之。

西医说消炎杀菌，中医说攻毒逐邪。云南近代名老中医吴佩衡治一重症温疫患者高热神昏，急促之间取药不及，嘱病人服大量凉水，不多时汗出身凉而愈。此例《吴佩衡医案》中有之。试问冷水能杀菌吗？有是证用是方，对证之时，凉水也是良药。

开封一老中医治一妇半夜虚脱，无处取药，适逢患家小男孩小便，急令用童子小便热服之，不一会病人即苏醒也。对证时，童便也是良方也。此论载《河南名老中医验案》一书中。

独圣散治黄疸。《温病条辨》中治绞肠痧痛急，指甲俱青，危在顷刻，方用陈年马粪，瓦上焙干为末，服时用老酒冲服6～9克。绞肠痧者，霍乱病也，现代称之为二号病是也。一老医治小儿黄疸高热，诸药热不退，改用鲜马粪，用清水搅拌，待其沉淀，取其清者饮之。一服热退，数日病愈。

江医生问：这些方药老师您用过吗？

李静答：我在1985年治一老者肺结核低热咳吐痰血用对证方效不速，嘱其加用童便煎药其效特佳。服3剂患者即感觉病大好了。同年治一食管癌病人让其用白马尿煎药，病人说找不到，驴尿行不行。让其用驴尿煎对证中药，服药一两个月病见大好。此驴马尿之方出自清代吴仪洛所著《本草从新》一书。

1981年夏秋之季霍乱病流行，有一孔姓男说，李先生，我病泻不是太重，但喝热水吐出，喝凉水亦吐，你有简易单方让我服后能不吐，我的病即会好。答之曰有，用古方阴阳汤即可。方用热开水一碗，极凉井水一碗，兑服之。一阴一阳，故名阴阳汤，服之果效。问之为何如此之效？答曰你的病是顷刻之间挥霍缭乱。胃肠内原有伏热，复又受寒，阴阳汤可调和寒热故可不吐也。此方《串雅内外编》中有载。清代《验方新编》中也有载。

仲景方书及古方书早已有载，医者不知用，或认为不科学，不卫生，或不屑用之罢了。曾见上呼吸道感染患者先用青霉素不效，后用先锋霉素又不效，再用克林霉素加用激素方效的大有人在。此于中医先用桑菊饮、银翘散不效，后用麻杏甘石汤、白虎汤不效，再用承气汤方效者也屡见不鲜。观《经方实验录》经方大家曹老先生处方时，为怜患者贫穷一次开麻黄汤与承气汤于一张处方纸上，患者不识字一次取二方服之一剂即愈之。我辈医者何时能达如此水平，当终生努力之。

近代医生治感冒，习俗用速效伤风胶囊等感冒制剂，用抗生素，发热重者加用输液疗法，效者固然很多，不效者亦不少，这即是不详加辨证，有的医生一测体温有发热，即开处方用药，造成药物大量浪费，为患者增加了经济负担，看一感冒花费一百多元数百元的大有人在。我在看此类病时必要先察舌脉，辨为何证，再议何方对证方可处方用药。我的经验是现代人风热感冒比较多，多以发热、咽痛为主症，兼症为咳嗽，头疼头晕，周身不适者多见，常以银翘散、桑菊饮加减合用之，咳嗽重加杏仁、贝母、瓜蒌、天花粉等药屡用有效。如有外寒需宣肺者必用麻杏草加味治之。喜用《医学衷中参西录》中治寒温诸方。临证见有感冒引起扁桃体发炎及咽喉发炎者，往往难以速效，我常在此处方基础上加用炮山甲，往往取得很好的效果。

2005年春治李洪波之子4岁，从小感冒则扁桃体炎症发作，发热，咳嗽咽痛，轻则数日，重则10余日，屡次输液打针服药约需一周方可退热，不久又发作，稍不注意受凉则发作。察其舌光剥无苔，呈地图舌，舌质紫红，多汗，食少，咳嗽，辨证为阴虚火盛。复受风热外感，幼子苦于服中药，先处以西药克林霉素磷酸钠、病毒唑输液，中药处以桑叶片30克、桑椹子30克、炮山甲5克研粉装胶囊一日分3次吞服，一日热退，停用西药，告知其阴虚内燥之体非短期所能改变，服用单方桑叶水并炮山甲至月余，其孩子调皮不愿服桑叶水，乃断续服用。后察其扁桃体炎症消失，半年未再发作。偶然有受凉发热，扁桃体亦未再发炎，服用小儿感冒退热类冲剂即可。面色转红润，多汗早止，地图舌则于感冒时仍有出现，但没有原来明显严重而已。嘱仍服用中药单方，后说桑叶水服了月余再不愿服。只得嘱其间断服用炮山甲胶囊，并用生山药、鸡内金作散剂常服以巩固之。一年多仍未发作扁桃体炎，感冒发作亦大为减少。即使感冒，服一般感冒药即可治愈。

李洪波来说：小家伙扁桃体炎好了以后，至今已不用像以前了，一发热就需打针输液，数日不退。现在老家人都不相信，说小家伙的扁桃体炎，不用手术，服中药就能治好？而事实在这里，已经一年多了，再未发作嘛。又说，老家哥哥肩周炎，肩膀痛得都抬不起来，你看给他开个方子。我说好，痛则不通，疏通气血，气血通则痛自止也。就给他用衡通汤加皂角刺30克，白芍30克，炮山甲10克，炙甘草也用30克，再加桑枝30克为引可也，服10剂。10剂后来说仍痛，让其再服，说不愿再服了。然而又过了10日，来电说一点不痛了。

李洪波说：我看书上都是用祛风活血通络之方剂，方中都有羌活、防风等祛风通络之药，或用黄芪等补气药，而您老用药则没用这些，而仍用衡通汤，是不是皂角刺、山甲的功效呢？

李静答：你哥哥的年纪应该不是气血大虚之人，所以不考虑用补气补血之类，衡通汤不凉不热，加生白芍，重用炙甘草、皂角刺、炮山甲，还是不偏寒热。此方组合，是疏通气血经络，气通血顺，则诸证自退。即便有些许风寒湿热，也会随之而散也。此即中医消炎与西医消炎之不同之处，也即是中医之长处也。气通血顺，何患之有？古人不欺我也。

李洪波又问：那么，慢性扁桃体炎，是不是用此方也可？

李静答之曰：是也。不仅慢性扁桃体炎，凡久病慢性气血瘀滞之炎症，寒热不明显偏重者，均可用之。如慢性咽炎、鼻炎，也可用之。要在临证根据病情需要加药可也。如腿痛，加重川牛膝，再加怀牛膝。腰痛，加杜仲。贵在灵活变通也。

穿山甲性味咸凉，功用主治为消肿溃痈疗疮肿，通经下乳，风寒湿痹，解热败毒。《医学衷中参西录》中论穿山甲：

"穿山甲，味淡性平，气腥而窜，其走窜之性，无微不至，故能宣通脏腑，贯彻经络，透达关窍，凡血凝血聚为病，皆能开之。以治疗痈，放胆用之，立见功效。并能治癥瘕积聚，周身麻痹，二便闭塞，心腹疼痛。

苦但知其长于治疮，而忘其他长，犹浅之乎视山甲也。疔疮初起未成脓者，余恒用山甲、皂角刺各四钱，天花粉、知母各六钱，乳香、没药各三钱，全蜈蚣三条。以治横痃，亦极效验。其已有脓而红肿者，服之红肿即消，脓亦易出，至癥瘕积聚，疼痛麻痹，二便闭塞诸症，用药治不效者，皆可加山甲作向导。"

江医生问：您老是如何想到用穿山甲治扁桃体炎的呢？为何西药消炎药不能消其炎，而一般中药解毒药也不能消其炎，而加上穿山甲则有效果了呢？

李静曰：触类旁通，于无字句处读书也。张锡纯论说山甲治疔疮有良效，然则扁桃体炎实亦即是疮也。故张锡纯前辈此论诚为可贵，前人对于扁桃体炎不是叫扁桃体炎症，中医叫作"乳蛾"。以喉核部出现肿胀，或红或不红，形如乳头，状如蚕蛾，故称为乳蛾，又叫喉蛾。其急性者，尚宜消之，慢性者则难消。因其是实实在在地长成肉状增生物了。我曾治过一例鼻息肉，服中药一个月鼻息肉消之无形，触类旁通，则扁桃体亦当在能消之例也。我在临床上凡此诸症均加用山甲作为向导，确有立竿见影之功效，不用山甲则其效不佳。以前有人报道皂角刺15克水煎服治扁桃体炎，我曾试过多次，有效有不效。究其不效原因可能为皂角刺性温，入气分而不能入血分，故对此病之偏热症状明显者其效不佳，在辨证用药的基础上改用或再加用山甲后效果很好。山甲之功用真有不可思议之效果。而西医对于此顽证，一般均用手术摘除之。同是炎症，实有大不同也。抗生素能消细菌性炎症，抗病毒药能治病毒之炎症，然而此慢性炎症，气血瘀滞不通结聚之炎症则不同，中医用化瘀散结之法可使其消之，散之，而西医则需手术摘除之。西药治慢性炎症之气血瘀滞者消之不易，中药如果只用清热解毒之方药，也是同样消不了的。同样是疮疡，中医又有阳疮阴疮、半阴半阳之分。阳疮用清热解毒药可也，用西药之抗生素也可消之。西医说的慢性炎症用抗生素其效不佳，中药如果用清热解毒药也同样是消不了的，而且也同样会有副作用的。中医说同样会伤胃，饮食减少，其病能好吗？

江医生又问：老师，有个女病人：36岁，臀部长了个疔肿，在尾椎底部，大小约2厘米×2厘米，已经有四五天了，开始局部连整个腰椎都疼

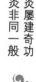

痛得厉害，走路及弯腰都明显受碍。也曾经在门诊用青霉素等抗炎治疗，症状已经有所缓解，其间在家也曾由其丈夫做局部挤压，挤出少量脓液及少量清澈液体。后复诊见其肿处隆起一脓包样息肉，由于患者请求切开排脓，于是切开隆起皮肤做引流，但并未见有脓液引出，局部挤压也只见清澈液体流出。因患者以往曾于同一位置有类似发作史，担心该疖肿有瘘管通过脊髓，遂消毒包扎伤口，给予全身抗炎治疗。诊其脉，弦长有力，左部更甚。舌质微红少津，苔薄微黄。予开张锡纯的活络效灵丹少加牛膝为引，不知合适与否？是否加上鹿角胶会更好？

李静回说：从舌来看，当属阴虚，从脉证来说，又当为气血两虚。况现已开刀，活络效灵丹为治疮疡之效方，然此证气血两亏，且又手术，恐不相宜。

江医生问：那应该怎么用药比较合适呢？

李静答：当补其气血，托毒外出，使之快些愈合。鹿角胶性温热，此证为阴阳两虚，也不对证也。当用八珍汤加山茱萸、三七末、黄芪为好。既要顾其阴，又要补其气血，还需托毒外出。此证为半阴半阳证也。

江医生问：哦，原来用中医诊病用药还有这么多讲究，也许这就是中医与西医之间的区别了！还有，炮山甲的作用那么好，能不能用呢？

李静答：鹿角胶用于阴疮，阴者，虚且寒也，代表方为阳和汤。然此证乃半阴半阳。半阴半阳者，介于阴阳之间也。故当用托补法双补气血，托毒外出。阳疮为红肿高大者，前人有仙方活命饮，方中即有皂角刺、穿山甲。此证愈合后，可服用衡通汤法，方中有血府逐瘀汤加炮山甲、三七。因此证以前有过类似病状发作，而且脉弦有力，左部更甚为气血瘀滞之明显征象。用衡通汤法疏通气血是从整体考虑，平衡其气血，调其阴阳，则诸病自愈。

江医生说：如此说来，老师已经考虑到下一步的治法了，这是不是上工治未病啊？

李静答曰：中医治病，与高手下棋一样，要考虑下一步、下两步的走法一样。只想到此次治病治好为止，不考虑下一步，病根何以能除？我的母亲当年就是腰部长一大疮，虽经父亲开刀服药治愈，数年后还是死于骨痨。骨痨者，相当于现代之骨结核病也。

周进友医生说：师傅，我姐姐的病请您给看一下，她现在厂里上班，已经晕倒好几次了，现在已不能上班了。还有她每天睡觉后睡得不是很好，梦太多了，而且起床后就头晕得厉害。以前得过一次脑血栓，治好了。听说这个病在西医上是很难办的事，只能吃一点对脑有营养的药，所以我想用中药来解决她的问题。但是只有你能帮她了。已经做了核磁共振，结果是：①颅内白质变性，脑室增宽。②梗死的脑组织液化。③慢性副鼻窦炎。

李静说：她的神经有问题，我去年见过她几次，我第一次见她就有一种感觉，你也没说她有病，我认为她从小就是那样子的。从她的眼神和反应能看出，反应迟钝。

周医生：是嘛，那我还没有注意，但是比以前差了，这也许是先兆吧？她颅内的白质变性，以后会变精神病的。太可怕了。我以为是在那边上班生活差所致的。我还没有在意呢！是嘛，我没有你的功夫厉害。她应该早就要治疗了。好的，师傅，这个事全靠你了，我这个姐对我有很大的恩，我得要好好报答她。不知以前我有没有与你说过我和我姐的事，我欠我姐的太多了。我刚才告诉过你结果了，你多想一想最好开最经典的方。我后天带她过来一下。

隔日后周医生带其姐来，年32岁，名叫周银春，主诉头晕，曾晕倒数次，故已不能上班了。现在是头晕，失眠，梦多。视其面色灰暗，精神不振，反应缓慢。舌质淡紫，尖有少许红紫斑，苔白略燥，脉弦细缓。借助西医之诊断，告知小周医生，此病中医只能诊断为眩晕，脑漏。眩晕者，风证也。其原患过脑血栓，脑血栓者，中风也。脑漏者，中医名称也，相当于西医之鼻窦炎、副鼻窦炎也。证属气血瘀滞风痰为患。因其早曾患过脑血栓，是久病必瘀也。治用我习用之衡通汤加托毒外出扶正消散之药，即可治之，10剂为1疗程。方用：

当归、川芎、桃仁、红花、枳壳、桔梗、赤芍、柴胡、川牛膝、生地黄、炮山甲、炙甘草各10克，生白芍、皂角刺、山茱萸各30克，天花粉18克，三七粉末10克（药汁送下）。水煎服。

此方即我常用之衡通汤，亦即血府逐瘀汤诸药各10克再加炮山甲、三七而成。此方又加白芍是活血止痛，加天花粉可排脓，三七有托毒外出

话单方穿山甲新用　扁桃体炎屡建奇功
此为消炎彼亦消炎　同为消炎非同一般

之功，加皂角刺以增强穿山甲之无处不到，且有消散作用，加山茱萸以扶正治肝风眩晕。全方共奏疏通气血、祛风散结、化痰通络之功。先服 10 剂以观其效，如效不佳全蝎、蜈蚣尚可加用之。

服药 3 日，周医生来电话，说其姐姐服药后鼻腔排出脓液，早晨吐出黑色血块一口。告知此为药力将脓液及瘀血排出，是好事。10 日后来诊，诉说服药一天，即感鼻腔流出许多脓状鼻涕，后有五六日每日早上必吐出一口紫黑色血块。观其面色大为好转，诉头晕已大减，睡眠亦有好转，仍有前额部胀感，微晕。近日鼻涕少，晨起已无血块吐出，今日拍片示鼻窦处液状物已消失。周医生惊其效，说中医有如此速效，真不可思议。效不更方，上方去天花粉。仍嘱服 10 剂。

故而《医学衷中参西录》张锡纯先生用穿山甲是经验之谈，验之临床，方知确有效验。前人屡用屡效之方，岂不也是经验之方，实亦经方也。我辈演绎用之，是为实验也。加减变通用之者，是谓发挥也。我在临证时遇有山甲适应证，无不放胆用之，或在组方中加用之为向导，或单用之，可谓屡用屡效。如治风湿性关节炎，类风湿关节炎，痛风，男性病前列腺炎，妇科输卵管不通、子宫肌瘤、卵巢囊肿、痛经闭经，便秘，心胃疼痛，各种结石病，痔疮和各种疮疡肿痛，肝硬化，肿瘤癌症等，加用之以为向导，确有殊效。

羚羊角治脑膜炎，《经方实验录》曾论之，价值较高且真品难得。《医学衷中参西录》作者张氏亦常用之，且自创一方名甘露清毒饮以代之，称其药力不亚于羚羊角，且有时胜于羚羊角。方为白茅根 180 克切碎，生石膏 45 克轧细，西药阿司匹林片半克，二味煎汤送服阿司匹林片。《经方实验录》载恽铁樵治王鹿萍子患脑膜炎，用羚羊角犀角奏效。先贤何廉臣倡紫草、大青叶代之犀角，多有报道水牛角、升麻亦可代之。我在临床上治血分热重常加用紫草、大青叶、水牛角、升麻。验舌质色紫红赤尖边有红紫瘀斑者，每收佳效。

1981 年夏秋之季在农村行医，治一名 2 岁男孩，来诊时高热惊厥，因条件所限来不及化验，病孩已呈昏迷抽搐状态，病家惊恐慌乱，情急之中一老者提醒我说，李医生你不是会针法吗？快给他扎呀。我当时也是初次遇到如此重症之高热惊厥患儿，被老者提醒后速取针为患儿先针合谷双穴，太阳穴双穴抽搐不止，又取三棱针刺患儿双手十指尖名为十宣穴，刺之出血，患儿抽搐方止，呈喷射状呕出食物约一碗，热退身凉而醒。

古人云，食积伤风，大闹天宫当为此证，又称急惊风。后处以张氏验方甘露清毒饮加味煎汤代茶饮之而愈。此患儿家长亲友感激不尽，并广为宣传，说李医生针法如神，一时有不少患者前来求诊。其实我当时确未治过如此急病重症，心中毫无定见，颇有慌乱之感。幸遇老者提醒催促用针，实有被逼上梁山之感。以前针灸治病仅治一些慢性疾病如腰腿疼、风湿病、胃痛腹痛等症。但针刺十宣急救的常识是学过的，只因一时情急，手足无措而已。

后至 1986 年夏秋之季，当地乙脑流行，许多小儿发高热多日不退。我当时忙于诊治，我的儿子时年 2 岁多亦被感染，先一日发热不高，为他服用西药退热，不意第二天上午突发高热并惊厥，测体温竟达到 41℃，夫人惊恐之际哭着说赶快上县医院吧，我叱之说此病如此重，来得及吗？一边嘱其给孩子注射退热针，一边速取三棱针为刺十宣出血，约数分钟后抽搐止，热退身凉，余热亦服甘露清毒饮加紫草、大青叶、水牛角、升麻数剂而愈。后我向妻子说当时好多患儿及家长均在，如果我自己的孩子都不能治，还能给别人治吗？我因有过上次经验，故而虽然紧张却不致慌乱。

有数位患儿家长当时也被吓出汗来，说李医生你真胆大，也不怕你孩子疼。我回答说我以前治过一个小孩也是此病，经我用针刺血治好的。虽然疼一些，但效果是很好的。后隔数日有位患儿家长说，听人说你治你的孩子发高热惊风很快就治好了，怎么你为我的孩子治几天还未好呢？我回答说我的孩子高热惊厥比较严重，是我用针在十个手指尖放血治好的，你愿意让我给你的小孩扎针吗？回答是那太受罪了，舍不得。我苦笑说我也舍不得，没办法的办法了，送大医院怕来不及啊。现在的小儿大都娇生惯养，服中药一般很难接受，针刺放血也是非不得已而为之。幸甘露清毒饮药味不太苦，一般小儿还可服下。我常照书中所说嘱病家煎好后分数次频频喝下，以微似发汗为佳。

近日，朋友李金东经理在网上说，家在湖北宜昌的小女儿，年方 8 岁，在医院住院 6 天了，高热一直不退，医院说是脑炎，请我给开个方子。我给他在网上开了羚羊角丝 10 克，白茅根 50 克，芦根 50 克，1 剂。次日即在网上回说谢谢老大哥，花了 3 千多元钱没有退热，你的方子一剂则退热了，问我还需再服何药。告知羚羊角减为 3 克，加生地黄、玄参、麦冬、蝉蜕以清其余热。此前人书上所载羚羊角治脑炎之有效，验证之不虚也。故我说五方演绎者，是我用经方、时方、秘方、验方、单方之实验录也。

江医生问：羚羊角加茅芦根 3 味一剂即能退数日住院用西药不退的脑炎确实是不简单，那么老师，道理何在？为什么只说脑炎住院高热不退，你即开此羚羊角方，而且又那么简单有效呢？

李静答：此即是中西医结合之功效也，非我一人之功矣。试想病孩在医院住院 6 日，肯定是用了不少的抗生素、抗病毒药物了，且没有退热，但一定在输液，所以我不用再辨证了，卫气营血也好，六经辨证也好，病人在数千里之外，如何辨证，这就要抓主症。主症是发高热，又确诊为脑炎，处方遣药只要针对发热主症即可。病毒也好，细菌也好，有是证，用是方也。我的经验是西药用了那么多，热不退是西医治不了气分病，羚羊角、茅根均有开气之功效，发热不退必是气闭故也。中医的"卫气营血"学说是叶天士的功劳。叶氏论曰："大凡看法，卫之后方言气。营之后，方言血。在卫汗之可也，到气才可清气，入营犹可透热转气，如犀角、玄参、羚羊角等物，入血就恐耗血动血，直须凉血散血。"

我是根据经验来分析的。其病孩虽高热 6 日不退，但未说神志昏迷等症状，病当未入血分，与西医西药的应用不无关系。故用此方透热，且 3 味皆有发表使邪热外出之功。此乃西医西药永远也明白不了的道理所在。如果用此 3 味，直接用药理检验，能不能杀菌、杀死病毒是一方面，组合在一起能起何作用是一方面，剂量的大小又是一方面。西医说脑炎有细菌和病毒之分，中医则不用，有是证用是方。其有热者，清热即是消炎。其有寒者，温之亦能消炎，虚者补之，同样也能消炎。实证泻之也同样能消炎。大承气汤治脑炎，即是泻法，又能称为"釜底抽薪"法。不是早有人惊呼白虎汤中药味用现代药理检验没有一样药有杀细菌的作用吗？然而白虎汤治流行性脑炎有大量的文献报道也是事实。所以说中医的长处就在这里，中西医结合的长处也就在这里。

此病孩的事还有一事，先服了一剂羚羊角方退热后，李经理打来电话，说非常感谢，请问还需服用何方何药，我回说还须服药清其余热。不是又开了第二个方吗？方中我开了元参，不多一会儿，李经理来电说，当地医生不知元参为何药，还请告知。元参者，玄参也。在唐朝玄宗年间，医药界为了避皇帝名讳，把玄参改为元参。后至元朝，为了避元朝名讳，只得又改回叫作玄参了。可见现在中医中药界后继乏人之甚，这么简单的道理和药的名字都有许多人不知矣。数日后又来电询问其小女热未再发，唯饮食欠佳，有何办法。告知大病以后，只能服些稀粥，饮食宜清淡，可服苹果等水果，肉食暂不宜服，待其胃气恢复自然可也。古人谓之，糜粥自养。

李静按：羚羊角之功效历代医家均有验证。而张氏之甘露清毒饮代之也确有其效，再者现代中西医结合如用之得当，其效果当不可同日而语。且其在清热作用之时并有透表之功，可托毒热外出而无寒凉之弊。其善入肝经以治肝火炽盛，致生眼疾及患吐血、鼻出血诸症。药性歌诀曰：犀角解乎心热，羚羊清乎肺肝。其能清肝肺之火最为有效，而其最异之处在于其能退热却不甚凉，虽用量过之仍不致令人胃寒而泄泻，与黄连黄芩之性寒凉之类药不同。

发热喘泻阴虚难医　滋阴清燥汤可救急
山药白芍甘草滑石　男女老少小儿可医

滋阴清燥汤，乃张锡纯《医学衷中参西录》一书中治温病方中的一个方剂。其组成为：

滑石30克，甘草10克，白芍12克，山药30克。

方治温热病表证已解，病人或不滑泄，或兼喘息，或兼咳嗽，频吐痰涎，确有外感实热，而脉象甚虚数者，或余热未清者，亦可服用此汤。

方论说大抵医生遇此症，清其燥热，则滑泄愈甚；补其滑泄，其燥热亦必愈甚。唯此方用山药以止滑泄，而山药实又能滋阴退热；滑石以清燥热，而滑石又能利水止泻，二药之功用，相得益彰。又佐以白芍之滋阴血，利小便，甘草爕阴阳和中宫，亦为清热止泻之要品。汇集成方，所以效验异常。愚用此方救人多矣，即势至垂危，投之亦能奏效。

张锡纯以擅用石膏以治伤寒温病而闻名于世。所治伤寒温病诸方皆离不开生石膏，而所拟此方独用滑石确有深意。近代随着西医西药及抗生素的大量运用，生石膏及白虎汤用之渐少，而此方在临床上却仍为常用，尤其是婴幼儿。小儿患此证很多，发热，咳嗽，泄泻。西药打针输液效不佳或小儿太小而求治中医者比较多。临证时只要辨证为温热证，处以此方，煎成后分数次频频服下，往往一剂见效，一般3剂则愈，屡用屡效。且本方药味甚淡，小儿易于服下，婴儿则装入奶瓶内频服之，临证视其发热重，则滑石加重至30克，泄泻重则山药加重至120克。但一定要嘱煎汤数杯，分数次频频服下，颇似西医输液，使药力常继，而不致伤胃肠。清其温热而不伤阴，可谓稳妥。

论本方以滑石、山药为主药。本人认为张氏于用石膏之外，用滑石，

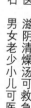

用山药更为精妙。其在《医学衷中参西录》滑石解中论滑石曰：

"滑石色白味淡，质滑而软，性凉而散。《本经》谓其主身热者，以其微有解肌之力也；谓其主癃闭者，以其饶有淡渗之力也。且滑者善通窍络，故又主女子乳难；滑而能散，故又主胃中积聚。因热小便不利者，滑石最为要药。若寒温外感诸证，上焦燥热下焦滑泄无度，最为危险之候，可用滑石与生山药各两许，煎汤服之，则上能清热，下能止泻，莫不随手奏效。又外感大热已退而阴亏脉数不能自复者，可于大滋真阴药中（若熟地黄、生山药、枸杞之类）少加滑石，则外感余热不致为滋阴之药逗留，仍可从小便泻出，则其病必易愈。若于甘草为末（滑石六钱，甘草一钱名六一散，亦名天水散）服之，善治受暑及热痢；若于赭石为末服之，善治因热吐血衄血；若其人蕴有湿热，周身漫肿，心腹鼓胀，小便不利者，可用滑石与土狗（蝼蛄）研为散末服之，小便通利肿胀自消；至内伤阴虚作热，宜用六味地黄汤以滋阴者，亦可少加滑石以代苓泽，则退热较速。盖滑石虽为石类，而其质甚软，无论汤剂丸散，皆于脾胃相宜，故可加于六味地黄汤中以代苓泽而行熟地之滞泥，而其性凉于苓泽，故又善佐滋阴之品以退热也。"

此论滑石甚为精辟，可谓善用滑石者也。受此论启发，我在临床上多用滑石，不论外感内伤，凡阴虚有热之证皆加滑石。前列腺炎症、前列腺增生阴虚内燥而致小便不利者必用滑石。现代人尤其是南方之人阴虚内燥者较多，故滑石大有用武之地，唯怕其致泻必加山药而已。辨证时视其燥热重则滑石多加，燥热不重则少加，虚甚者则重加山药。治温热在此方基础上风热重可再加蝉蜕、金银花、连翘，咳加杏仁、贝母，有痰加瓜蒌皮、瓜蒌仁、半夏、竹茹，阴虚明显者加沙参、麦冬、生地黄、玄参类药。气血瘀滞症状明显者合用血府逐瘀汤，阴虚而毒热明显者加用黄连、羚羊角、水牛角、升麻、白茅根以清血分火热而不致伤阴，可谓万无一失。

2005 年于深圳治一小儿 4 岁，屡次发热，咳嗽，大便不成形，食少纳呆，脘痞腹胀，咽喉及扁桃体每发热必发炎，每次发热均需输液打针服药数日方愈，不久又发，察舌红紫苔薄，阴虚燥热复感温热之征明显，乃处以西药克林霉素磷酸酯 0.3 克加入 250 毫升液体中输注，告知家长病儿乃阴虚内燥之体，建议用中药调理。家长说此儿 4 年来几未断过药，已花去数万元，而仍然是此体质，中药行否？嘱其服 3 剂，可加白糖服之。后此病儿服一剂则诸症均退，3剂则愈。后有发热咳嗽咽痛则以此方为主均效。在临床上凡发热腹泻之小儿，均处以滋阴清燥汤3剂，往往1剂热退泻止，3剂可愈，屡用屡效。唯湿热重须滑石重其量，或再加蝉蜕或更加羚羊角，泻重则山药加重可至120克。消化不良及营养不良加鸡内金以防山药之滋腻即可。

朋友李先生来电说，孙女才5个多月，发热又泻，打针输液孩子太小，有无好办法不用输液治好。现在一去医院就要给输液。告知服此4味中药可也，说苦不？小孩太小，能服下去吗？我回答说，不苦的，可再加点白糖，放入奶瓶内，慢慢当茶服之可也。又问，服几剂可好，回说，每天1剂，1剂可效，3剂可愈。后果1剂热退泻止，3剂痊愈。

当年在深圳治一东北女性28岁，患肾盂肾炎5年，久治不愈，屡屡发作。察其体质尚可，舌紫红苔薄黄，每于劳累或生气时则发作。典型症状为小便时尿道有灼热痛感，白带有但不多，并时有腰痛。询问其月经正常，结婚5年余，婚后不久即流产1次，即患上此病，至今未敢再怀孕。其夫说5年来我们打工的钱全花在此病上了，我现在看到医院都害怕了。

细诊其病，看其体质胖壮，症状不太明显，疑其患有支原体尿道炎，患者说不会的，我此病治了5年，都是按照肾盂肾炎来治的，查验小便有白细胞阳性，西医诊断肾盂肾炎相当于中医之淋证，而中医之淋证有五淋，视其症状当属热淋。岳美中老师治肾盂肾炎用经方猪苓汤原方有特效，而此证既有阴虚燥热，且其长期治疗抗菌消炎药已用过不少，思之久病必有瘀，猪苓汤原方恐难胜任，乃处以滋阴清燥汤，方中白芍重用90克，合血府逐瘀汤嘱先服用2周，以观效果。

服后来诊诉症状大减，但尿检白细胞仍有阳性，又与上方加鸡内金20克，炮山甲10克，服至3个月，发作明显减少，偶有发作但尿道灼热感很轻，一会儿即消失，尿检仍有白细胞阳性。我辞其另请高明，患者不愿，说我相信你，我也知我病难治，现经你治已经有效，你要想法与我彻底治好。我对病人说，根据我的经验，小便时尿道有灼热感的一般都会有支原体感染的。你现既不愿做检验，我给你用几味中药制成散剂，你可用温开水送下，再治一个时期，如再不愈，你夫妇必须做支原体培养，患者答应了。乃处以滑石、生蒲黄、鸡内金、穿山甲、葶苈子各等份，制为散

发热喘泻阴虚难医　滋阴清燥汤可救急
山药白芍甘草滑石　男女老少小儿可医

剂，每天服 3 次，每次 10 克。

患者服此方 2 个月，症状又减，依然有发作，但间隔时间延长，2 个月内偶有一二次小发作，不到一分钟即止。疑其夫妻有支原体交叉感染，患者说 5 年来我们一直采用避孕措施，性生活都带安全套。我说如有支原体间接也可传染，衣服、被子、便盆浴巾均传染，坚持让患者做支原体培养。2 天后培养显示支原体阳性，亦令其夫培养前列腺液，支原体亦为阳性，白细胞（+），卵磷脂小体（++）。告知患者数年来你一人治疗，你们虽然采取措施，但夫妻生活在一起，衣物等用具皆在一起应用，很难说不致感染。你夫体质健壮，没有不适的感觉，故从未想到有支原体，所以一直未能治愈。慢性支原体尿道炎属于非淋球菌性尿道炎，可导致尿道狭窄。我一直给你用活血化瘀，清火滋阴之药，你现在气血已畅通，加用治疗支原体之西药很快可愈。

后处以西药大观霉素每天 4 克，肌注，红霉素片每日 4 次，每次 0.5 克，治疗 2 周，因其身高体壮，故可用此量，2 周后支原体培养均为阴性而告治愈。其夫除用大观霉素 4 克肌注外，另加用前列腺局部注射川参通注射液组合克林霉素磷酸酯 0.6 克每日 1 次，连用 12 次为 1 疗程，停药 20 天后检验前列腺液均为正常，支原体亦为阴性。按此病治愈费时过长，分析原因其一病程长达 5 年之久是一，导致气滞血瘀夹热阴虚内燥，即西医认为尿道狭隘之形成，其二如早做支原体检验夫妻同治，定不会疗程如此之长几近半年。幸患者深信不疑，坚持治疗，终获痊愈。

江医生问：老师，此有一病人询问：31 岁，男性，肾虚有 5 年了，以前不明显，就睡觉盗汗，性欲很强，前 2 年起，勃起硬度降低，房事后脸肿，但两三天就好了，近 3 个月起身体一下子就不好了，易疲劳易腹泻和轻微感冒（有鼻炎史），勃起不硬，容易早泄，腰侧酸痛一般在右肾部位，一直脸有浮肿（性生活已经停了 2 个月），查过尿常规、B 超、肾功能，都正常，这 2 个月看过 3 次中医，医生说阴虚为多阳虚为少，又说脉象不是很弱，吃了 2 个月的中药，稍好点一感冒就腹泻，马上脸又肿了，近期经常右肾酸痛，走路时间长就累，一累脸就肿了，忽好忽坏，原本肠胃不太好，这段时间一直腹泻腹胀，吃了固本益肠片，腹泻没了却便秘了，停药就腹泻，一腹泻就脸肿，请给确诊一下属于哪种虚呢？肾功能正常脸肿是肾虚引起的吗？能治疗好吗？并请赐方（舌苔淡红少苔有齿印，有时手心出汗，夜间盗汗，但有怕冷，有时脸热四肢冷），请问腹胀腹泻舌苔淡红而少苔有齿印，能吃补脾益肠丸吗（说明书上写实热者忌服）？不知道属不属于实热，肠胃不好的人能吃金匮肾气丸吗？

李静答：此病的症状为脾肾阴虚，而以脾阴虚较为明显。可用滋阴清燥汤，乃张锡纯《医学衷中参西录》一书中治温病方中的一个方剂。组成为：滑石30克，甘草10克，生白芍12，生山药30克。

方治温热病表证已解，病人或不滑泄，或兼喘息，或兼咳嗽，频吐痰涎，确有外感实热，而脉象甚虚数者，或余热未清者，亦可服用此汤。

而你的症状当先治脾阴虚腹泻。脾属土，肾属水，五行相克土克水。也即是说脾虚腹泻久之可致肾阴亦虚。肾水不足，则肝亦虚也。五行相生肝属木，肾为肝之母也，而肝络阴器，故性功能与肝肾均有关。肝脾失调即为木克土也。故此证当与肝脾肾三脏有关。

方用滋阴清燥汤加味：

生山药60克，生白芍15克，滑石15克（布包煎），山茱萸30克，桑椹30克。水煎服。

此方用滋阴清燥汤治脾阴虚腹泻，加山茱萸以补肝肾，桑椹治阴虚内热，此方多服无妨。待脾虚腹泻治愈后，性功能如有问题则用疏通气血之方可也。补脾益肠丸、金匮肾气丸均偏于补，不太适合你之脾阴虚与气血瘀滞之体。

江医生说：老师，为何你说现代之人阴虚内燥者较多，为何一说小儿发热喘泻你即看此滋阴清燥汤，而且还都有效呢？道理何在？

李静说：现代人阴虚内燥之人较多，是因为现代人的生活习惯，煎炒油炸，辛辣调味，均可致上火。熬夜也可上火，生气也可。因气有余便是火也。但也不排除有病寒者。至于小儿纯阴纯阳之体，用药不可太燥，燥则伤其阴。用药又不可太寒，寒则伤其阳也。此方用滑石清热不致太寒，且有生山药以补脾止泻。白芍活血养阴。炙甘草为调和诸药之品，且甘又能补脾。是凡有小儿发热腹泻，故而首选此方。至于问为何都有效，此当为中医辨证施治精要所在。临证当视其发热重者，滑石可重用之，喘泻重者，山药重用之。临证活用也。此方亦为增水行舟之法也。若病重之人可再加清热之羚羊角，也不致有阴伤败胃之虑。

胃肠诸病用五泻心　去渣再煎混沌汤稳
反激逆从诸法兼备　广络原野心领神会

　　仲景五泻心汤，即半夏泻心汤、生姜泻心汤、甘草泻心汤、大黄黄连泻心汤、附子泻心汤。广泛用于急慢性胃肠病、慢性胃炎、胃痉挛、胃出血、肠炎、上消化道出血、胃癌等症。半夏泻心汤主治脾胃升降失常，寒热夹杂致心下痞闷，干呕，肠鸣下利，舌质湿润，苔黄白滑腻而不干燥。生姜泻心汤治水热互结胃脘痞满，主症为腹中雷鸣，干噫食臭；甘草泻心汤主症为痞利俱重，心下痞满而硬，下利频作，完谷不化。大黄黄连泻心汤为心下痞满并见心胸烦热，热毒较重，其舌质紫尖边有红斑，苔黄白腻干燥。附子泻心汤为邪热壅滞心下痞满，而兼阳虚恶寒肢冷。

　　早年在临床上用诸泻心汤时，于煎服法并未在意，以致时有患者服药后反而有胃脘不适疼痛之感。后读岳美中老师强调去渣再煎之义，是用以协调药味，达到和解胃气之目的，也就是说去渣再煎可令药性绵和，使胃肠免受刺激易于接受。煎服法是水 8 杯，煎至 4 杯，去渣再煎至 2 杯，一日分两次服。岳老认为去渣再煎是仲景和解剂独具匠心的创作。试论胃肠病患者本来胃脘不适，如再服用大量之中药汤剂，难免不能承受。后再用诸泻心汤时，必交代病人务须去渣再煎，且不可服多，每次一茶杯即可。此后即很少有患者反映服后不适。

　　2000 年在深圳曾治一张姓老者年 60 岁，肠出血住院，每日大便数次，10 余天症状缓解，仍胃脘痞满，夜不能眠而来求诊，说你给我开一剂中药，如服后感觉舒服，明天我就出院，住院每天花钱太多。察其舌脉均为半夏泻心汤症，为开一剂并嘱煎药一定要去渣再煎。方为：

　　红人参 10 克，黄连 3 克，黄芩 10 克，炙甘草 10 克，干姜 3 克，半夏 10 克。

第二天病人带着住院的用物来说，我昨晚服药后即能安睡，真是对症一口汤啊，我住了十几天院，花了两千多元，还是难受，不能好好吃饭，睡觉也不好，中药真是神奇啊！早上我就办了出院。后又服半夏泻心汤原方 9 剂痊愈。

2000 年治一王姓患者，年 30 岁，患慢性结肠炎 8 年，久治未愈。经人介绍来诊。其反复发作，食油腻物及凉物更为加重，患者消瘦，乏力困倦，症状是每日腹泻七八次，或十余次，有时呈黄色稀便而臭，有时则完谷不化，更有时腹痛泻下脓状物，腹时有疼痛服药则好转，稍不注意则发作。患者诉说服何药都是开始有效，继服之则不再效，但终未痊愈。医院检查多次均诊为慢性非特异性结肠炎。近来服补脾益肠丸数月，开始数月效果很好，不意最近月余又发作，日泻七八次，再服则毫不见效。

视其舌质紫而暗淡，苔白腻滑而略燥，舌尖布满紫红色斑点，脉弦硬。面色苍黄，辨证为寒热错杂，虚实兼有。初诊认为是泻心汤证，许以一月可治愈。处以半夏泻心汤原方再加生姜，并嘱去渣再煎，服至 9 剂，效果明显，大便日减为二三次但仍不爽，服至 15 剂大便仍不成形。细问其大便仍黏腻，偶尔仍有腹痛并脓状大便。

忆起裘沛然前辈所著一书《壶天散墨》中曾论及混沌汤治痢疾重症取效，思此证肠中当有湿热瘀浊积聚，半夏泻心汤治心下痞满、寒热错杂之证。本病人应当有热毒结聚，其舌质淡暗又是阳明虚证，其有热毒结滞须加用通泻之药，其阳虚当加助阳之品，其脾胃虚弱，运化无力所致消化不良又当用健脾之药。观其以前服用消炎类药见效，服补脾益肠丸也见效，显见是病情复杂而用药不够全面。半夏泻心汤有人参补气，芩连清热除湿，半夏、干姜、生姜化痰宣泄水气，唯其毒热结聚似嫌药力不足，加用苦寒通泄之药又恐伤其阳，当师混沌汤之意，加大黄 3 克同煎不用后下，制黑附片 10 克亦不先煎，竟是五个泻心汤方药合用的混沌汤。平日习惯用附子即加生姜，半夏泻心汤加大黄即为大黄黄连泻心汤。诸泻心汤共享岂不是一混沌泻心汤么？患者服 3 剂则效果明显，又服 6 剂则为每日大便一次几近正常大便，坚持服至 30 余剂病方痊愈。

2005 年春，李洪波来询，诉其姨妈年 58 岁，身高有一米七，因患慢性萎缩性胃炎伴结肠炎，现体重只有70多斤了。每日吃饭不多，但腹痛，大便日七八次，有时泻为完谷不化，有时则为稀便，且心脏也有问题，心慌气短，不能劳作，在汉中及西安经医无数，治了数年，终未收效。而且越来越重，现在什么也不能做了，在家休养。病人远在数千里之外，与其电话中交谈后，知其为半夏泻心汤证，但其病程日久且又有心脏病，故处以半夏泻心汤方，合用血府逐瘀汤嘱服1个月。

方用：红人参10克，黄连3克，黄芩6克，干姜6克，炙甘草10克，半夏10克，生地黄10克，当归10克，川芎10克，桃仁10克，红花10克，枳壳10克，柴胡10克，川牛膝10克，赤芍10克，桔梗10克。每日1剂，连服1个月。嘱其可经常电话联系，如果有效最好能来诊。

1月后患者来深，诉服药有效，食欲稍增多，现大便日仍三四次，时有腹痛。视其极消瘦，面黄，气色晦暗，舌质淡暗，苔则黄白略干燥，脉弦硬，仍以二方，加生山药30克，鸡内金10克，加减服至1个月，每日大便改为1次，方始带方回汉中。

3天后患者来电说，到家第二天则又开始每日大便三四次矣。思之汉中与深圳气候不同，嘱其加黑附片10克，3日后即恢复正常至每日1次，患者坚持又服3个月，感觉越来越好，食欲增多，又过半年后来电表示感谢，说自己体重增加了十几斤，已和正常人一样了，说大家都看不出我是有病的人了，药还在间断服呢。嘱其药还需服，可取药10剂打成粉，用水送下，每服6～10克，日服3次以巩固疗效，其再三表示感谢，说是救了她的命了。因地不同，一味黑附片的增加其效则完全不同，是半夏泻心汤合用附子泻心汤也。一年后患者病已痊愈，能操持家务，带外孙，与正常人一样，托人送来锦旗一面，上书："名医风范。"

一日，李洪波来说：李大夫，我与你结识实乃三生有幸，其一你治好了我夫人的失眠病，儿子的扁桃体炎病，哥哥的肩周炎，母亲的风湿性关节炎。而我姨妈不仅是治好了她的病，实际上是救了她的命。还有我原来的同事老赵的夫人，她花了20多万元手术化疗费治她的脑癌，只管了半年便又复发，昏迷住院，原来手术的医院都说是没有好办法。是我请你到湖北红安两次前去出诊，用中药将她救醒过来，现在她一家人都在感谢你，说是你救了她的命。最少通过我，我知道你已经救了两个人的命了。

所以我要立志学习中医。我这几年虽然一直在自学苦学，但也一直在困惑之中。结识你，使我认识到中医还是有希望的，认识到了什么是真正的中医，中医还是有出路的。就像老赵夫人的病，当时你的处方我都研究了，我和老赵都认为你的第一个处方是急救回阳汤，第二个方是衡通汤加虫类药。这两个方子都没有抗癌的药，都不具备抗癌的功效啊？当时你的回答是：

"中医治疗肿瘤癌症，不是头痛治头，脚痛治脚。急则治其标，先保命后治病，她当时昏迷时根据舌脉症状，辨证为虚寒，所以果断用急救回阳汤，服药后即达到吐止清醒，数日后即能起坐饮食的作用。第二方虽无直接抗癌的药，实际上是缓则治其本。疏通气血之衡通汤加用虫类药即有消散之功能，再加虫草、人参、黄芪、山茱萸以扶正，养正则积自除。达到攻不伤正之佳效。体虚之人，如再用抗癌之药以攻之，岂不是与西医化疗一样了吗？病人的身体能受得了吗？"

李洪波又说：李大夫，不，我应该称您老师了，在您的身上，我看到了真正的中医，看到了中医的光明所在。还请您多多指教，而您的解说往往使我顿开茅塞。如你说我儿子是地图舌，是阴虚内燥之体，非短期所能改变，饮食要注意，食疗为先，我一直在与他服生山药粉、鸡内金粉。你说我妈妈的风湿病服衡通散3个月可愈，果然3个月后化验风湿已为阴性。你还说我妈妈风湿会好得快，但心脏需长期调理，所以我一直让我妈妈服用衡通散已近1年了。现情况很好，仍在服药调理。您说我哥哥的肩周炎服衡通汤重加白芍、炙甘草、皂角刺、穿山甲、桑枝10剂可痛止，我哥哥服10剂，痛仍未止，但停药后10天自愈，一点也不痛了。我朋友老赵夫人的病，您说先保住命，真正治愈需服用中药最少1年以上。她远在老家汉中，像您这样隔山处方看如此重病大病确实不容易。还要麻烦您多多费心，今后指教我，让我也能如愿以偿，走上中医之路。

李静说：你对中医的热爱使我感动，你的自学中医精神我很欣赏。至此方思近代医界名宿程门雪前辈青年时曾治一慢性腹泻患者，用调理脾胃法，诊断处方颇为对症，患者久服终不能效。后患者携其方求诊于上海名家王仲奇先生，王仲奇先生当时驰名上海，是程老之前辈。病人向王老详述了病情，诊毕后索取程所处之方，凝思片时，忽昂然提笔在程的处方之上写了批语："此方可服，再加蛇含石四钱。"随即把原方交给病人，病人未便多问，只得把原方带回试服再说。出乎意料的是，这张屡服无效的方子，仅仅加上一味药，只服数剂，多年的宿疾居然痊愈了。病人喜出望外地来告程，程亦惊异不止。深慕王老先生医术之精通，欲设法拜王氏为师，后未能如愿，但程老虚心请教的精神是令人钦佩并值得我们学习的。

考蛇含石其性为收涩之性，于调理脾胃之方久不效时加之即效，实乃王氏医学精通之举。

我所治你的姨妈之慢性萎缩性胃炎，慢性结肠炎合并心脏病在深圳服方则效佳，回汉中则不效，加黑附片一味即效，是因地不同则效也异也。泻心汤合用血府逐瘀汤者，是其病久必有气血瘀滞，且又有心脏疾患故加之也。泻心汤治寒热错杂上热下寒之胃肠病颇为对症，再加疏通气血之血府逐瘀汤更为合拍也。

所以我答应你，只要有志学中医，有志者事竟成，我定会毫不保留地指点你。希望你能成为中医一分子，在中医学术上有所成就。愿我们共勉之！

近代上海名老中医裘沛然老前辈在其《壶天散墨》一剂混沌汤一文中论曰："这里，试列举休宁名家孙东宿氏所用的一张混沌汤治痢取得捷效的病案。他诊治一痢疾病人：大发寒热，寒至不惮入灶，热至不惮下井，痢兼红白，日夜80余行，腹痛恶心，神气倦甚，见洪大脉，面色微红，汗淋淋下，病已20余日，他医屡治愈剧，东宿为用石膏、知母彻热，桂附、炮姜散寒，人参、白术补气，滑石、甘草解暑，仅一剂而苏，三剂痊愈。其汤名混沌，盖取凑集阴药阳药于一方之意。此即擅用兼备法治疗他人莫能措手的重症痢疾而得迅速奏效的一个例子。"裘老又说："曾记我早年也治疗一痢疾危症病人，一日痢下数十次，赤白相杂，腹痛，里急后重，病延二旬，中西医历治无效，已不能进食，神识昏糊，脉微欲绝，四肢厥冷而痛痢不止，其病已濒危殆。予为处一方，用党参、黄芪、桂枝、附子、补骨脂、白术、甘草补气温肾，黄连、石膏、黄柏、白头翁、金银花清热燥湿，阿胶、熟地、当归补血，大黄、枳实、川朴攻下，诃子、石榴皮收涩，龟板、鳖甲滋阴。竟是一张杂乱无章的兼备之方，可称混沌而又混沌，该病人服上药后，次日即痢止神清，腹痛亦除，脉转有力，胃思纳谷，仅二剂而病痊。如此捷效，实出我初料所及。我自己也很难理解，这是否属于叶天士所斥责的'假兼备以幸中'之列，还是在孙思邈启迪下用'反，激，逆，从'而取得的效果？"

江医生：老师，今天有个女病人，30岁，反复胃痛1周，都是以饭后半小时到一小时疼痛为主，一般持续两个小时左右就可以自行缓解。很少反酸和腹胀。体检也只有上腹部轻压痛。按其发病症状来看，应该是胃溃疡无疑。我按西医常规开了一些治疗胃溃疡的药给她。但细问其经期一般延后几天，而且经来比较少兼经色暗淡，难入睡，多梦。切脉见较细、滑、弦，重压有力。舌中心有裂缝，质润，苔薄白、点状剥脱。按中医的看法，应该是脾胃阴虚，心肾不交之属吧？如果用张锡纯的理冲汤对这个症吗？此证经来量少色暗是有瘀血证吧？

李静：从症状来分析，你的胃溃疡的诊断思路是对的，但只是对了一部分，胃溃疡还有待检测证实。况且胃溃疡为何最近1周才发作？所说用中医中药张锡纯的理冲汤方是对的，然而诊断为脾胃阴虚，心肾不交却不太正确。说有瘀血也对，但还是不完全。

江医生：那她应该也属于阴虚血虚之类的吧？她舌头中心裂缝和经血较少、血色暗淡，失眠多梦，又是什么原因？

李静：从舌脉来看，舌中间有裂纹是为肝气瘀滞之特征。舌质润苔薄白点状剥脱，其脉之弦细滑，重按有力，则更是肝气瘀结气有余之气血瘀滞证，而其胃痛正是典型的肝气犯胃，木克土也，再加上经血量少，血色暗淡也是气血瘀滞的表现，失眠多梦是气血不能上供于脑所致。理冲汤用于此证之肝脾失调，可加山茱萸以养肝敛肝气之横侮，加生山药以补脾虚抑肝木。加芍药、炙甘草各30克以缓急止痛。加炮山甲以为向导，方为合拍。

在临证处方时，往往先存一念，即此兼备法是也。凡病情复杂的慢性疑难病证，现代讲需用综合疗法的，即为兼备之法，比如治乙肝在病毒高复制阶段，则以解毒亦即清除湿热毒邪为主，兼以扶正，佐以活血化瘀，在病毒低复制阶段则需清除湿热与扶正共享之，而在病毒非复制阶段，则需疏通气血与扶助正气为主，清除湿热为辅。如用单一的清除湿热病毒而一味急求转阴，难免有伤正之嫌。慢性前列腺病治疗也是如此，采用综合疗法就比单一的消炎治疗要好得多。近代医家施建勇博士主张用鸡尾酒疗法治疗乙肝，与我之用混沌汤之意治乙肝的兼备法异曲同工也。是"反，激，逆，从"的混沌加混沌汤，亦即是兼备法，多年来的大量临床经验证明混沌汤、鸡尾酒式的兼备法与"反，激，逆，从"的综合疗法是可用的，往往可收到意想不到的效果。

胃肠诸病用五泻心　去渣再煎混沌汤稳
反激逆从诸法兼备　广络原野心领神会

热结痞满大小陷胸　代以蒌仁荡胸汤名
医要懂药识药尝药　方有经方时方新方

大小陷胸汤均为仲景《伤寒论》之名方。主治外感寒温之邪与痰饮凝结之结胸重症。原文第135条："伤寒六七日，结胸热实，脉沉而紧，心下痛，按之石硬者，大陷胸汤主之。"此结胸以心下石硬为主症者也。第136条："伤寒十余日，热结在里，复往来寒热者，与大柴胡汤，但结胸无大热者，此为水结在胸胁也，但头微汗出者，大陷胸汤主之。"此结胸以胸胁水结为主症者也。又"太阳病重发汗，而复下之，不大便五六日，舌上燥，而渴，日晡所小有潮热，从心下至少腹硬满，而痛不可近者，大陷胸汤主之。"此以少腹痛为主症者也。

现代主要治疗急腹症如急性胰腺炎、溃疡性穿孔、肠梗阻。大陷胸丸治结胸者项亦强，如柔痉状，是针对结胸里热水饮邪结以泄热逐水的治法。小陷胸汤治痰热互结，阻于心下，致心下痞闷，按之疼痛，或咳痰黄稠，恶心呕吐，大便秘结，实际是治结胸之轻证。现代人常用于呼吸道及胸膜疾患、急慢性胃炎、急慢性肝炎、胆囊炎。

经方大家曹老先生用大陷胸汤可谓神矣，细阅《经方实验录》便知。其文不可不读，文中按语更要细读。其学生姜佐景所论更应深刻领会。其论：

"诸式结胸，吾信本方皆能疗之。与五苓散之治水，能治水之壅在下焦者，亦能治水之壅及中焦者，更能治水之壅及上焦者，实有异曲同工之妙。至吾师之用本方，病者常将三药同煎，不分先后，亦不用末，服后每致呕吐痰涎，继而腹中作痛，痛甚乃大便下，于是上下之邪交去，而病可愈。窃按甘遂用末和服，其力十倍于同量煎服。吾师常用制甘遂钱半同煎，以治本证。若改为末，量当大减，切要切要。"又论："夫大陷胸汤号称峻剂，世人罕用之，抑亦罕闻之，而吾师则能运之若反掌，抑亦何哉？曰：此乃四十年临诊之功，非骤可得而几也。苟强求之，非唯画虎不成，类犬贻讥，而人命之责实重也。予尝谓仲圣方之分类，若以其峻否别之，当作为三大类。第一类为和平方，补正而可去邪者也。姑举十方以为例：则桂枝汤、白虎汤、小柴胡汤、理中汤、小建中汤、炙甘草汤、吴茱萸汤、小青龙汤、五苓散、当归芍药散等是。若是诸汤证，遇之屡，而辨之易，故易中而无伤。第二类为次峻方，去邪而不伤正者也。并举十方以为例：则麻黄汤、大承气汤、大柴胡汤、四逆汤、麻黄附子细辛汤、大建中汤、大黄牡丹皮汤、桃仁承气汤、葛根芩连汤、麻杏甘石汤等是。若是诸汤证亦遇屡而辨易，但当审慎以出之，为其不中则伤正也。第三类乃为峻方，是以救逆为急，未免伤正者也。举例以明之：则大陷胸汤、十枣汤、三物白散、瓜蒂散、乌头汤、皂角丸、葶苈大枣泻肺汤、甘草半夏汤、甘草粉蜜汤、抵当汤等是。若是诸汤证，遇之较鲜，而辨之难确。用之而中，已有伤正之虞，不中，即有坏病之变，可不畏哉？佐景侍师数载，苦心钻研，于第一类和平方幸能施用自如，于第二类次峻方则必出之以审慎，亦每能如斯响应，独于第三类峻方，犹不能曰能用。即遇的证，亦必请吾师重诊，方敢下药。此乃治医者必经之途径，不必讳饰。是故医士有能用第一类方，而不能用第二类、第三类方者，有能用第一类、第二类方，而不能用第三类方者，未闻有能用第三类方，而不能用第一类、第二类方者也。然则今有初学医者焉，毫无用方经验，见本案大陷胸汤证，惊其神而识其效，越日，偶遇一证，与本证相似，乃遽投以重剂大陷胸汤，可乎？吾知其未可也。是故治医之道，法当循序而渐进，切勿躐等以求功。多下一分苦工夫，方增一分真本事。阅者能体斯旨，方为善读书者。"

李静按：此论乃为我辈临证用方之准绳。如姜佐景之文才资质，跟曹师数载，尚且不能用第三类方，何况我辈资质愚鲁，怎敢孟浪从事。故特欣赏《医学衷中参西录》中所载之方，其一生大承气汤均很少用，大陷胸汤创用荡胸汤以代之，单用瓜蒌仁四两治温病结胸奏效甚捷。后我在临床用之确效而常用之。其论瓜蒌解：

"栝蒌味甘，性凉。能开胸间及胃口热痰，故仲景治结胸有小陷胸汤，

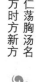

栝蒌与连、夏并用，若与山甲同用，善治乳痈，与赭石同用善止吐衄。若但用其皮，最能清肺，敛肺，宁嗽，定喘。若单用其仁须用新炒熟者捣碎煎服，其开胸降胃之力较大，且善通小便。盖伤寒下早成结胸，温病未经下亦可成结胸，有谓栝蒌力弱，故小陷胸中必须伍以黄连、半夏始能建功者，不知栝蒌力虽弱，重用之则转弱为强，是以重用至四两，即能随手奏效，挽回人命于顷刻也。"

又论荡胸汤曰：

"治寒温结胸，其证胸膈痰饮，与外感之邪互相凝结，上塞咽喉，下滞胃口，呼吸不利，满闷短气，饮水不能下行，或转吐出，兼治疫证结胸……将治结胸诸成方变通汇萃之，于大陷胸汤中取用芒硝，于小陷胸汤中取用蒌实。又于治心下痞硬之旋覆代赭汤中取用赭石，而复加苏子以为下行之向导，可以代大陷胸汤、丸，少服之，亦可代小陷胸汤。"

我在临证之时，受此启发，临证凡是痰饮热结之证均加用重用，颇为稳妥。可代大陷胸汤，亦可代承气汤，且有宽肠通便的作用。瓜蒌生用清热化痰，可清热润肺，又可清肝胆燥火，蒌仁炒用气香而有通下之作用。肠燥便秘者用大量瓜蒌可起到增水行舟之功效。用小陷胸汤时，必加枳实，以下其气。经验认为麻仁通大便是治其肠燥便结，瓜蒌仁通便是治其肠热。

又《经方实验录》中录王季寅先生作《同是泻药》篇曰：

"民国十八年四月某日，狂风大作，余因事外出，当时冒风，腹中暴疼。余夙有腹疼病，每遇发作，一吸阿芙蓉，其疼立止。不料竟不见效，服当归芍药汤加生军一剂，亦不应。时已初更，疼忽加剧，家人劝延针医。余素拒针，未允所请。至午夜，疼如刀绞，转侧床头，号痛欲绝。无何，乃饮自己小便一杯，始稍安。已而复作，状乃如前。黎明家人已延医至矣，遂针中脘，以及各穴，凡七针。行针历五小时，痛始止。据该医云，腹部坚硬如石，针虽止痛一时，而破坚开结，非药不可奏功。因拟顺气消导之方。余不欲服，家人再三怂恿，勉进一剂，病不稍减。翌日，家人仍欲延前医。余坚辞曰：余腹坚硬如石，决非顺气化痰所能奏效，唯大承气汤或可奏功，因自拟生军三钱，枳实二钱，厚朴三钱，芒硝五分。服后，时许，下积物甚多，胸腹稍畅。次日胸腹仍觉满闷硬疼，又进两剂，复下陈积数次。元气顿形不支，因改服六君子汤三剂。后元气稍复，而胸腹满疼，仍自苦也。更服大承气两剂，不唯疼痛丝毫未减，腹中满硬如故，而精神衰惫，大有奄奄欲毙之势。因念攻既不任，补又不可，先攻后补，攻补兼施，其效尤复如此。生命至是，盖已绝望矣！谈次，忽忆伤寒小结胸病，正在心下，按之则痛，大结胸则从心下窒少腹硬满，不待按，即痛不可近。余之初病，即胸腹坚硬如石，号痛欲绝者，得毋类是？唯大结胸以大陷胸汤为主治，此汤之药仅大黄、芒硝、甘遂三味。硝黄余已频服之矣。其结果既如上述，加少许甘遂，即能却病回生耶？兴念及此，益徬徨无以自主。既思病势至此，不服药即死，服之或可幸免，遂决计一试。方用生军二钱，芒硝五分，甘遂一分。药既煎成，亲友群相劝阻，余力排众议，一饮而尽。服后，顿觉此药与前大不相同。盖前所服硝黄各剂，下咽即觉药力直达少腹，以硝黄之性下行最速故也。今服此药，硝黄之力竟不下行，盘旋胸腹之间，一若寻病者然。逾时，忽下黑色如棉油者碗许，顿觉胸中豁朗，痛苦大减。四五剂后，饮食倍进，精神焕发。古人所谓用之得当，虽硝黄亦称补剂者，予斯益信。唯此汤与大承气汤，只一二味出入，其主治与效力有天渊之别，经方神妙，竟有令人不可思议者矣！嗣又守服十余剂，病已去十之八九，本可不药而愈。余狃于前服此汤，有利无弊，更服一剂，以竟全功。讵药甫下咽，顿觉心如掀，肺如捣，五脏鼎沸，痛苦不可名状。亟以潞参一两，黄芪五钱，饴糖半茶杯，连服二剂，始安。余深奇同是泻药，初服硝黄，则元气徒伤，继加甘遂，则精神反形壮旺。故详述颠末，而为之记。"（录自《医界春秋》）

按：此文实有无以上之价值，录之以备参考。

甘遂逐水之功效，我曾亲服以体验之。取醋制甘遂研粉末装入 0 号胶囊，与一中药师老马及我一年轻体健之学生岳新春医生三人同服之。我服胶囊六粒于晚饭后，隔两小时开始腹泻，直如水状便，量多，腹中微痛，共泻四次方止。我那位学生小岳医生体健则只泻一次而已。而那位药师老马体质较差，次日上班时说让你坑死了，我夜晚一直在马桶上蹲着，腹泻七八次方止，其说服后一夜未睡，一直在泻，而且说："我知道甘遂泻水厉害，你说我们都服六粒，我根本就没敢服六粒，我只服了四粒。"每粒胶囊可装药粉约 0.5 克。可见体质不同，用量则需讲究。如无切身体会，只

热结痞满大小陷胸　代以葜仁荡胸汤名
医要懂药识药尝药　方有经方时方新方

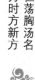

看书中说确难令人相信。

后三人共同分析其具体原因，得出的结论是，我虽体健但素有痰饮故泻水较多，老马药师体质差且有胃肠湿热故其泻水亦多，我的学生小岳医生体健且内无痰饮故泻少。后用甘遂均以装胶囊四粒为一次量且日服一次，或视病人体质而确定服用量，以防病人不能耐受。

后治一男性胃病失眠患者，诉说感冒发热好后一直睡不好，饭也吃不下，胃脘痞胀，病十多日，数次就医均按胃炎诊治。询其大便，患者诉说吃不了多少饭，只能喝稀饭，胃还是胀，哪有大便解。察其舌红紫，苔黄腻而干燥，乃温热与痰饮结于脘腹。发热退是表邪解结胸成也。胃不和则不能眠。前医治其胃炎，服用健胃开胃之药岂能奏效。欲处以小陷胸汤加积实重加蒌仁，患者说医生我不能服煎药，一人出门在外，没地方煎啊。思之此证应为结胸证，当用陷胸汤，苦于患者无法煎药，故将生大黄、制甘遂粉末各装入胶囊，每次两种胶囊各服四粒，每天一次，嘱其不可多服，服后如有腹泻是正常药力，不必担心。三日后来诊说每天都有二三次腹泻，现已能食能睡，此药可谓神矣，视其舌苔黄腻之象大减，患者取两天量即未再来诊。

曹颖甫曰："世人读仲景书，但知太阳误下成结胸，乃有大陷胸汤证，而不知未经误下，实亦有结胸一证，而宜大陷胸汤者。夫伤寒六七日，热实，脉沉紧，心下痛，按之石硬，及伤寒十余日，热结在里，无大热，此为水结在胸胁，二条皆示人以未经误下之结胸，读者自不察耳。予谓太阳传阳明之候，上湿而下燥，苟肠中燥火太重，上膈津液化为黏痰，结胸之病根已具，原不待按之石硬，然后定为结胸证。即水结在胸胁，胸中但见痞闷，而不觉痛者，何尝非结胸证也？"

江医生说：老师，在您的指导下，我买了《医学衷中参西录》《经方实验录》，明白了什么叫经方，什么叫时方，什么叫新方。《经方实验录》书中所用之方，大多为经方，《医学衷中参西录》中所用之方，有经方，有时方，有新方是吗？还有，老师，恕我直言，我看您在临床上用经方时有，但大都不是原方，大都有加减变化，而且用生山药、生白芍、炙甘草、炮山甲、皂角刺、羚羊角、白茅根、生地黄、鸡内金、滑石、金银花、三七粉，还有用衡通汤的机会比较多，而且量也大，是感到经方药量太少，赚不到钱，怕吃不上饭？还是现代人的病种病情的需要呢？还是怕别人学会您的用方用药经验？您用的是经方？时方？还是新方？

李静曰：问得好，你能直言，很好！我也应该直答。现在的社会制度与中医的处境，我确实感到中医生存之不易，既要吃饭，要生活，还不忍丢弃中医，还想在中医学业上有所建树。确实如你所说，现在的中医不值钱，如果只开麻黄汤、桂枝汤、承气汤之类的经方，那也确实不够吃饭的，不过也不全是那样的。你跟我快两年了吧，你应该能看到的，我经常开麻杏甘草加贝母治咳喘，开滋阴清燥汤治小儿发热腹泻。药只数味，赚不到钱的。医德不可不讲。更不是怕别人学我的方法，每个人的病情不一样的，我用的方药是有变化的，不是一个死方子，只治一种病的。

至于常用衡通汤与你所说的那些药，而且量大，这与你所说的现代中医所接触的病种大有关系。我所治的病种，一般都是病家主动上门，要求看中医服中药，还有的是病人介绍来的。大多是用西医药久治不效，或是不适用西药，或是病情复杂、久治不效的病人。久病必有瘀这个道理我是常向你讲的。所以我的经验是慢性复杂的病情，是要自己组方运用，所以也可以说是新方。衡通汤是我的经验方，你所说的那些我常用的药也是我的经验方。

近代经方大家曹颖甫以擅用经方而闻名，《医学衷中参西录》的作者张锡纯则是自拟方、经方、时方、验方、单方、秘方灵活运用的典范。中医讲辨证施治，强调因时因地因人而给以不同的方药，具体情况具体对待。同一临床表现，人不同，地不同，时不同，治疗方法也就不同。所以说：经方极可贵，时方有妙用。验方治专病，秘方治顽证，单方治大病。现代人的心理也要有所理解，疏方用药，一诊不效则多不来复诊也。

故我的经验是抓主症，古人说用药如用兵，胆大心细，剑胆琴心，临证不可拘于经方时方之执，应加减增损，经方时方配合，变古方之制为我所用，或参酌数方之意为一方，或综合单方、验方而组成新方，反复实践，方能临证用方得心应手。你不是说了吗？看我与病人沟通交流很感兴趣吗？那也是一种艺术啊，像演员演戏一样，演得好，下次才会再去看。医生看一次有效，病人才会来复诊。看好病，病人才会与你作宣传。我治急性病重病往往只开一剂，明日有效病人自然会来复诊。你介绍的那位福

热结痞满大小陷胸

代以蒌仁荡胸汤名

医要懂药识药尝药

方有经方时方新方

建姓杨的痛风病人不是只准我给开一剂中药吗？他在疼痛科针灸理疗服药输液一周不效，脚肿痛不能行走，我给开了一剂加味四妙勇安汤合桂芍知母汤，第二天肿消痛止前来感谢，现在我们已经成为好朋友了。试问一剂中药，量小了能达到给痛风病人肿消痛止吗？

我常与病人讲，你的病西医说应该是什么病，应该用什么药，效果如何，中医说是什么病，应该如何治，何时能有效，何时能治愈，用药后可能有什么反应，有什么效果，治疗时需注意什么，饮食需忌些什么。常向病人说人身的血脉似长江，一处不通一处伤的道理。慢性气血瘀滞的病人，往往是病人的身体内有了瘀滞不通的地方，就像马路上堵塞一样，马路上塞车需要疏通，人的体内有了瘀阻也需要疏通。而这种疏通则需服药，服药疏通就需要时间过程。说服病人有了心理准备，心情舒畅对治病也有好处。还有，你看到的，我所治的前列腺炎病人，有的花费数万元，没有治好，前来求诊，而我常常对症状明显典型的病人说，我用局部注射疗法，一次即可见效。江医生，你应该记得，你介绍的那个姓韦的前列腺增生合并炎症，尿急尿频尿痛难忍，痛不欲生的病人，我不是与他用前列腺局部注射疗法一次见效了吗？这就是抓主症，病人尿频尿痛难忍，久治不效，抓不住病人的这个心理，没有把握的讲话，病人能相信吗？这就是现代中医之方向，病人痛苦不堪，只用经方、验方、秘方均能保证一次见效，一天有效吗？病人能相信吗？给他注射一次，有效他自然就相信了。这是什么？这就是经验之谈，经验之方，亦即是新方，乃临诊近四十年之功也。

小青龙治外寒内饮　辨证用方从龙汤稳
痰悬溢支乃为四饮　临床须明何为热饮

1981 年治高姓男孩，时年 12 岁，自幼即患哮吼之证。家长诉说有人传其单方服老母猪尿趁热服治之，断续服数月方愈。今恶寒发热而喘，是不是其病又犯了。诊后告知此是外受风寒，其素有内饮之喘证。当先治其外感证，用小青龙汤 1 剂，恶寒发热均退，续服张氏从龙汤 2 剂，病愈。

许姓男，年 32 岁，亦自幼即患哮喘。但其一直未能治愈。常服西药百喘朋片以维持现状。其发作时需用氨茶碱类药及肾上腺素方能控制。其发作均在受寒或气候变化之际。平日服百喘朋片时其痰稠，发作时则痰多如涌。喉中痰鸣，张口抬肩，彻夜不止。此次又因受寒而作，只用小青龙汤恐难以胜任，当师射干麻黄汤之意，用小青龙汤加射干。处以小青龙汤方加射干 15 克，1 剂，恶寒减，哮吼亦轻，服至 5 剂，始稳定下来。仿张氏之意用从龙汤嘱其多服。多年之哮吼，治之非易。时我方而立之年，经验不足，故只能嘱其多服从龙汤加射干以求根治。

小青龙汤早年用之屡，而后来随着西药的大量运用，则用之渐少。小青龙汤本为治外寒内饮之痰饮咳喘而设，现代之人患此证，大多求西医用发汗解表、抗菌消炎、止咳平喘之剂以求速效，故在临证时觉用小青龙汤之时每需用于诸多西药之后。而发汗解表、止咳平喘、抗菌消炎之药虽效速，但耗阴伤液是必然的。故现代人阴虚内燥之类体质也越见增多。因此在临证时见小青龙之适用证，亦只可暂用之，以免耗气伤阴，或合用张氏之从龙汤、滋阴清燥汤，方适现代人之体质患咳喘痰饮之证。

小青龙汤为《伤寒论》方，《金匮要略》中亦用之以治痰饮。《伤寒论》原文第 40 条："伤寒表不解，心下有水气。干呕发热而咳，或渴，或

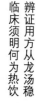

利，或噎，或小便不利，少腹满，或喘者，小青龙汤主之。"《金匮要略·痰饮咳嗽》："咳逆倚息不得卧，小青龙汤主之。"

心下有水气，水气者，痰饮也。此病多发于受寒或饮冷，或素患痰饮，因感受风寒而发作。发病时以发热咳喘为主症，发热有轻有重，或不发热但恶寒。所以有是证，用小青龙汤发汗解表、温肺化饮为治。

历代名医家均认为小青龙汤方中五味子、干姜、细辛三药为主药，缺之不可。而程门雪先生则认为小青龙汤八味药配合精当，无一闲味。其中干姜温肺胃，五味敛肺气，起温里止咳作用。细辛辛散，半夏化痰。五味干姜一温一敛，细辛半夏一散一降，共享之方能散寒蠲饮。不用此四味就不叫小青龙了。程老论痰饮甚为精辟，确有无上价值。

喻嘉言曰："桂枝、麻黄法无大小，而青龙汤有大小者，以桂枝、麻黄之变化多，而大青龙之变法，不过于桂麻二汤内施其化裁，或增或去，或饶或减，其中神化莫可端倪。又立小青龙一法，散邪之功兼乎涤饮，取义山泽小龙养成头角，乘雷雨而翻江搅海直奔龙门之意，用以代大青龙，而擅江河行水之力，立法诚大备也……若泥麻桂甘温减去不用，则不成其为龙矣，将恃何物为翻波鼓浪之具乎。"

张锡纯曰："寒温中，皆有痰喘之证，其剧者甚为危险。医者自出私智治之，皆不能效，唯治以小青龙汤，或小青龙加石膏汤，则可随手奏效……然寒温之证，兼喘者甚多，而有有痰无痰与痰实轻重之分。又不必定用小青龙也。今将其证，分列数条于下，审证施治，庶几不误。"

一，气逆迫促，喘且呻，或兼肩息者，宜小青龙汤，去麻黄加杏仁，热加生石膏。

二，喘状如前，而脉象无力，或兼数者，宜小青龙汤，去麻黄加杏仁，再加生石膏、人参。

三，喘不至呻，亦不肩息，唯吸难呼易，苦上气，其脉虚而无力，或兼数者，宜拙拟清燥汤。（生山药、滑石、生白芍、炙甘草）

四，喘不甚剧，呼吸无声，其脉实，而至数不数者，宜小青龙汤，去麻黄加杏仁、生石膏，若脉更滑实者，宜再加知母。

五，喘不甚剧，脉洪滑而浮，舌苔白厚，胸中烦热者，宜用拙拟寒解汤汗之。（生石膏一两，知母八钱，连翘一钱五分，蝉蜕一钱五分）

六，喘而发热，脉象确有实热，至数兼数，重按无力者，宜拙拟白虎加人参以山药代粳米汤，更以生地黄代知母，加茅根作引。

七，喘而结胸者，宜用《伤寒论》中诸陷胸汤丸，或拙拟荡胸汤，以开其结，其喘自愈。

又曰："小青龙为治外感痰喘之神方，屡次皆效。然必加生石膏或七八钱，或至两许，若畏石膏不敢多用则效不佳。服之一二剂喘止而未痊愈者，服从龙汤一两剂必可痊愈。从龙汤者，在小青龙汤之后用也。"

附从龙汤方：生龙骨一两（捣碎），生牡蛎一两（捣碎），生白芍五钱，清半夏四钱，苏子四钱（炒捣），牛蒡子四钱（炒捣）。

江医生问：老师，痰饮为何病，小青龙汤是治外寒内饮的，是为何饮？是不是西医学所说的老慢支、肺气肿、哮喘病？还有，"病痰饮者，当以温药和之"，您老是如何理解的？

李静说：痰饮，中医认为是一个病，主要分为四饮，即痰饮、悬饮、溢饮、支饮。包括了西医学所说的气管炎、哮喘、肺气肿、肺结核、胸膜炎、胸腔积液。甚至包括了肠胃炎、梅尼埃病之眩晕及风湿性关节炎及水肿病与多种积水、肿瘤等多种病症。大小青龙汤同治表里证，同用两解法，而大青龙汤证是表寒内热，以有烦躁为特征之溢饮。故宜发汗解表，兼清里热，而重在解表，故重用麻黄，加用石膏。小青龙汤是表里俱寒，以有咳喘为特征，是为支饮。故宜发汗解表，温肺化饮而重在温化，故麻黄用量小，且有去麻黄加杏仁，热加生石膏，虚加人参之多种变化。小青龙汤之加减法亦即大小青龙汤之变通组合。张氏之从龙汤用于表解喘止正气不足，痰气未尽宜之。

具体说来，患者左眼上下灰黑如煤烟，就知属寒痰；患者眼泡暗黑，知属热痰；患者四肢多痿痹，屈伸不自如，知属风痰。如上及于目、下至于肠的，是为痰饮；咳引胁下痛的，乃为悬饮；饮行遍体四肢的，是为溢饮；上及头目眩冒，症见胸膈支满不得卧的，则为支饮。

《金匮要略》中说："病痰饮者，当以温药和之。"

我的理解：从无字句处读书。那么无字句处呢？是不是应该是：病"悬饮"者，当以凉药逐之，病"支饮"者，当以泻药泻之，病"溢饮"者，当以发汗药表之吗？这就在于自己动脑去领会，去悟。所以一直有人

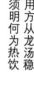

对"病痰饮者，当以温药和之"有不同看法，如果是热痰饮呢，也用温药和之吗？

而我的理解是：仲景所说之"痰饮"乃所有"痰饮"之总称之中之"痰饮"，并非是说所有"痰饮"均用温药和之。视其所论之治悬饮，治支饮之方药均非温药可知矣。其治支饮不得息之葶苈大枣泻肺汤、厚朴大黄汤、治悬饮之十枣汤，治留饮之甘遂半夏汤，治溢饮之大青龙汤，皆非"温药和之"之法也。

小青龙汤为治支饮之方。服小青龙汤后多口干燥，是为饮邪欲解，病情好转。在临床上治外感咳喘证时，多仿此意先治其外感，表解后用从龙汤时多合用滋阴清燥汤。现代阴虚内燥之人，偶受风寒，小青龙汤一二剂解之可也，合用西药发汗解表药用之亦可。故在临床上所见之阴虚内燥之人患外感咳喘者，可中西合用治之。西药解表药与清燥汤合从龙汤治之其效甚速，且所治患者多已用过西药解表，表证解而咳嗽喘未止。屡用发汗解表则内燥愈甚，用滋阴清燥法则表可解，痰饮可化，阴不致伤也。

　　麻杏二三汤，乃北京近代名医焦树德所倡，临证"抓主症"效方之
一，抓主症是针对老年咳喘痰湿明显之症。方中麻黄汤合二陈汤，再加三
子养亲汤，故名麻杏二三汤。对老年病咳喘痰湿为主之症，且无明显外
感，也无明显虚弱症状者，首选此方。其舌苔白腻，痰涎频吐者，用之多
年确有疗效。

　　我在临证用此方时每细加辨证，一般均加用葶苈子，以加强祛痰平喘
之力，痰偏热再加瓜蒌仁，喘重可再加地龙、全蝎、蜈蚣等虫类定风之
药，往往取效很快。待三五剂后痰湿消之大半，再详加辨证，细加推敲。
而老年咳喘患者，多为病程久，且发展为老慢支、肺气肿、肺心病。此方
应用在于痰湿明显之证。如舌光无苔阴虚喘证则非所宜。用滋阴清燥汤方
为合拍。

　　2000 年冬治一马姓老者，年 73 岁，患老慢支、肺气肿、肺心病多年，
来诊时不能行走，喘促异常，用三轮车载来。察似肥胖状，面目、四肢均
肿胀，舌紫苔白腻，脉沉弦有力，痰多而黏，不能平卧，眼泡暗黑，诊为
痰饮重证。处以麻杏二三汤，重加葶苈子、大枣、炒葶仁，并将定风平喘
镇逆之虫类药地龙、全蝎、蜈蚣加入，以求速效。处方为：

　　麻黄 10 克，杏仁 10 克，半夏 10 克，陈皮 6 克，茯苓 20 克，炙甘草
10 克，苏子 10 克，莱菔子 10 克，白芥子 3 克，葶苈子 30 克，生姜 5 片，
大枣 30 克（切开），炒葶仁 60 克（打碎），地龙 1 克，全蝎 10 克，蜈蚣 2
条。2 剂，每日 1 剂。

　　患者来诊时已近傍晚，是因近来服用西药已不能控制，方经人介绍来

073

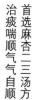

诊。第二天早上上班时患者即来，说是自己走来的，2 剂药已服完，求再开 2 剂。并说此药特有效，昨晚服下即觉喘闷大减，临睡时我把第二剂又煎了，今天早上第二剂的两煎又放在一起煎了一次，所以没药了，孩子们都去上班，也不是太远，自己也能走了，所以就自己来了，昨天可不行，动都不能动。

视其舌苔腻已大减，嘱病人症状已缓解，每日服 1 剂，早晚煎 2 次即可。老者说我服药太多了，耐药性太强，我怕不见效，故大胆一夜服 2 剂。昨天我就想向先生说药要下重，但苦于说话都喘得说不出。似此病人如此大胆用药，而又取得速效，实是出乎意外。后患者服至 20 剂时肿消喘止而停服中药。

江医生问：老师，老年病咳喘重证，用麻杏二三汤，半天服 2 剂，而取得速效。据我所知，此病一般不会很容易见效如此之速的。请老师讲一下其中的奥妙好吗？

李静说：多年来用此方于老年咳喘患者均效，而以此证效最速。本人经验认为，麻杏二三汤是三个方子组成的，我在临床上用之有效。加用虫类药物镇咳平喘，定风止痉确有实效。虫类药的效用是热痰加地龙、壁虎；风痰加蝉蜕、露蜂房；寒痰加全蝎、蜈蚣；虚喘加蛤蚧、虫草。在麻杏二三汤方应用时，证属实喘热痰必加葶苈子、炒葶仁，咳喘重者加虫类药。

而此证咳喘病已久，痰多而黏，面目四肢均肿胀，为风、湿、痰、热并重之痰饮、支饮、溢饮共有之证。只用原方麻杏二三汤亦可有效，然绝不会有如此速效。一般均需三五剂方可有效。我所处之加味麻杏二三汤 2 剂，每日 1 剂，最快也要服两天才可以缓解症状。此次速效是患者自作主张，从晚至第二天早上连服 2 剂，从而取得半日即能行走，自行来诊之速效。至此思《医学衷中参西录》中，张氏曾说用药以胜病为主不拘分量之多少之论述，书中载有明代李士材治阳极似阴证，时当暑日，病人身盖数层被子，犹冷，诊为热证，用生石膏 3 斤，煎汤 3 碗，分作 3 次服，服完全身出汗病愈。载有一治阳毒方，用大黄 10 斤，煎汤 10 斤，放量陆续饮之，1 剂服完而愈。可细阅《医学衷中参西录》自知。

而此证之速效之要点，是在于抓主症。此证的主症是喘促憋闷，之所以憋闷是痰气闭塞不通，加用葶苈是为其气闭而用，且用量为30克，葶苈大枣泻肺汤用其泻肺气可知。其苔腻痰黏是湿热痰结之明证，故加瓜蒌仁60克是治湿热痰结之要药，且蒌仁炒用气香又有开通气闭之功。开其肺气闭则气顺，气顺则湿热痰结诸证自消也。当然，此患者虽然年高，但体胖非虚，故可用之大量。古人说，凡可攻者，便是实证。凡不可攻者，是为虚证。

所以说，加味麻杏二三汤方，是治老年咳喘之效方，是治湿热痰结实证之效方，非通治老年咳喘之必效方也。此是中医的观点，与西医之止喘剂完全不同。西医之止喘剂、化痰剂，有感染加用抗生素，虽可取得止喘化痰之效，然与中医中药之辨证施治，理气化痰，气顺痰自消之理不可同日而语也。

况且中医尚有脾为生痰之源，肺为储痰之器之说。中医讲咳嗽痰喘之病与肺、脾、肾三脏有关。从中医五行相生相克来说，肺属金，脾属土，肾属水。脾虚则土克水而致肾气亏虚，肾气亏虚则水气泛滥。土生金，脾虚则不能养肺。如此则痰饮成也。

治此病当其发作时，治其肺，缓解时，调其脾肾。见痰治痰是为庸工。也即是说，用止咳化痰是治其标，亦头痛治头，脚痛治脚也。试问，如果不治其脾肾，一边用药治其痰，一边每天吃饭又在生痰，脾肾的运化不能够改善，岂不是永无治愈之时么？

江医生说：老师，您说到这里，我明白了，痰饮病是全身的病变。咳嗽痰喘只是局部症状。见痰休治痰，治痰要治气，治病要抓主症。总的来说，还是要辨证施治。临证时多问一个为什么咳喘，为什么憋闷，先治其主症，是谓急则治其标，缓则治其本。

老年咳喘憋闷难当 首选麻杏二三汤方
抓主症主症为憋闷 治痰喘顺气气自顺

程门雪论治热痰饮　　裘沛然治饮用寒凉
李静话说喘病难医　　久服激素坚辞莫治

程门雪先生论热饮甚详：

"饮病大别，只有寒热二种。寒饮易知，热饮难晓。姑先言其热者。热饮有二：有新病即热者，有久而化热者，久者易知，新者难晓，更先辨其新者。饮停于上，则为支满；热伏于中，则为烦躁。热则作渴，饮则作呕；热则津不行而口舌干燥，饮则水内留而咳逆喘息。验之于舌：舌边尖红绛者，热也；中厚白腻者，饮也。参之于脉：脉紧者，饮也；脉浮数者，热也。此饮病新起即热之症状也。既见饮证，又见热象，即当从热饮取法立治。若徒守温和成法，未有不偾事者。治饮宜温，治热宜清。饮自热来，当清其热；饮从外入，当祛其邪。唯是饮停未久，犹是清稀之水，未成坚结之形，一切峻攻，均难取法。欲求正鹄，其唯小青龙汤加石膏一方乎？水停心下，故用青龙；热在胃中，故加石膏。由此推之，则知大青龙之治溢饮，亦热饮也。水停心下，故宜温散；水溢皮肤，则宜发汗。饮多于热者，用小青龙加石膏法；热多于饮者，用越婢加半夏汤，热虽同而热之轻重不同也。体虚者，清热化饮之中须顾其虚，木防己汤；体实者，清热化饮之中兼治其实，厚朴麻黄汤，热虽同而体之虚实不同也。此饮病初起即热之治法也。若内热不清，外饮不去，热煅其饮，饮从热化，由清稀而变为黏腻，由支满而渐成坚癖，饮热团结，合而不分，饮即热，热即饮，热非徒用寒凉所能清，饮非另用辛温所能化，又当峻用苦辛寒泄之品，去其坚，破其结。其停结之处，胁下为最多。喘急甚者，皂荚丸涤之，葶苈泻肺汤泄之；痛甚者，十枣汤、控涎丹逐之。停于胸者则胸满，厚朴大黄汤主之；蓄于肠者则肠鸣，己椒苈黄丸主之；已行复结，心下坚满，甘遂半夏汤导之；流于四肢，筋骨酸楚者，指迷茯苓丸消之；结于六腑久而不化者，礞石滚痰丸泻之；若目痛如欲脱出，心烦如啖韭蒜，日夜隐几不得卧，支满咳喘无已时，痰如稠糖，黏手不脱，一切丸治均不见效者，唯有皂荚丸一方可服，在上者吐，在下者泻，痰实一去，即有生机。其体虚者可与补正之药相间而用。丸以治痰，汤以扶元。其用有二：一为汤丸同服者，久虚之人，胃弱不能行药，每用攻而不动者，一得扶正气之药，则药性大行，攻力反大。若以为补正可以缓攻药之性而偶用之，则效果每出乎意料之外矣。一为汤丸分服者，如上午丸、下午汤；今日丸、明日汤；甚或数日汤补，一日丸攻；数日丸攻，一日汤补，当以人之体格虚实为之。"

　　裘沛然老师深明此理，观其论"治痰饮以寒凉"文中说："治一痰饮患者已服药数百剂，西药亦服遍而未效，裘老用葶苈汤、射干麻黄汤、三子、平陈、指迷茯苓、滚痰、涤痰不效，后用控涎、十枣也未效，不得已处以黄芩、生地黄各一两，龙胆草五钱，2剂竟奏意外之功，又服数剂而瘳。该病系属痰饮，又无明显热象，'温药和之'，为医界公认的治法，然而攻逐蠲饮，温肺化痰，理气降逆之剂迭进而无寸效，最后乃以一般所忌用之方而愈其病，这已不是不拘一格乃是破格的治法，然而居然用此以起经年不愈的沉疴。这种法外之法使我深切感到处方的不易，医生真是"可为而不可为"。又说："我过去治过不少哮喘病，有的是风寒上束，痰饮内阻；也有寒包热的；有痰饮阻肺，气阴两伤的；有上实下虚的；有肺脾同病的，用相应的治疗，一般都可得到缓解和痊愈。但是遇到有些明显是寒饮的病，症见咳唾稀涎，喘逆不平，痰鸣如吼，形寒怯冷，苔白滑，脉沉弦，口不渴，胸脘窒闷等。宣肺降气，温肺化饮，通阳散寒，应该说是正规的治法，然而对于某些病人，用上述药物，却毫无效果，后竟用大剂量石膏、黄芩、知母、桑白皮、合欢皮、芦茅根、凌霄花等药奏功。我行医已过半个世纪，类似这种情况所见实多，渐渐体会到治疗疾病，既要不离于法，又要不拘于法，因为医理很难而用法每可变，只有懂得'法无常法'和'常法非法'这个深刻的道理，才能真正掌握中医治病方法的真髓。'医无成见心才活，病到垂危胆亦粗'。作为一个合格的医生，应该知道人体内和自然界的未知数还很多，岂可以几种习用的方法以应万变的病证？而如果以几张现成的方剂应付病家，却认为已尽中医之道者，恐难免管窥蠡测之消。"

李静按：程老先生之论热饮甚为精辟，裴老先生此论可为行医50余年之心得总结，实为可贵。

我在临床遇此类患者，往往细询其用药史，有两类病人皆为棘手，往往辞不治。一类为常服氨茶碱、麻黄素，尤其是百喘朋片者，二类为常服扑尔敏、克喘素，特别是激素类强的松、地塞米松类，患者常服以求效，不知毒性累积之副作用，久之又产生耐药性，以致不可救药。我曾询哮喘患者服百喘朋片，其每服2片而能喘止睡好，不服则不行。我曾试服2片百喘朋片，服后一夜心如掀，肺如捣，痛苦不可名状。而观哮喘患者服后无事反而能止喘之效，一日不服则痛苦不能忍受，停药则痰喘依旧之象，则西药不能治本明矣。长期服激素以致一日不服则动也不能动者，此两类咳喘患者均要辞之不治。此两类患者服用西药服惯了，用中药不可能马上见效，一停药则发作，需特别慎重，以免招来麻烦。

初行医时，治一3岁男孩，其爷爷带来求诊，咳喘病发作，其说听人说你医术好，我此小孙患此病不久，服药打针效不好，现在喘较重，小孩服中药困难，喝不下去，能不能先给用止喘的针药。那时经验不足，答之曰可以。诊其为过敏性哮喘，给其注射异丙嗪一支。次早老者来说，医生啊，我孙子昨天上午你给打了那一针，喘是不喘了，但是到现在一直在昏睡。我大惊，问其一直不醒吗？答之说需叫才醒，吃饭时叫醒，吃过饭即又睡下了。你去给看一下吧。方始明白昨天太鲁莽了，三岁小孩，所用剂量是太大了也。至其家看到小孩在门口玩耍，方始放下心来。问之说刚刚自己起来，吃过饭去玩了。深知古人说的真的一点不假。古人云：读书三年，便谓天下无病可治，治病三年，方知天下无方可用。三年学成个大医生，十年学成个怕医生。治医用药，可不慎哉！

忆1985年治一董姓老者，60多岁，咳喘不能平卧，吐痰稠黏，喘则张口抬肩，动则气促心悸，病已十多年，常服数种西药维持，仍不断发作，其服有氨茶碱、土霉素、安乃近、扑尔敏、痰咳净、百喘朋等片。劝其服用中药，其家人说已服过几百剂中药了，还是不能停此数种西药，不断发作，发作时必须加用大量抗菌消炎、止咳平喘之针剂输液数天方能缓解。此次又发作十分严重，病人不愿服中药了，去其家出诊，看其在床上似趴非趴，张口抬肩，喘促声喉鸣声十分明显，询其症状不能答，察其舌紫苔厚滑腻，脉滑大而硬，对其家人说此症常服西药特别是百喘朋片，其他的药物很难见效，现在病人是顽痰痼疾，只能想办法控制症状，然后再慢慢想办法。

记起近阅《中西医结合杂志》，上载一方，是用西药654-2注射液，取两侧定喘穴注射，每穴10毫克，当即与患者注射，针未取出，患者喘促已止，说我可好了，早知你有此办法，早请你来早好了，这个罪实在受不了。告知这只是暂时控制发作而已，病根未除，若要根治还需从中药上想办法，其家人与患者均表示同意。第二天又行一次穴位局部注射，发作缓解下来。嘱病人常服之西药不可突然停服，先仍服维持量，等中药显效后逐渐减量直至停服。后处以麻杏二三汤加味再加射干，间断服用皂角丸，痰涎减少后停之。合并服用西药至二月余方始停服。此病之中西医结合可谓数方并用的兼备法也。

又按：此病之中西医结合可谓数方并用的兼备法也。治此类重症咳喘病人，临证务须细询其原来用药情况以及病史，以便诊断用药处方。患者服用止喘类、消炎抗菌、激素类药有效以致患者自行购买长期服用，曾遇多例此类患者，往往辞之不治。

江医生：老师，您常服中药以试其药性药力药量，西药百喘朋片也服过，应该体会到喘病不好治了吧？你有过治不了的喘病吗？

李静：我曾见过数例哮喘病人，长期服用百喘朋片的，强的松、咳喘素、扑尔敏三种药片一起服的，还有的久服河南台前县许多农家制成的此几种药合在一起，压碎，加些中药粉，装入胶囊，放入瓶内，印上名堂。虽有商标，然皆没有注册。名称虽各不相同，但均是一服则效，咳止喘止。停药则发作。然而有许多病人上当受骗，岂不痛心？与西安505元气袋一样，被称作三大害之一。有许多家药店均是在柜台下放有此药，台面上是没有的。1995年曾见一矿工男才30几岁，服强的松已6年，头面大如斗。身肿似麻袋，看上去似80岁老翁。一日不服强的松片，则碗也端不了，走路也走不了，何况做事了，说自己早已吃劳保了，每月只有几十元。现在什么也不能干，还需有人伺候。试问，谁能治得了？我问他为何服此药如此之久，说一开始医生给开的，吃了就不喘，所以后来自己买来吃，药又不贵，还管用，谁知道吃长了，一天不吃也不行了。我自认为在哮喘病证上下的功夫最大，对哮喘病最有经验，然而对此病，确实没有一点办法。病人经济又困难，出于人道，我只好诊其舌脉，辨证给他开一偏方，让他自己买地龙，晒干研成粉每日服10克，以活血止痉止喘，让家人给其刨鲜茅根一至二两以清热利水，找地枯萝煮水喝以化其痰。嘱其常服或许有望治好，后果不得而知矣。至于肾病综合征、过敏性哮喘，服用激素类药没法治的更多，我往往坚决推辞不治。国人素质如此，积重难返也。

延年半夏汤治顽喘　易柴胡巧治胃痉挛
过敏寒喘痛苦万端　胃气寒痛是为首选

延年半夏汤，出自《古今录验方》，载于《外台秘要》。岳美中老师倡用之，主治心胃气痛之胃痉挛有效，并治支气管痉挛之喘息有殊效。辨证准确往往一剂见效，两剂即愈。我在临证时曾遇此两种病证，处以延年半夏汤原方，确有效验。

岳老经验认为延年半夏汤治突发性阵咳作喘，痰带白沫，舌苔白腻，证属偏寒者有效。治胃气痛指征为胃部剧烈疼痛。此二症我均验之有效。

1981年治一吕姓男子，年40余，患支气管哮喘10多年，发作每呈突发性，来诊时由其子用板车拉来，诉说病情也不能连续表达，数分钟即吐白沫状痰好多，说每每发作，用何药皆不见效，每天发作无数次，每发则需持续数天或十多天，痛苦难忍。经人介绍来诊。诊其舌苔白腻，脉弦无力，疲倦乏力，思此证颇似岳老所论之延年半夏汤证。再加患者说屡治不效，此方既如此神妙，何不试之。乃处以原方一剂与服。

方为：清半夏9克，制鳖甲12克，前胡6克，桔梗5克，人参6克，炒枳实3克，吴茱萸9克，槟榔5克，生姜片9克。水煎温服。

第二天患者步行一人来诊，高兴万分，说此药真神，我已好矣，再与我开两剂。次年带其子因其胆道蛔虫来诊，知其愈后年余未发。方知岳老之言确有效验。且强调吴茱萸治咽头部至胃部之黏液样白沫壅盛有殊效。后遇哮喘病只要是吐白沫痰及阵发性咳喘辨证属虚寒之证，用之屡效。岳老并说此方将前胡换成柴胡，治虚寒之胃痉挛我也曾试过。

1985年治一友人宋孝礼之妻，凤患胃气痛，友人懂医且在经营中药店，其妻屡求名医诊治终未见效。有一宁姓老医亦为宋之好友，宋说今天

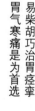

我请你二位会诊一下，我据其在大医院诊断为胃痉挛之特点，主张服延年半夏汤。宁医说为何一听说胃痉挛就主用延年半夏汤。答曰既然大医院诊为胃痉挛，察其舌脉均无明显热象，此方一剂即可止痛收效。宁医主用四逆散合芍药甘草汤，说病人是肝气瘀滞之胃气痛。我说病人是有肝胃气滞之征，用四逆散加大芍药甘草非不对证，然其绝无速效，其数年来经医诊治均按肝胃气滞来治未效可知，延年半夏汤一剂可效。宋友人说你二人之方均试服之，以观其效。先服四逆散方3剂，如不效，过3日再服延年半夏汤。

数日后病情依然如故。服延年半夏汤一剂即止痛，后其子随我习医此是后话。后与宁医相见，谈及此方何以速效，患者明是胃气痛，肝郁气滞之症，何以四逆散疏肝理气，重用芍药、炙甘草各30克缓急止痛甚为对证为何无效。告知此证此汤岳美中老师论之甚详。患者胃气痛多年，经医治疗多认为是肝胃气滞，服理气疏肝止痛之药屡矣，既不效则四逆散亦难以见效乃意料中事。屡用疏肝理气之药必致气虚且寒。延年半夏汤有人参补肝气，吴茱萸、半夏、生姜治肝寒降胃气。鳖甲镇肝，槟榔破气舒肝，枳实、桔梗一升一降，肝胃气机得调此方之所以效速也。我说你可看岳老此论论之甚详。宁医看后说，书到用时方恨少，诚不我欺也。

江医生：书到用时方恨少，您老确实是看的医书多啊！延年半夏汤对证了有这么好的效果，一剂见效，二剂愈病。中医之神妙真是令人不可思议。敢问老师您老用此方治此二病不也是比葫芦画瓢吗？只是您画对了，画得好而已。中医有那么多方剂，您老是如何运用的呢？我何时也能达您此种境界啊。

李静笑曰：阅历久了，经验多了，画瓢画好的时候自然也就多了。这也是中医抓主症，对号入座的具体表现。中医方剂何止万千？《中医方剂大辞典》上记载有九万多个方剂。我是搞临床的，常用的也就是我所喜用的，用之有效的。前人用之有效的，我就用来画瓢，我用之有效的，证明我画对了。用之不效的，那就是没有画对，要找原因。画对了的，还要在无字句中思考之，触类旁通。没有画对的，找出原因以改正之。延年半夏汤之神妙我是在《岳美中医案》一书中领悟到的。岳老师在论述中讲得清楚明白，治支气管痉挛之喘息，舌苔白腻，而且是偏于寒者，特点是突发性阵咳作喘，痰带白沫，还强调了吴茱萸这味中药治从胃部至咽头部吐黏液样白沫痰壅盛有殊效。而我所治一例是患者到我处，喘息不止，说话也不能顺利表达，不到数分钟就吐到地上一大片白沫痰，这个症状被我抓住了。所以就画瓢画对了。而我的朋友宋先生夫人之胃气痛，也是根据西医诊断胃痉挛来画瓢的。此方既能治支气管痉挛，当也能治胃痉挛。何况又将方中之前胡换成柴胡呢。岳老并说此方治胃痉挛还是日本医家野津猛男所倡。用过数次之后，就在于能掌握此方的特点。在临证时见到类似肝胃气机失调，因痰滞偏于寒之证均可用之。痉挛者，非炎症可知，因痰因寒因气生风壅滞也。壅滞者，堵塞也。风者，过敏也。过敏者，阵发也，时作时止也。曾用治肝寒胁痛有效，用治肝气犯胃偏胃寒之脘痞，病人主诉胃胀不痛，用之亦同样有效。有是证，用是方，对号入座可也。有志者，事竟成。只要你肯下苦功夫，一定能达到的。

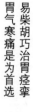

延年半夏汤治顽喘　易柴胡巧治胃痉挛
过敏寒喘痛苦万端　胃气寒痛是为首选

治喘神剂虚喘神效　　龙骨牡蛎加入更妙
咳嗽痰喘寒热需辨　　痰多痰少虚实难参

治喘神剂为前人陈修园方。方为六君子汤加五味、干姜、细辛。而龙骨、牡蛎，陈修园称之为化痰之神品。张锡纯盛赞之，亦喜常用之。个人经验认为心肺脾肾阳虚之喘者甚为相宜，并可再加核桃仁，用时连皮壳打碎。此药治喘为《本草从新》的作者吴仪洛所倡，用之确有效验。

曾治一王姓老者，年近60，不能行步，动则心悸气促，食少乏力。察其舌淡，苔薄白润，脉弱无力。细询其症状，说不走动不干活则不喘也不心慌气促，已多年不能任重，曾服过许多药物均不见效。得知其痰清稀，其为阳虚气虚无疑。陈修园治喘神剂当为治此喘对证之方。方为：

党参10克，白术10克，白茯苓30克，炙甘草10克，半夏10克，陈皮6克，辽五味10克，干姜6克，细辛3克，又加生山药30克，山茱萸30克，生龙骨30克，生牡蛎30克，核桃5枚（打碎）。

嘱其先服10剂，如有效可多服至三五十剂。后其先服10剂效果很好，连服90剂而治愈。处以生山药、核桃令其常服，以求痊愈。按此证加人参蛤蚧当效更佳。

此方治阳气虚喘确有其效，但如是阴虚作喘则非所宜。我加用生山药即是此意。六君子汤为健脾补虚之名方。五味干姜细辛为治喘之神品，仲景治咳喘方用小青龙汤、苓甘五味姜辛半夏汤中均用此三味。加生山药亦为仲景治虚劳之薯蓣丸即今之山药。张锡纯更倡用之，认为山药色白入肺，味甘归脾，液浓益肾，能滋润血脉，固摄气化，宁嗽定喘，强志育神，性平可以常服多服，宜用生者煮汁饮之，不可炒用，以其含蛋白质甚多，炒之则其蛋白质焦枯，服之无效。核桃仁又名胡桃仁，吴仪洛《本草从新》一书甚赞其治喘神效。其性温肾收敛，故加用于此方内甚为合宜。

按：治喘神剂治气虚阳衰之喘固效，非治诸喘均效之方也。前人取之方名治喘神剂者，是一偏之见也，观前人方书均有许多名曰神方神效之说，用之要辨证方可，不可照搬即用，要有针对性地选择应用方可。经验认为哮喘病最为难治，俗云外治不治癣，内治不治喘，治喘便丢脸是也。临证时多一份思考，详细询问病史及治疗用药经过甚为重要。现代西药的应用和大量成药的运用是事实，且此证变化甚大且快，岂是用一方一药即能治好的。医者详阅程门雪老中医之痰饮之论，可知治痰饮咳喘之大法也。

江医生：老师，有个哮喘的女病人，已经反复发作有20多年的时间了。每次都是受寒感冒或是吸入刺激性气体而诱发，绝大多数发病都是咳嗽、流涕、流泪伴气促的病证，学生曾为其诊治多次；每次都用西药氨茶碱、地塞米松、息喘灵等药就可以得到很好的控制。但是过不了多久就又看到她复发而来诊，让学生头痛不已。心想，她的病用中医辨证是虚喘？实喘？寒喘？热喘？难道就没有一个更好的方法来治疗这种病吗？由于长时间反复发病，渐致饮食减少，睡眠不佳。见其皮肤口唇晦暗，毛发干枯，胸廓间隙增大，四肢指节肿大！此非中医上说的"肌肤甲错"吗？问其知长时间以来都难以入眠，而且多梦易醒，月经提前量少且色暗黑；怕冷，喜热饮。诊其脉，寸浮尺沉，细弱无力兼带涩象，舌瘦小边瘀、有齿痕，苔薄白腻。此证病程长，变证多，除了注意活血化瘀之外，还需要注意什么？这个病的病因主要是什么？其发展过程又是怎么样的呢？此证病程如此之长，应该也有脾肾阴阳两虚吧？

李静：非也，四肢指节肿大乃支气管扩张也。非单纯的肌肤甲错，但有瘀乃是必然，病已反复发作20年故也。此病如不认真治愈，其咳喘将会累及终身。西医说是呼吸系疾病累及循环系统。也即是中医说的心肺脾肾俱病也。此病主因是肺脾肾俱虚，感受风寒而致痰生。痰生则阻气道，痰气交阻则气道瘀塞。气道为痰气瘀塞则风生，则咳喘作也。复再受风寒致肺气闭，肺气闭则气道愈加堵塞。如此反复发作，恶性循环。久之则致气管扩张也。西医西药用氨茶碱、地塞米松等气管扩张类药与激素药是治其标，是头痛治头，久用之医生如何不头痛。为何不多问一个为什么呢？

　　江医生：那为什么屡次为其治愈后又反复发作呢？而且会累及饮食、月经，以致毛发干枯、失眠及营养不良者何解也？也就是你刚才所说的病已累及心肺脾肾者乎？那如果通过祛风定喘之后，应该怎么样用药来改善这些问题呢？能够可以通过用药使这个病的发作得到很好的控制以及根治吗？

　　李静：治法在人，成否也在于人。此病肺脾心肾俱虚是本，然痰气瘀阻则又为实。只用止咳平喘治其标，痰气瘀阻暂时缓解，遇风受寒仍会复发。调其脾肾，疏通气血，化其瘀滞，方可令痰气不至瘀结，方为治本之道也。

　　江医生：何解？

　　李静：见喘治喘，见咳止咳乃庸工也，就是说我们给她想好了治法，她能否配合还未可知，还需要你与她沟通，讲清她的病因病理、病变与如何能根治之理。其本在于脾肾两虚累及于肺心。气血上不能供于脑，则失眠梦多易醒，且毛发干枯。经来量少甚则可致闭经也。所以我认为你说的肌肤甲错虽不是单纯的肌肤甲错，但瘀是事实，即是说也可以说是肌肤甲错，亦即是说虚痨之证。中医所说之肺痨也。如病人月经闭塞，则痨病成也。

　　治用补脾益肺，疏通气血，调和营卫之兼备法。方用桂芍知母汤调其营卫，强心散风止咳化痰，则咳喘可止。衡通汤疏通气血，促进血液循环。生山药、山茱萸补其脾肺以杜其生痰之源，用鸡内金以化其瘀。如此则脾肺健，痰自不生，咳喘消，气血通，病自能愈也。

巴豆单用苹果蒸食　松香化痰凉茶送服
轻粉治喘实喘有效　穴位贴药注射更妙

　　忆早年有一开饭店的邻居老太太，偶尔谈及哮喘病时，老太太说自己曾患过哮喘病，经人传方用巴豆放入苹果内蒸服而治愈，至今已十多年未发作。并问我知不知道此方。我回说此方书中有载，每日服一粒。她说开始她也是如此服，但服好久效并不显，后乃逐渐加量，每日增加一粒，后服至每日十余粒其效方显，后直至病愈。受此启发后遇寒喘患者每用之，发作时仍服用应症汤药，缓解后服此单方屡用有效。笔者曾自服巴豆仁生用装胶囊中吞服，从小量开始服至每日 12 粒巴豆仁并无腹泻，但不可打碎服之。

　　1981 年一友人之子年 16 岁来我家中，看我桌子上放有巴豆粒，自认为是松子，去皮服下数粒，不一会吐泻交作，知其中午还好好的，何以突然如此？询之服过何物，方说就是服了几粒你桌子上的松子，方悟是巴豆嚼服所致，嘱其服冷开水二碗方止。俗语说巴豆不去油，力量大如牛，可见此药服法需慎用之。

　　巴豆蜡丸治各种结核病、骨髓炎、骨结核、乳癖、鼻炎，能荡涤五脏六腑，破癥瘕结聚之坚积，有破血排脓、攻痰逐水之力。宜随证而施。生用则峻攻，熟用则温利，去油用霜，则推陈致新，随证之缓急，而施反正之治。豆蜡等份，先化黄蜡用文火，后入豆炸之，始终用文火，6～7 分钟，以豆变为深黄色为度，离火，弃蜡，速将豆于竹筛上摊开并不时搅动，待蜡凝后收用。

　　神效丸巴豆、大黄研末，治食管癌、癥瘕，可清热解毒，逐瘀生新，开郁攻积，祛寒泄热，止呕降逆。胆系疾患，哮喘气管炎，沉寒凝滞之结

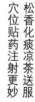

肠炎泻痢，巴蜡丸治骨髓炎及结核、肝腹水、多发性脓肿、疝气、鼻炎。

应用指征：积、塞、痰、痹、瘕、癖、肿之急重顽证。若急治为水谷道路之剂，若缓治为消坚磨积之剂；可以通肠可以止泻，世所不知也。能荡涤五脏六腑，破癥瘕结聚之坚积。其性峻利，有破血排脓、攻疾逐水之力，宜随证轻重而施，生用则峻攻，熟用则温利，去油用霜，则推陈致新，随证之缓急，而施反正之治。治急腹症多因实邪阻滞，郁久化热，治疗大法，重在驱除实邪，即抓住主要矛盾，用之率先泻实，使热无所附，即可有利于撤热。

巴豆为有毒之峻下药，故世人及一般医家畏之如虎。然而如张仲景、刘河间、李中梓、张山雷等古今名医所载方药医案，无不应用巴豆而斩关夺溢、屡建奇功，可见同"水可载舟，亦可覆舟""药可伤人，亦可救人"之理。药并不在乎有毒无毒，而贵在乎运用之妙而已。如何掌握巴豆临床之妙用，其技能并不是难不可测，也非轻取即得，除要具有严密而科学的态度，谨慎而大胆的医疗作风外，还需掌握以下几个原则：

1. 准确地掌握适应证。巴豆有毒，伤人是其弊，性猛攻专是其长，然只要符合巴豆临床应用之指征，如积、塞、瘀、痹、瘕、癖、肿等之急重顽证，用平剂轻药不能取效者皆可大胆遣药，果敢用之，不能犯因噎废食之戒，而对于临床轻证，如平剂轻药能取效者，则尽量不用，此即所谓既要敢用，又不能滥用之理。

2. 严格地注意禁忌证。对于体质强壮之人，如药切病机可果断应用之，而对于幼儿、年老体弱或正气不足之人，虽药切病机，仍需在加强扶正或先扶正的情况下，小心用之，并适当佐以兼制其药物猛烈之性的药物，如大黄、白术、神曲、干姜、甘草一类药物。另外，亦可从小剂量开始，逐渐增加用量，并严格控制在安全剂量以内，以确保安全无虞。中病即止，避免久服。

按：现代市面上所售中成药中，含巴豆成分的品种几已消失殆尽。由于配制费时费力，剂量不易掌握，所以如此良方良药用之越来越少。以致沉寒痼疾无法可医、无药可用，岂不可惜也。我曾多次给病人用巴豆制剂，唯须提前告知患者，不可用之超量，否则会腹泻。但也经常会有患者服用超量，腹泻则担心害怕，实难处理。中医学中药之神奇效果还须我辈发扬光大，还须苦心研究，使其为世人造福。诚我所愿也。

忆及 1988 年曾治一沉寒痼疾，患者男，年近 30 岁，经常腹痛则泻，完谷不化，舌苔白腻厚。医院诊为结肠炎，久治不愈。思之寒湿如此之重，非巴豆不可攻其顽坚。处以"豆黄"散数包，嘱其每日服一包，并用橘子罐头送下以缓其力。不意患者认为此药药量不多，药力不会大，未用橘子罐头，且又服用两包，以致吐泻交作，患者惧怕，家人及单位领导均来，询问有无办法。笑告知服碗凉水即可止也。病家说吐泻交作，凉水如何能服。回说服葡萄糖注射液可也，病家也说太凉服不得。没办法只好与其输液，半瓶未输完诸症皆消。病家及同事拿来许多橘子罐头，均说患者为何不听医生的。大家说为何恢复如此之快。回说是药中巴豆性大热，凉水是克星，病家说原来如此，众人大笑。说以前只是听人说过，从未见过，这次是真的开了眼了，巴豆的力量确实不可思议也。后用此药必向病家再三告诫万不可超量，方敢给予。并告知书云：巴豆有冲墙倒壁之功，巴豆不去油，力量大如牛。现用之皆经炮制去油，如有腹泻，可服凉开水即可解之。

轻粉治哮喘之方，见于《毒剧中药古今用》一书转载《新中医》方。方用：轻粉研成细末，面粉（1 ～ 4 岁轻粉 1.2 克，面粉 60 克；5 ～ 10 岁轻粉 3.6 克，面粉 180 克；18 岁以上轻粉 4.5 克，面粉 250 克，以上为 1 疗程用量）。以一份轻粉同一份面粉混合，烙饼 8 个，每日早晨空腹服 1 个。8 日为 1 个疗程。不管何因而致的实证哮喘，一般经治疗 1 个疗程后，症状大为减轻或痊愈。为巩固疗效，少数患者，停数日后，可再服 1 个疗程。书中载曾治 100 多例青少年及幼儿患者有效。

我曾用治一例老年矽肺病哮喘患者有效。此方论中说得很清楚，治实证哮喘，虚证不可轻试。矽肺病，又称硅肺，因吸受粉尘所致的疾病。由呼吸而入于肺，着于肺泡，日久积累成为结节，自上而下，最后弥漫于肺的底部，检验以 X 片为依据，初起以两肺分为上下左右 4 块，后分为 6 块，后又以结节的大小为诊断依据，诊断分五期以定轻重，以合并肺结核或喘息、气管炎、支气管扩张等疾患为最可厌。症状最初见有咳嗽痰多，次则胸闷气喘，次则胸闷憋气，同时逐渐丧失劳动力，蔓延到各神经、器官俱病，以至于危亡。其胸痛叫号而死的情况，闻之可惨，是一个残酷可恶的疾病。Ⅱ期病员，咳、痰、喘、胸闷、胸痛等症，病情有轻重不同，非一方可治。采用标本兼顾的方法，3个月可效。治则为矽尘不去，结节愈坚，不能攻杀以虚其虚，又不能补益以实其实，故攻补兼施，标本兼顾，当是最可采用的方法。急则治其标，治其痰咳喘，收效后用攻补兼施法，是于治标法中逐步加入补肺益气、健脾育肾等法，而兼症仍予密切注意，不让其反复。现代治疗方法药物比较少，大都是注重营养，借此苟延残喘。而须用消石软坚解石毒的药物，3个月摄片一次及检查做对照。可让患者多做适当活动以利恢复。

此病人为一老年矿工干部，年轻时是煤矿工人。来诊时65岁，中医论治喘证，凡可攻者，便为实喘。其病矽肺病哮喘多年，每年冬季发作则需住院。来诊时诉说喘憋痰稠且多，动则气促心悸，行走困难，晚间不能平睡，常需药物维持。并问有无中医中药好的办法。一般西药我在医院看病与住院都可报销的，但就是解决不了问题。视其舌紫苔白厚腻燥，脉弦滑硬，面似肿胀，辨证应为实痰。思之轻粉饼治小儿哮喘有效，治成人虽没说效果如何，然此证硅肺病，正需消石软坚之药，轻粉有此功能，且此证为实喘无疑，如再合用理气化痰软坚之药应该有效。故用轻粉饼予成人量1疗程，嘱每早服1次。另用海浮石3克，硼砂3克，葶苈子6克，车前子6克为一日量，研细粉，分3次服。8天为1疗程。患者说，这些方和中药我都没有用过，可以试一下。但我现在喘憋难忍，你还有没有办法让我见效再快一点？于是说那我只有与你采用外治的方法了。用穴位贴药与穴位注射的方法。病人说好，这些我也没有用过。以前看病都是中药西药，输液打针。与其用654-2注射液、利多卡因注射液各1毫升，定喘穴局部注射。斑蝥粉外贴肺俞双穴、大椎穴，次日又来穴位注射1次。8天后来诊诉说有效，又与其穴位注射与贴药，而轻粉饼则停用1周，其他药散仍服。三诊时说喘憋减轻，效果稳定。又与其用轻粉饼1疗程，下次又停1疗程。如此用至3个疗程，病情稳定下来，与其用理气化痰之药善后。

肺病结核中西合璧　肺痿肺痈癌症可医
食梨治病绝证可治　人外有人气死名医

2005 年在深圳治一田姓女 35 岁，医院拍片透视均诊为肺结核，而她服用治肺结核之西药则不能忍受，以致不能饮食，午后发热，无奈停服西药。经人介绍来求诊，并问中医能否治愈肺结核，答曰可以治愈。试服一周即可有效。并宽慰患者病刚初得，现在只用西药也可治愈。患者说医院说要服半年为一疗程，哪能行啊，才服十多天就已受不了。问其症状则咳嗽有痰而干，午后潮热，咳嗽有白痰，时有头痛鼻塞，食欲减少，乏力。察舌质红紫边尖有红斑点，苔薄黄腻略为干燥，脉弦而左关有力。据此症状，既非肺痈，亦非肺痿。其舌紫苔黄腻乃外感湿热之明征，舌尖边紫红斑，脉左关弦而有力是为肝经之火偏盛。肺属金，肝属木，金病不能镇木，前人所谓肝木撞肺是也。其人服用西药胃肠不能耐受足以证明肺脾阴虚，西药清火解毒消炎尚且不能忍受，如用中药清热解毒恐亦不能耐受。观其午后潮热则阴虚内燥之征明显可知也。

此病为素体阴虚内燥，肝火偏盛，复感温热所致。徒用养阴，则湿热火毒何以清之，专用清热解毒阴虚内燥之体何能忍受。处以滋阴清燥汤，以其仍有外感风热，故加蝉蜕、白茅根、金银花，又加黄芩、黄连、羚羊角以清其火，瓜蒌、天花粉、桔梗以化其痰。

方为：生山药 30 克，滑石 30 克，生白芍 30 克，炙甘草 10 克，蝉蜕 6 克，白茅根 30 克，金银花 12 克，黄芩 10 克，黄连 3 克，羚羊角 3 克，瓜蒌皮 10 克，瓜蒌仁 12 克（打碎）。水煎服。

一周诸症均减，舌苔黄已祛，阴虚火燥之征更为明显。乃将清火解毒之药芩连减去，加沙参、生地黄、麦冬以滋阴。加减服用 2 月余，医院拍

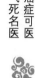

片示结核已愈而停服中药。为处方冬虫夏草 60 克，藏红花 20 克，研粉装胶囊服之以滋阴活血，并嘱饮食宜清淡，宜多食梨及水果，不食辛辣刺激性食物为要。并告知前人书上有记载患肺结核久治不愈绝望之人，后遇一道士让其恣意食梨而愈之典故。然此治法为治肺结核初期兼有外感素体阴虚之方，非通治肺结核之方也。

张锡纯前辈引用清代名医徐灵胎论治肺结核，称之为治肺痈之准绳，录之以备参观："治肺痈……集唐人以来验方，用清凉之药清其火，滋肺之药以养其血，滑降之药以祛其痰，芳香之药以通其气，更以珠黄之药以解其毒，金石之药以填其空，兼数法而行之，屡试必效。"

按：此症为肺结核之初期，其肺阴虚燥热与肝火滞结，再兼外感温热之邪胶着，故需滋阴润燥与清热解表之药共享在先，清凉滋阴之药始终用之，终不离滋阴清燥汤之义，师其法而不泥其方，方能得心应手。在短期内治愈肺结核重症也。

江医生：曾听老师说肺结核难治，老师能在短期内治愈肺结核道理何在？还有吃梨能治愈肺结核道理何在？

李静：短期治愈此肺结核者，是抓住此症是病始得未久，温热之邪未清，肝火郁滞，肺阴素虚之要点。始终以滋阴清燥为大法，清其肝火与温热而不致伤其肺阴，一待肝火退即将黄芩、黄连苦寒之药去之，而用滑石、茅根等轻清之品治其温热，故愈之也速。肺结核，西医说是结核病菌所致，其用药毒性大，病人服后不能耐受。而中医如一概用清热解毒之药，患者同样亦不能耐受。此类肺结核以前我曾遇到过数例，皆用此法治愈。而且有的病例没有肝火郁滞者，愈之更速也。食梨治肺结核之说，一时记不起是在哪本书上记载的了，但内容大体是，从前有一病人，得了肺痨病，即相当于现在的肺结核，且已病久，求诊当地一名医。名医诊后说你此病势已重，力难挽回。嘱其准备后事。病人想既然名医如此断证，当为愈之无望，况且也确实久治不效，因此失去信心。此病人想趁此有生之时，何不出去游玩一下，反正治愈是不可能了。然他遇一道人，与其交谈诊视后，说此病尚可为之，你且在我处住下，适逢秋日，梨正是成熟季节，道人嘱其恣意食之，即是说能吃多少就吃多少，数月后病象全无。病人回家去见原来那位名医，名医视其气色大惊，问其遇到何方高人，能愈此病。病人向其如实诉说，名医说我已断为不治之证了，此人只用平常服食之物能愈如此大证，医术实在是高过我甚多也。人外有人，天外有天也。我当去向此道人拜师学艺去。

肺属娇脏，宜润恶燥。梨性凉润可清肺润燥人皆知之，然恣意服之，恐人不能为之，况且病人也未必能接受。想是此病人认为反正是愈之无望了，既有治之之方，不妨一试。试想病人如果不是被名医断为绝证，医生如让其恣意食梨其未必能听。与我治之肺结核病人田小姐如若不是服用西药抗结核药不能耐受，方始想来求中医中药诊治的道理一样。

肺癌，中医称为肺积、息贲，临床多见于中晚期患者，以咳、喘、痰、热、胸痛为主症，表现多为气阴两虚，痰热瘀毒，肺虚津伤，湿困脾阳。

治疗肺癌当运用中西医结合之法，恰当适时运用中药，而中晚期患者均是不能手术、化疗、放疗的顽固之证。中药以益气健脾，养阴清肺为主，配合放疗化疗的病人更应如此，攻不宜太过，补不可滞腻。用综合疗法，饮食疗法，精神疗法，放化疗配合中药扶正才能取得较好疗效。

肺癌的症状以咳喘、低热、吐黄痰、胸隐痛、纳呆、食少乏力为多见，表现气阴两虚损及脾阳，放疗化疗更加损阴耗液，当以扶正养阴、化瘀祛痰之法，待正气渐复，攻之未晚。用清凉之药以清其火，滋肺之药以养其血，滑降之药以祛其痰，芳香之药以通其气，珠黄之药以解其毒，用西药多虑平片治其抑郁焦虑，胸腺肽注射液以增强其抗病能力，饮食疗法宜用清淡凉润之品，忌以辛辣烟酒刺激之味方能收效。

患者冉某，男，61岁，患咳喘多年，近月来咳喘低热、胸隐痛，自诉胃热头晕，每餐一碗稀饭，乏力，动则心悸气促。医院CT诊为肺癌，家属瞒之谓其病是肺结核，气管炎加重，经人介绍来诊。诊为气阴两虚，血瘀气滞痰热并重，拟中西医结合之法。

一，多虑平片25毫克，日2次，胸腺肽20毫克，每日1支肌注。

二，中药方：北沙参30克，麦冬30克，五味子10克，地龙15克，怀牛膝30克，生山药30克，玄参15克，山茱萸30克，生地黄30克，枸杞20克。水煎服，10剂。

另，松脂3克研末日两次，凉茶送服。10日后来诉诸症均减，唯仍有胃热，上方加白花蛇舌草45克，葶苈子10克，壁虎研末日服1条。

　　三诊诸症均退，嘱仍照服，并告知多服。一年半后介绍其他病人来诊知其仍健在。多虑平多有报道治哮喘有效，今用于肺癌咳喘胸痛且有精神抑郁患者，剂量小副作用小，用后控制咳喘止痛收效较快，病人感觉好转后随着心情好转食欲增加，体质渐强。

　　松脂服食首见于张锡纯之《医学衷中参西录》，谓之松脂即是松香，功效祛风、燥湿、排脓、拔毒、生肌、止痛，用于肺痈肝痈脓肿，久服轻身延年。《本草经疏》云：松脂，味苦而兼甘，性燥，燥则除湿散风寒；苦而燥，则能杀虫；甘能除热，胃中伏热散，则咽干消渴自止；湿热之邪散，则血不瘀败，荣气通调而无壅滞，故主疽恶疮。笔者多用于咳喘吐黄痰如脓者多效，且不局限于气管炎、哮喘、肺结核；凡风寒湿杂至之痹证及皮肤外科诸般均效。

　　初用时治一结核患者，吐黄痰如脓，咳喘气急，服松脂3克日两次，10日诸症均减，连服月余病祛大半，后让患者自买服之，药店告知松香岂可常服，患者听之惧服，后改服他药不效，数月而亡。后遇应服此药患者均不告知是松香，服时必用凉茶送服，用白开水送服则凝成块而不能服下，体质虚者量应减之。松脂用于肺癌患者取其燥湿化痰、拔毒、生肌，综合治疗而取得较好效果。

1981年秋治一10岁张姓男孩的胆道蛔虫症，腹痛发热7日，西药不能止来诊。其父患支气管哮喘，经我用延年半夏汤一剂则效，服数剂则未发作故携子来诊。当时正处于秋收季节，其父说因子有病以致不能务作，很为着急。与其服西药阿司匹林片，止而复作，乌梅丸改汤服下痛稍缓和，思之何以能速驱虫？忽忆《验方新编》香油葱白汤即为的对之良方也。何不试之？

故告知吕姓男子，嘱其速买上好香油一小碗，生大葱一根，切成细丝入香油内，患儿腹痛难忍，告知服之可以治好。患儿服下，至半夜，家长请我去看，患儿排出大小蛔虫不下百余条，痛即大止。次早回家。数日后又来，说又有腹痛，但没有上次重而已。问能否再服香油，但患儿这次却无论如何说也服不下了，说太香了。视其症状不重，告知不服也可了，仍以乌梅丸改汤，并西药同服而愈。

病家和知之者均问为何打针输液服药均不见效，何以香油大葱有如此神效？答曰单方治大病，单方气死名医是也。大量香油入肠，葱白辛辣。虫得辛则伏，得苦则死，得甜则动。患儿惧服苦药，此方葱白可使之伏，香油量大则肠滑，虫即随之出也。古书上有载，古人治幼子患虫症，诸药不效，医者嘱病家让患儿二三日不食，待虫饿之甚时，与葱油饼与药服下，虫即出也。众人奇之。

有一西医同行许姓青年医生询之，乌梅丸改汤治胆道蛔虫，书上及报道上均有乌梅丸治胆道蛔虫之报道。然而我在临床应用时，为何效时少不效时多。回说西医用此方是辨病用之，而中医是需要辨证的。让他将病孩

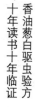

带来，视其舌苔黄，证偏热也。告知可将方中川椒、附子、干姜、细辛减量，连柏量加大即可。患儿服2剂即痛止病愈。许医生询之为何如此变化则其效有不同之处？告知此即西医辨病之短处，不论寒热，一概处以乌梅汤。有效者，是病情寒热不偏故能有效。中医辨病又辨证的长处即在这里。如舌苔白而润滑辨证当属偏寒，连柏等清热之药则需减量，川椒、附子、干姜等热性之药加大可也。此与西医所说呼吸道细菌性炎症用抗生素，病毒炎症用抗病毒药物是一样的道理。不加辨证一概用之，反怪乌梅丸不效吗？乌梅丸是治寒热错杂之方也。许医生说中医原来还有此等奥妙，不可思议也。

1988年治一青年女性，年近30岁，来诊时诉胃痛，每年大约均要发作一二次，痛则数日，时痛时止，痛时剧不可忍，止则一如常人。每次发作则上医院，数日方止，今又发作。详视细询之下，告知患者此乃蛔虫证也。患者半信半疑，当时有区卫生局郝姓与另一位工作人员在场闲坐，问我依据是什么。答之曰：观其偶有发作，发则痛不可忍，止则一如常人，不时又发，时痛时止，均为虫病的特征也。患者允之，处以乌梅丸改汤3剂。药未取齐，患者突发呕吐，并吐出蛔虫2条。在场诸人均为惊讶，说此为虫病无疑也，病家亦始信服。后服数剂治愈。在场诸人均广为传说，说李医生断病如此之神也。答之曰：十年读书，十年临证也。

李静按：乌梅丸乃仲景经方也。方为乌梅、细辛、干姜、黄连、当归、附子、蜀椒、桂枝、人参、黄柏等10味药。原文："……蛔厥者，乌梅丸主与之，又主久利。"指出本方可用于蛔厥证及寒热错杂的久利证，体现了寒温并用、安蛔止痛和止利的治疗大法。近人经验凡阳衰于下，火盛于上，气逆于中诸证，均可随证施用。乌梅丸乃治寒热错杂证之方剂，其用不止驱虫。凡厥阴之病寒热吐逆均可对证用之。

柴胡加龙骨牡蛎汤　癫痫首选加硼砂良
久病必瘀须当切记　疏通气血顽证可医

痫证，顽证也，临证多见，并且多久病并常服西药仍有发作者居多，医家均感棘手而病家又要求速效，杂药乱投。其不知年久之痫证，最为顽固，均为痰浊与气血瘀滞所致，聚散无常，发无定时。治法当以祛痰为要，化痰理气、息风镇痉为法。临床所见，痫发有轻重，病程有久暂，病者体质强弱有不同。古今治痫之方很多，单方、验方、偏方、秘方、针灸、封闭、穴位注射等，不胜枚举。多方验证，当以柴胡加龙骨牡蛎汤加味用之比较顺手，随证加减，发作控制以后，逐渐减量。如常服西药之患者，用中药之时，切不可立即停药。尝见病家服用某医家之丸散丹药，停服原来所服西药招致频繁大发作者，诚为痛心。若久病瘀血指征明显者，则主以血府逐瘀汤加味，调理气血，平衡阴阳，守方常服可达治愈。

临证多年经验，本病急性期发作当以治痰消风为要。标本兼治，常用西药者，仍继续服之，加中药以治本为主，健脾，利痰，活血化瘀，祛风通络，镇痉安神，调其阴阳，平衡气血，因证制宜，自能祛除病根。

我治此证，每配合单方，化痰锐利之品治其标，汤药丸散缓治其本。早年读先贤张锡纯之《医学衷中参西录》一书，其中论治痰诸法颇为可取，效法用之，每收奇效。其论简而效，大约痰易辨，而寒热难辨。急证当辨其脉，寒痰其脉沉迟，兼有闭塞之象，吐痰白而清稀。简易方为点天突穴，手掐喉结令痰活动，喉痒作嗽，其痰出即苏醒。或配以干姜汤、生姜汁，或胡椒三钱煎汤灌之。热痰必气粗面红，主以生白矾二钱化水服之，或用硼砂四钱化水服之，较白矾更为稳妥。

1984年治一程姓女患者，年18岁，因患精神病久服西药镇静剂，而致突发癫痫持续状态 8 天未止，高热抽搐，目瞪牙紧，气粗面红。在当地县医院住院 7 天治之仍未苏醒，持续发作不止，县医院嘱其转上级精神病院治疗。患者经亲友介绍求我前往出诊。至其家视其面红气粗，诊其为热痰生风。其高热乃数日来发作抽搐所致，先给予补液，高热即退。但仍抽搐不止，目瞪牙紧不能苏醒。处方以柴胡加龙骨牡蛎汤：

柴胡 12 克，生龙骨 30 克，生牡蛎 30 克，党参 30 克，黄芩 10 克，桂枝 10 克，半夏 10 克，生姜 5 片，大枣 6 枚（擘开），白茯苓 30 克，大黄 6 克，丹参 30 克，代赭石 30 克，另加硼砂 12 克药汁化入，嘱其撬开牙灌之，一夜方止，天明即苏醒，邻里传为佳话。

1988 年治一孟姓女，年 16 岁，癫痫大发作日发数次，病已数年，经好友老方大哥介绍来诊。其症状舌紫苔白，发作后无所苦，给服柴胡加龙骨牡蛎汤以丹参代铅丹，原方服一周发作即大减，共服 28 剂，随访多年未再发作。

1995 年春治王姓男孩，12 岁，家长诉自 1 岁多即患此病，但发作均为小发作，每日十余次，少则五六次不等。每次均是数秒即止，一直用中医治疗，单方、偏方、秘方、验方均用过不少。但一直未能治愈。因知西药不能根治，再说发作时间也不是太长，故从未用过西药。今听人介绍我处治此病效果好，故来求治。告知其从未用过西药是好事，如用西药再治时也要续用西药，不能一下子停下来的。如用西药时间久了，一旦停药病即会发作的。诊其舌淡紫，苔薄白无热象，当为久病必瘀，需疏通气血，平衡阴阳。告知此病风痰寒热均不明显，是为气血通行不畅而致。此病之因受寒发高热惊风是主要因素，其次为受惊吓而成，再者为外伤。家长答曰，此子之病是小时受惊吓而成的。告知此证病程已久，治需活血化瘀，疏通经络，约需半年时间方可，家长答应。故疏方血府逐瘀汤以疏通气血，加生龙牡以镇静安神，山茱萸以补肝益气，生山药以补其脾虚，皂角刺以化其风痰。服 20 剂后来诊说服药后数日即不再发作。照方服至 3 个月即未再来诊。

次年春节后不久，其母又带子来诊，说去年服了 3 个月后，因到麦收季节，没有时间带他来看，再说认为他病已好，已几个月未发病了，故而一直未来。不料今年春节时，邻居打架，他在旁又受了惊吓，所以病又犯了，又和去年差不多了，只是发作次数少一些。此次一定要坚持给他服3个月。后仍用上方，还是一服则效，服至3个月，始终未发作后停药。后过一年后送来匾一块表示感谢。

曾治一患者徐某，年8岁，病已2年，久服西药，仍不断发作，经其姑妈介绍来诊，其姑妈也是医生。来诊时因换了西药品种，服后引起大发作，日发10余次，每次约10多分钟，呕吐痰涎不止。家人及其姑妈恐其呕吐服中药难以服下，询问有无办法止其呕吐，告知用伏龙肝煮水煎药即可止呕吐也。视其舌极淡，苔白润，脉弦。方用柴胡加龙骨牡蛎汤去铅丹，并去大黄，加丹参、代赭石，并因其虚寒加山茱萸、黑附片，干姜、生姜并用之，再加全蝎、蜈蚣，服后吐止发作亦止。后服月余病未再发作而停药。

方中生龙牡被陈修园称为化痰之神品，加生赭石，以镇逆降痰。张锡纯在其《医学衷中参西录》中盛赞之。曾多有报道用生赭石，与建神曲配伍单方。唯其治小儿及初病之人多效，成人及久病之人其效则差。曾用此单方治数例患此病小儿3个月即愈。化痰之药如巴豆、甘遂、皂角刺其性太烈，现代人惧怕吐泻。皂角刺、琥珀、铁锈水等均可应用，如是病久者可用血府逐瘀汤加味，必加生赭石、生龙牡、丹参，虚加黄芪、山茱萸，唯半夏最好生用，加等量生姜。虫类药最好研末吞服。嘱其忌食辛辣、酒类，坚持服药方能根治。

江医生：您老的论点就是不论何病证，只要有气血瘀滞，你就用衡通之法吗？还有您老运用柴胡加龙骨牡蛎汤治癫痫病的要点是什么？何时适用？

李静：柴胡加龙骨牡蛎汤适用于癫痫病发作频繁之时，亦即是说发作期。可祛风通络，止痉化痰，安神宁志。所以一般病情复杂，风痰寒热虚实错杂者当为首选。辨为热痰者重用黄芩、大黄，寒者半夏、桂枝重用可再加附子，虚则参重用之。使其寒热虚实各当，其效当速。

若发作不重，气血瘀滞明显者，则适于用衡通汤或散剂服之，方便效亦佳。凡舌紫苔薄，痰湿寒热不明显者，则多为气血瘀滞之特征。气顺痰消血自通也。

而且对失眠，多梦，遗精滑精，女子梦交，心神不宁及诸精神因素之证，均可对证加减用之。也还是有是证，用是方，辨证施治，治病求本。

皂角丸治浊痰独效　泽泻汤治风痰眩晕
虚风可晕实痰亦晕　虚补实攻针灸如神

皂角丸，《金匮要略》方曰："咳逆上气，时时吐浊，但坐，不得眠，皂角丸主之。"浊痰者，痰状浊胶黏稠也。《金匮要略》本方云："皂角八两，刮去皮用，酥炙。上一味，末之，蜜丸，梧子大，以枣膏和汤，服三丸，日三，夜一服。"

1980 年，冯姓老者，年 60 余，患痰饮病 40 余年，咳嗽痰喘，不能平卧，吐痰稠黏量多。每以止喘之西药百喘朋维持，但痰浊不能除。视其痰浊症状，非小青龙汤、葶苈大枣泻肺汤、射干麻黄汤所能胜任，恐非皂角丸方可。

乃照方书所云制成蜜丸，如黄豆大，嘱用大枣 10 枚煎汤送下 5 丸，日三夜一服，服之果效。患者说服药后大便解的都是痰也，如脓状，但咳嗽喘促则止，此药神效也。嘱其自己掌握剂量，不可用大量，以恐伤胃，患者间断服至月余，浊痰消，唯天寒受凉仍有咳嗽，但浊痰已除。

按此顽疾非短期可除。处以麻杏二三汤方，嘱病发则服之，另处六君子汤治其脾，脾为生痰之源，杜其生痰之源，方能治其宿疾也。

按：皂角中含碱素，与西药之祛痰剂有相似之处。但皂角治胶痰在于中脘，故皂角逐痰下行，从大便排出之效速，所谓痰在下者引而竭之者也。与桔梗甘草汤治痰黏胸膈以出之，所谓高者引而越之者，有彻上彻下之异，实则异曲同工也。凡此胶痰患者，其舌苔必白腻且垢，脉滑是也。思之皂角之排痰之效，当属刺激性祛痰剂之作用，亦即气顺痰自消之理也。与西药之祛痰剂之药功效自有不同之处也。

2005 年夏治一韦姓女，年 30 有余，患眩晕症甚剧，反复发作。发则天旋地转，不欲睁眼，伴呕吐。医院诊为梅尼埃病，治之久不见效，当为泽泻汤证。视其舌紫苔黄腻，当为风痰湿热并重，其体丰，处以生白术30克，泽泻60克，淡竹茹18克，半夏18克，滑石30克，车前子30克，后两味纱布包煎，3剂服1剂则诸症均大减，患者惊其效，3剂则愈，嘱其以后少服辛辣之食物。一年后仍未再发作，唯服药后有小便增多，腹泻日数次而已。

后又治一吴姓会诊患者，年40许，眩晕经常发作，亦诊为梅尼埃病。现发作数日，目不能睁，路不能行，西医给予营养、抗炎等，一日输液4瓶，仍不见效，吐亦未止。视其体较虚，脉弱苔薄白腻。乃先以点穴法取内关双穴，数分钟后，患者即可睁眼，头晕顿失，自己去厕所方便，后服食包子4个。其夫妇均为四川人，在深圳工作。见此效果其夫说，今日遇上神仙了，早知如此神效，何苦打针输液，花钱受罪，再三道谢。处方以疗其体虚，方用：

白术30克，泽泻30克，半夏10克，陈皮6克，白茯苓30克，山茱萸30克。数剂而愈，用此方治眩晕证甚多，临证视其寒热虚实加减运用。方可得心应手，屡用屡效也。

泽泻汤乃治痰饮证眩晕之首选方，方用白术、泽泻二味，服之小便利，则痰饮除，眩晕止也。韦氏女乃体实，风痰湿热并重，故加竹节、半夏、滑石、车前以加强药力，服后二便增多，故效亦速也。吴姓女虚则须加补益之药方可对症，如是顽固痰饮证则须治其根本方可根治。

江医生：此女病人眩晕重不能睁眼我亲见之，西医内科请您老会诊，老师只用手于患者内关双穴点数分钟，患者即能睁眼索取食物，自己上卫生间。还有一例高血压危象女患者，血压250/140mmHg，老师与她刺双侧内庭穴，不一时血压即降下来。请问老师此类病中医都可诊为眩晕吗？泽泻汤的应用要点是什么？

李静：眩晕病，主要是辨别虚与实之分。凡是实证，便可清之疏之导之通之。虚者则需开之醒之调之补之。凡舌紫苔黄腻，脉有力者为湿热风痰之实证，舌淡脉弱为气血不足生风成痰之虚证。有形之实可疏通清导，无形之虚先开之使其晕止然后调补之。泽泻汤是经方，仲景治痰饮中之支饮方，所以眩晕又可为痰饮病是也。临证时辨证是痰饮病，要点是凡可攻

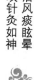

皂角丸治浊痰独效　泽泻汤治风痰眩晕
虚风可晕实痰亦晕　虚补实攻针灸如神

者便是实证，不可攻者当是虚证。韦姓女体实，为风痰湿热并重之实证眩晕，故用泽泻汤重用泽泻，再加滑石、车前、竹茹。吴姓女体弱脉无力为虚不可攻者，故用泽泻汤加山茱萸、茯苓以补其虚。如寒象重者可加桂枝、附片，虚寒甚加人参、吴茱萸。此为治眩晕之大法要点也。

炙甘草汤治心动悸　痰火失眠温胆勿迟
经方运用病重药重　随证加减贵在变通

　　炙甘草汤乃治心动悸脉结代之名方，早年初习医时，遇心悸患者，每以炙甘草汤治之，有有效有不效者，甚则有服药后心慌加重者。后随阅历的增长，方悟其中之妙。其适应证为心悸、失眠、头晕之心阴心阳两虚，舌淡少苔，脉结或代者方为对证。但如是阴虚内热者、血瘀患者、痰火阻滞患者，当不可照方而用，须临证加减化裁，为对证也。

　　2000年治一王姓老者，年60余岁，主诉心悸，头晕，眠差，夙患有糖尿病，现服药维持。诊其舌淡苔薄白，脉弱无力，处以炙甘草汤原方：炙甘草12克，生地黄48克，麦冬30克，红参10克，桂枝10克，麻仁30克，阿胶20克（另包，化服），大枣10枚，生姜3片。服7剂。

　　一周后患者来诊，诉说自己是一退休干部，长期服药对药性稍懂，一直治糖尿病服了许多中药，但从未见过医生开炙甘草的，说我当时想说医生我是糖尿病，已给你讲过了，为什么还给我开蜂蜜炙的甘草，我现在血糖本来就偏高，会不会再升高呢？但又考虑到或许医生开此药有开此药的道理。故大着胆子服了一周此方，不意服后我查了一下血糖，非但没高反而下降了，故来请你再给我开一周好了。

　　听后告知患者中医是从整体出发的，不是头痛医头，脚痛医脚的，有是证用是方，你现在的表现是气血阴阳两虚所致的心悸、失眠、头晕，炙甘草汤是经方，是最为对证之方，不是治糖尿病的专方，服后气血两虚有所改变，故血糖下降也是正常之事也。患者取方欣然而去也。

　　后于2005年治一广东潮州老妇年60岁，患糖尿病多年，亦现炙甘草汤证，亦处以炙甘草汤，患者说自己也懂药性，炙甘草含糖万不能服，无

炙甘草汤治心动悸　经方运用病重药重

痰火失眠温胆勿迟　随证加减贵在变通

奈去之，服后效不佳故可知也，殊为可惜。

2005治一香港男，患心悸失眠4年，久治不效，服药多为安神补心之类。视其症状舌红苔白腻而干燥，脉弦数无力。询之则纳呆乏力，心慌，眠差。其为心阴阳两虚兼夹痰火明矣。疏方炙甘草汤合温胆汤，一周后来诊诉症状大减，连服月余痊愈。

名老中医岳美中曾说过，炙甘草汤以炙甘草为名，当以炙甘草为主药，按现代用药计量当用12克方可有效。方中生地黄现代用量当为48克。

近代经方大家曹颖甫在《经方实验录》中论炙甘草汤曰："余用此方，无虑百数十次，未有不效者，其症以心动悸为主。若见脉结代，则其证为重，宜加重药量。否则，但觉头眩者为轻，投之更效。推其所以心动悸之理，血液不足故也。故其脉必细小异常。妇女患此证之甚者，且常影响及于经事……及服本汤，则心血渐足，动悸亦安，头眩除，经事调，虚汗止，脉象复，其功无穷。盖本方有七分阴药，三分阳药，阴药为体，阳药为用。生地黄至少当用六钱，桂枝至少也须钱半，方有效力。若疑生地黄为厚腻，桂枝为大热，因而不敢重用，斯不足与谈经方也。

又说："按本汤证脉象数者居多，甚在百至以上，迟者较少，甚在六十至以下，服本汤之后，其数者将减缓，其缓者将增速，悉渐近于标准之数。盖过犹不及，本汤能削其过而益其不及，药力伟矣……"又曰："按古方治病，在《伤寒》《金匮》中，仲师原示人加减之法，而加减之药味，要不必出经方之外，如阴亏加人参而去芍药，腹痛加芍药而去黄芩，成例俱在，不可诬也。予用此方下利者去麻仁，大便不畅者重用麻仁，或竟加大黄，遇寒湿利则合用附子理中汤，于卧寐不安者，加酸枣仁、朱砂，要不过随证用药，绝无异人之处。仲景之法，固当如此也。"

李静按：此论可为用炙甘草汤之大法，亦可为用经方之大法也，更可为医者临证用方之大法也。思之以前用此方治心动悸无怪有效有不效，乃阅历未到，功力未至也。后治心动悸，必详察其证，随证加减。此即前人云行医五十年，方知四十九年之非也。

乙肝湿热黄连解毒　蛇药六神三阳转阴
鸡尾酒为综合疗法　混沌汤法兼备可夸

乙型肝炎为湿热搏结所致，而由体内湿热与外感湿热之邪郁结而成。久之必致气血瘀滞，湿热病毒在急性期，用清热解毒，清利湿热，病毒得以清除可很快转阴而治愈。日久转为慢性，乙肝湿热病毒瘀结于体内安营扎寨，单用清热解毒之剂恐难速效，治之需论持久战方可。中医辨证施治，慢性乙肝假以时日，每亦能达到转阴治愈之效。而慢性患者均具有气血瘀滞的特点，故治疗时首先应用疏通气血之方剂，而湿热病毒又始终需贯穿之。故临证遣方用药应以疏通气血，清除病毒，扶正祛邪的混沌汤疗法，如能结合西医辨病用药，可称鸡尾酒疗法，单一方药很难取效。

急性期湿热重之乙肝，症状舌红苔白腻或黄腻，脉弦滑实证明显者，中医辨证湿热郁于气分者，常用黄连解毒汤加大黄、蒲公英、白花蛇舌草、蝉蜕。如舌紫赤苔黄，尖边有红紫瘀斑点者为毒热结于血分，直须凉血解毒，加水牛角丝、升麻、紫草、大青叶。作者经验用现代医界报道的简易方六神丸，或季德胜蛇药片服之，治过多例效果很好。

慢性乙肝的病机复杂，单一清热解毒则其效不佳。应根据证情之不同，扶正与祛邪共享，兼数法而行之，用数方而治之。作者常以血府逐瘀汤疏通气血为主方，湿热并重者合用黄连解毒汤少加大黄，毒热重者加水牛角、升麻、紫草，要注重给病邪以出路。邪偏热者加蝉蜕、连翘、葶苈子，偏湿加滑石、土茯苓。阴虚加沙参、麦冬、白芍。阳虚加党参、黄芪、山茱萸。瘀血明显加鸡内金、三七、土鳖虫。

作者治慢性乙肝患者常用混沌汤法，条件许可者用鸡尾酒疗法，此二法皆兼备法亦即综合疗法也。有许多患者服中药不便，故将基本方血府逐瘀汤组成去生地黄，加穿山甲、三七各等份制为散剂，名为衡通散，以平衡阴阳，疏通气血。每服 6 ～ 10 克，每日 2 ～ 3 次。黄连解毒汤加大黄装入胶囊服之，湿热重再加用季德胜蛇药片每天 3 次，每次服 6 片。或服六神丸每天 3 次，每次 10 粒。3 个月为 1 疗程，简便有效，可服二三个疗程。经验体会凡是舌紫赤尖有紫斑点之患者，DNA 检测多高出正常值，不论西医辨病还是中医辨证均需清除病毒，中医辨证为毒入血分，清热解毒是为当务之急。待毒祛，正虚补之可也。毒盛之时若妄用补益反而助邪，徒增湿热毒结，于病者无益。凡舌红紫苔黄腻或白腻而燥者为湿热并重，可首选黄连解毒是为正治。若舌淡苔薄者为肝脾两虚型，舌红紫苔薄或苔光者为肝脾肾阴虚型，乙肝检测多为小三阳或小二阳。此类患者当以扶正祛邪为要，不可一味攻邪。要从整体考虑，使正气恢复，毒邪祛除则其病自愈。

乙肝病是一种慢性疾患，需开导患者要有思想准备。祛除毒邪病愈需要一个时间过程。急性期时毒邪去则病愈，病毒可很快转阴。慢性乙肝毒邪去 DNA 检测已阴性，但"两对半"仍不转阴，是一个令人困扰的问题。众多医家都在潜心研究，如何能够快速转阴。临证见到许多患者，医治数月或数年之久，仍达不到转阴治愈的目的，因而失去信心。杂药乱投，或任其自然，听天由命。而医家如果一味求之攻毒转阴，往往不能如意。如果西医辨病用抗肝炎病毒，中医也用清热解毒药来治疗乙肝，则失去了中医的精髓所在。中医是既要辨病又要辨证，有毒则祛之，有气血瘀滞则疏通之，有阴虚则滋阴，阳虚则助阳。或先攻毒邪后扶正，或先扶正后攻邪。或攻补兼施，有是病，用是法，有是证，用是方可也。慢性复杂性乙型肝炎，一般均需用混沌汤法或鸡尾酒法，方能兼顾邪正各方，做到邪去而正不伤。或用西药以祛病毒，中药以扶正。或用中药以祛毒邪，西药以增强免疫之品。此实乃兼备法也。

实验认为，治疗慢性乙肝，用衡通散以疏通气血，黄连解毒汤丸以清除湿热，正虚者用扶正之剂，或用西药人用乙肝免疫球蛋白、胸腺肽以扶正亦可。或用西药拉米夫定片和人用乙肝免疫球蛋白合用胸腺肽注射液，加用中药衡通散疏通气血，使气血通顺，毒邪易去。唯此法价格贵，许多人不易接受。此法如用之得当，3 个月 1 疗程，1 ～ 2 个疗程往往可取佳效。经验认为毒邪炽盛之时，中医不可妄用补益，西医如用免疫增强剂其效亦不佳。其邪盛时往往 DNA 检测较高，当先清其病毒即湿热疫毒。西药用拉米夫定、干扰素等，其疗程长，价格昂贵。中药当用黄连解毒汤加味，或六神丸，或季德胜蛇药片直折其毒。待其毒去则加以扶正之法。而疏通气血之法则需始终用之。如畏苦寒败胃则短期用之可也，或加补益脾胃之品，以求攻邪而不伤正。舌红苔薄黄属偏热型，加蝉蜕、连翘、白茅根、蒲公英之类以使热邪外出。舌紫尖红紫瘀斑为毒入血分，可加紫草、大青叶、升麻、水牛角之类凉血散血清解疫毒。舌淡紫苔白腻或黄腻为偏湿型，可加土茯苓、滑石、白鲜皮、白花蛇舌草、贯众、虎杖之类，使湿毒从小便排出。正虚加用扶正之类，或加用西药乙肝免疫球蛋白、胸腺肽之类，兼数法而用之，可缩短疗程，转阴快，疗效好。中医为混沌汤法，西医为鸡尾酒法，异曲同工也。

何廉臣论火："火属血分，为实而有物，其所附丽者，非痰即滞，非滞即瘀，非即虫。但清其火，不去其物，何以奏效。必视其附丽者为何物，而于清火诸方，加入取消痰滞瘀积虫等药，效始能捷，如燔柴炙炭，势若燎原，虽沃以水，犹有沸腾之恐慌，必撤去柴炭而火始熄。故凡清火之法，虽以苦寒直降为大宗，而历代之方，往往有清火兼消痰，清火兼导滞法，清火兼消瘀法，清火兼杀虫法者，皆所以清化火之所附丽者也。"此即《金匮要略》随其所得而攻之之谓也。

1997 年治一患者王某，女，年 20 岁，患乙肝大三阳 2 年余，服数种成药不效。其外出打工，月薪只有五百元，且又服煎药不便。来询能否在经济许可的情况下治愈大三阳。察其舌红紫，苔白腻燥，脉弦缓有力。证属湿热并重，正气不虚尚可攻毒，处以白鲜皮、黄芩、大黄各等份制成散，每天服 3 次，每次服 6 克，畏苦加蜂蜜送服之。再加六神丸每天 3 次，每次 10 粒，嘱服 3 个月为 1 疗程后复查。患者服后大便日二三次，微有腹痛，3 个月后查"两对半"转阴而治愈。

患者方某，男，23 岁，乙肝大三阳 5 年余，久治不效。诊其舌红紫，苔薄黄，脉弦有力。偶有胁隐痛。证属气滞血瘀偏热型。处以衡通散每服 6 克，日 3 次，季德胜蛇药片每天 3 次，每次 6 片，3 个月为 1 疗程。3 个月后复查为小三阳，仍续服 3 个月后再查转阴，嘱仍服衡通散 3 个月以巩固之。

患者汪某，男，年 40 岁，患乙肝小三阳数年来诊。症状为乏力困倦，纳食不香，胃脘与两胁胀痛不适。舌质淡，苔白腻滑，脉搏弦缓，辨证为

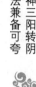

偏湿重型。处以衡通散方，诸药各 10 克，加土茯苓、滑石、白花蛇舌草各 30 克，服 15 剂后舌苔腻已祛，诸症均减。续服 15 剂查两对半仍为小三阳。患者要求转阴之法。视其湿毒已祛，两胁仍有胀滞，正气不足，气血瘀滞之征乃显。处以衡通散原方等份制成散剂，每日 3 次，每服 6～10 克，西药胸腺肽每天 20 毫克肌注，3 个月后查两对半转阴，嘱仍服衡通散 3 个月以巩固之，以求痊愈而不复发。

忆 1981 年在农村行医时，曾治一孔姓男，时年 28 岁，我那时年已而立，其患乙肝大三阳，肝功能高，发低热，头晕乏力。在县医院治之不效。诊其舌红紫，苔薄，脉弦细而数，辨证为气阴两虚偏火重，方用一贯煎加蒲公英、白花蛇舌草、白茅根之类，服一月多后查肝功能恢复正常，乏力亦减。但低热，手足心热之症始终未消。其经常来诊，询问医药知识，论至此证时，我主张需用反治法，上方加黑附片，其听了不同意，说其乃阴虚低热之体，何能用附子大热之药。又过一个时期，低热终不能退。其常来已熟，一次我悄悄地在他的药中放入黑附片每剂 6 克，3 日后他兴奋地来说，他的低热终于退了。我笑了并告知其回家后检看药渣即知。其立即明白，说："是你将附子悄悄给我放进去了吧。"答之说然也，此乃没有办法的办法了，好在有效了。明修栈道不行，我只有暗度陈仓了。他感动地说：李大哥，你的恩情我终生不会忘的。后其病愈后交为朋友，经常前来看我，至今仍保持联系。

李静按：笔者多年经验体会，乙肝患者西医辨病时，DNA 检测滴度高时，中医辨证多为湿热疫毒瘀结，西医用清除病毒法，与中医用清热解毒并无不同。区别之处在于不可一味清热解毒，要从整体观念考虑，以给病邪找出路为要，逐邪外出为目的。西医药何尝不是清除病毒与增强免疫剂兼而用之，唯西药在疏通气血，扶助正气方面远不如中医而已。用西药清除病毒未尝不可，不过其疗程长，药价高昂，存在副作用等缺点是在所难免。如中医一概清热解毒，妄图转阴快，毒未解而胃气大伤，正气受损，其危害亦是同样的。如果不论病家身体如何，只管清除病毒以求转阴，其结果是两败俱伤，即便勉强病毒转阴，病者元气大伤，是谓得不偿失。如能运用方药，做到驱邪而不伤正方为上工。攻补兼施，逐邪外出，辨证施治，遣方用药，有是病用是法，有是证用是方，乃为中医之本。

上海名医颜德馨所倡之衡法，即中医治病八法之外又倡之衡法。其说久病必有瘀，怪病必有瘀，用血府逐瘀汤疏通气血，平衡阴阳，确为现代中医所面对的慢性疑难病证所需要掌握的。重证再加虫类药如地龙、全蝎、蜈蚣、土鳖虫、水蛭等以增强活血化瘀之力。

临证时，气虚甚者加补益之品如人参、黄芪、山茱萸等，阴虚加阿胶、沙参、枸杞子等，阳虚加附子、鹿胶、肉桂等；热加芩连知母，湿加滑石、土茯苓等，或合用理冲散。凡慢性疾患，其舌紫苔薄，脉搏涩滞者均为衡法之指征，即为衡通散之适应证。如没有湿热偏重，虚象不显者单用衡通散即可奏效，屡试不爽。

衡通散组成为：当归、川芎、桃仁、红花、枳壳、桔梗、川牛膝、赤芍、柴胡、甘草、穿山甲、三七各等份为散，每服 6 ～ 10 克，每日二三次。

此方为血府逐瘀汤去生地黄，加穿山甲、三七而成。化瘀散结疏通气血之功更胜。凡气滞血瘀之肿瘤癌症、头痛、失眠、心脏疾患、慢性咽炎、鼻炎、气管炎、哮喘、虚劳、皮肤顽证牛皮癣、白癜风、湿疹、过敏性疾病、妇科病、男子性功能障碍、精少不育等病，凡具有气血瘀滞指征之疾患，均可用之为基本方，随证加味治之，辨证易，收效快。尤其是慢性病服此方简便，可守方常服，加减运用得心应手。

患者刘某，男，年22岁，在西安数家大医院均诊为心肌炎，服用中西药物，经治年余未效。症状为心前区疼痛，胸闷，心慌，乏力，烦躁，眠差。察其舌红紫，尖有红紫斑点密布，苔薄黄，舌中有一条长裂纹，辨证当为气血瘀滞火毒瘀结，治以血府逐瘀汤加黄芩、黄连、蒲公英、连翘、甲片、三七、生地黄各50克，蒲公英30克。余药皆用常规量。服一周诸症大减，上方加减服至一月，诸症均消失，舌尖红紫斑亦少，仍偶有隐痛。乃处以衡通散，芩连畏苦装入胶囊服之。患者坚持服用半年，疼痛消除，舌尖红紫斑失，始告治愈。

多年来用此法治愈无数例失眠、头痛、胸闷患者。唯临证加减运用而已，有合温胆汤用之者，有合小陷胸汤用之者，有合黄连解毒汤用之者。一俟所偏之火毒湿热已祛，即用衡通散以治之。古人云：气通血顺，何患之有？至理名言也。

陈某，男，30岁，患慢性咽炎5年余，屡治未效。其证咽中似有异物感，吞之不可，咽之不下，稍不注意，即发作咽痛。5年来反复发作，在广州屡治不愈，痛苦万分。6年前其患前列腺炎经我治愈，故从广州来深圳求治。察其舌红紫，苔薄白而燥。辨证为气血痰火瘀结而致，处以衡通散每服10克，日3次以疏通气血痰滞，与黄连解毒汤方加大黄装胶囊每服4粒，日2次，服至一月来诊效大显，又服一月诸症均除而治愈。患者曾打来电话表示感谢，邀请到广州至其处作客，其意甚诚。

1997年春节治一梁姓男，年34岁，在北京文化部工作。经人介绍前来求治。婚后6年未育，医院查无精子。视其发育良好，舌质偏淡而紫，苔薄白，脉弦，无何不适。辨证当为气血瘀滞，处以衡通散方。告知发育可，生育当没问题，为何没有精子呢？当是精道堵塞，精子出不来之故也。此与道路塞车一个道理。治当疏通气血，化瘀散结通络，精道通则精自出也。故疏通精道需要一个过程，需大半年至一年时间。并嘱其3个月查一次。患者信任，坚持服药。至6月底，我去北京开学术会议，其在饭店热情招待，询其查精子没，答曰没有，小车不倒只管推，什么时候老婆怀孕了我就不吃药了。其性格开朗如此，并说已服半年多了，一天未间断。赞其精神可嘉，病一定会好的。晚上陪我去观看在人民大会堂举行的1997庆香港回归文艺晚会。后至10月来电告知妻子已怀孕。后因妻子过劳流产，又过两年生一男孩。至今与其交为好朋友也。

同事田医生之同学远在四川，其胃肠病数年，服药无数，常年服用人参，身体还是消瘦乏力。服他药均是初服有效，续服则不效也。询问有无良方以治之。据其所说诸药不效之理，久病必瘀，当为气血瘀滞无疑。嘱服血府逐瘀汤方一月，或服口服液也可。一月后患者说购血府逐瘀片服用，初时看说明书说是治心脏病之药，认为自己年方 30 有余，不是心脏病，服此药能会对症？田医生说此方乃一老中医所开，劝其服用一月一试，岂知服后多年不效之证果然收效，患者信心大增，来电告知，嘱其续服以待佳效。

周医生：老师，我明白了，你给我姐用的是衡通汤，加皂角刺、天花粉、白芍、山茱萸。方中二七、天花粉可化瘀血又能托毒外出，穿山甲与皂角刺散结使药力直达病所。全方共享达到疏通气血、活血消风、托毒外出之功效。难怪服后当天即鼻腔流出许多脓液，口中吐出黑色血块。晕证大减。现已拍片显示脓液已消失。请问老师您老的衡通法是否对于疑难病均可用之？我姐的病大约还需服多久方能痊愈？

李静：衡通散治慢性疑难病证之气血瘀滞之证用之屡，其效亦佳。究其原理亦为纠正体内偏差。在血府逐瘀汤基础上加穿山甲、三七，其疏通气血，其药性当为平和，不寒不热，活血化瘀力量更为增强。穿山甲内通脏腑，外通经络，无微不至。凡内外诸证加用之则其效更速。三七性平，化瘀血，止血妄行，可托毒外出，并治瘀血所致之疼痛有殊效。治脏腑疮毒，腹中血积癥瘕，可代《金匮要略》下瘀血汤，且较下瘀血汤更稳妥也。张锡纯甚赞之，我在临床亦擅用之。用之时，凡需疏通气血之病均可选用，临证视病情加减变通而已。气虚者可加黄芪、人参，热加芩连等清热之品，寒加桂枝、附子，有风证可加蝉蜕、地龙、全蝎、蜈蚣等虫类药，随证施治可也。你姐的病需服月余，然后可制成散剂服 3 个月以巩固之，病久故也，多服有益无妨。

王清任所创之血府逐瘀汤治胸痹之胸膈间瘀血效果很好。岳美中老师论曰："血府逐瘀汤是个有名的方子。方中以桃红四物汤合四逆散，动药与静药配合得好。再加牛膝往下一引，柴胡、桔梗往上一提，升降有常，血自下行。用于治疗胸膈间瘀血和妇女逆经证，多可数剂而愈。"

受岳老师此论启发，我认为此方则非只治胸膈间瘀血及妇女逆经也。既然此方动静药物配合得好，再有升有降，则当能疏通气血，故可广泛应用于诸多气血瘀滞之证。后又读上海名医颜德馨之《活血化瘀疗法实践》，

脏腑诸病血瘀气滞　　衡通汤散用之勿疑

八纲辨证衡通法易　　阴阳表里寒热虚实

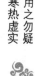

书中论及此方。倡此方为活血化瘀之要方，治久病怪病，认为必有瘀血，称活血化瘀疗法为衡法，谓之曰八法之外之衡法，我深有感触。再加我特别欣赏与喜用之兼备法，可谓有理，有法，有方也。故遇复杂病证，首先想到用兼备法。用兼备法，便首先想到衡法，想到衡法，便想到血府逐瘀汤。想到血府逐瘀汤，则联想到岳美中老师论此汤，岳老说此方升降有常，血自下行，颜老前辈说活血化瘀是为衡法。我思之此方必具有通气之功能，气滞血瘀方为失衡，通之则阴阳平衡。故欲使之衡，便当用通。我多年喜用三七、山甲片。三七有化瘀血之良能，山甲作向导有无处不到之异功。故在血府逐瘀汤方上每加三七、山甲片，屡用屡效。其疏通气血之力更胜，则平衡阴阳之效更速，故名之曰衡通汤。若去生地黄，制散服用更便，名为衡通散。

镇冲汤治中风偏瘫　方用五虫攻顽克坚
内风外风同是中风　风是神经神经是风

2005年夏在深治一广东赖姓老者，年62岁，因感冒高热前来求出诊。其妻诉说其发热头晕不敢走动，烦请李医生出诊一下，至其家诊视时，观其面红，目光呆滞，白睛充血。舌紫苔腻，脉弦滑硬。询其平日素有高血压病，告知其现已有明显之脑充血，恐有脑血管意外之变。劝其及早医治。其妻答等他感冒发热好了即请我给他治。今天不能前去就诊就是看他头晕，才没敢让他去，而麻烦我来出诊的。

2个月后其妻前来诉说其夫认为不要紧，自己买些成品药服即可以了。谁知一个月前的晚上突然昏倒，叫120去市医院，诊断为脑出血，现住院已一个月了，出血已控制，但服西药血压仍不稳，没力气，吃饭不多，睡眠不佳。想出院请我给诊治，还想麻烦我出诊。视其舌脉仍如前状，处以镇冲汤方，服一周即感诸症有所减轻，加减服至一个半月，诸症消失，血压稳定停药，一个月后随访病情稳定。

高血压、中风之症临床所见颇多，且又以肝阳上亢型多见而宜复发者为多。笔者临床治此症每师先贤张锡纯之镇肝熄风汤、建瓴汤与《金匮》风引汤之意，组成镇冲汤用于治疗高血压、脑充血中风初期诸症，因方中以石质重镇药镇其冲气为主，且又能敛冲气，息风定风活血化瘀，且有引血下行之药，养血柔肝之味。随证加减，量大效速。

经验认为，治疗此症应详辨脉证，服镇冲汤症状减后需察其脉证，待其症状消失脉转平和后方可停药。镇冲汤为血府逐瘀汤加炮山甲、地龙、代赭石、川牛膝、怀牛膝、生白芍、生龙骨、生牡蛎、枸杞、山茱萸而成。

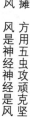

镇冲汤组成为：桃仁、红花、当归、枳壳、柴胡、赤芍、炙甘草、桔梗、地龙、炮山甲各10克，生地黄、川牛膝、怀牛膝、生白芍、枸杞、山茱萸、生龙骨、生牡蛎、生赭石各20克。

适应证：脉象弦硬而长，或寸盛尺虚，毫无缓和之意，头目眩晕，脑中昏愦，耳鸣目胀；胃中冲气上冲，心中烦躁，或舌胀、言语不利，或口眼歪斜，或半身似有麻木不遂，头重脚轻，脚底如踏棉花之状均可用之。

主治高血压头痛项强，头晕耳鸣，四肢麻木，中风、痉证口噤，凡无明显胃寒症状，血压过高阴虚阳亢证之痉厥及内外中风证可用之，镇冲者，镇其上冲之气血也。体壮患者可大量暂服，笔者曾治多例此类患者，数剂即效。山茱萸味酸性温，收敛元气，收涩之中兼具调畅之性，通利九窍，流通血脉，治肝虚内风最效。先贤张锡纯先生盛赞之，其治吐血咯血之补管补络汤即用山茱萸与生龙牡以收敛止血，故用之以治脑血管充血或意外。生赭石、生龙骨、生牡蛎质重镇肝息风，川牛膝、怀牛膝引血下行，生白芍、山茱萸、枸杞养阴柔肝，刚柔相济，内风外风皆可治之。偏瘫日久者，则需加蝉蜕、僵蚕、全蝎、土鳖虫、蜈蚣、五虫，以镇痉通络，攻顽克坚。

患者王某，男，50岁，安徽人。高血压病多年，近日来工作繁忙，又以心情不快，以致舌硬口麻，言语不利来诊。察舌淡紫，舌边有齿印，苔薄白腻，其脉弦硬而大，告知此乃脑血管硬化、脑充血，中医为中风之先兆也。治以镇冲汤原方，因其体丰，阴虚阳亢肝风萌动，服药3剂诸症均失，嘱其多服，其因工作忙而止服。

1年后又因气恼复作来诊，来时说李医生你还给我用去年那个方即可。答之曰可，提笔疏方镇冲汤。老王说：是不是原方啊？已经1年了，你把去年的病例与我找出对照一下，去年我服那方很好的。不得已将病历找出，两相对照，一药不差。老王说：李医生记忆力可以啊！我说：哪里，去年你的病适合用此方，今年还适合用此方而已，中医治病是有汤头的，专病专方也。仍处去岁原方3剂又愈。然诊其脉弦硬而滑，劝其多服至脉象平和，患者仍不以为意，后又多次复发。按本症由于肝气、肝火妄动而发，血与气并行于上，故致脑充血。方中诸石质重性皆下沉，性凉而敛冲气，其余诸药活血定风，引血下行，肝阳之气不上冲，则血之上充者自能徐徐下降，阴阳平衡，气血调和，血脉畅通，诸症自愈。

　　彭姓男，广东人。年56岁，患中风后遗证3年余。于2001年11月来诊。症状为言语涩滞，右下肢走路无力。且有周身疼痛，病后一直在服药治疗，诊其舌紫暗，边尖瘀血斑明显，其脉大。知其瘀血明显阻络。处以镇冲汤加用五虫，服10天即感觉有力，持续服至3个月，走路及周身疼痛大大改观。后用五虫制为散剂又服用半年，2005年来请为其80岁老母诊病知其病已基本痊愈。

　　李姓妇，年50岁，头风。服西药头痛粉8年。来诊时头痛已久，且近来又增胃痛。视其舌质淡，苔薄，脉弦硬。问其大便，答曰黑便，告知其因久服头痛粉，现已致胃溃疡了，后做胃镜检查证实为胃溃疡。然其头风已久，且现状甚剧。不用头痛粉则不能忍受。观其面黄色暗，辨证为肝虚生风。处以衡通汤加白芍30克，炙甘草亦为30克，山茱萸30克。服3剂，则胃痛止，黑便亦止。服至15剂，头痛亦大减。多年之头风，非短时所能根治，处以衡通散方，为之善后。

　　江医生：老师，中风与脑血管病有何异同？中医说的风是什么？

　　李静：中医说的中风有内外之分，真中风与类中风之别。此有最近一例病人可作参考。刘某，男，42岁，广东梅州人。左侧上下肢无力，右手肿胀疼痛，左上肢麻木3个月来诊。诉在家中药西药治之3个月效果不显，并诉腰痛，食少纳呆，睡眠亦差。诊其舌质淡暗紫，尖有红紫斑，苔黄腻。怕冷，发病以来从不出汗，手足冷，脉弦滞涩，视其面色黄暗。证属风寒湿热并重，气血瘀滞。前医均诊为神经炎。询其得病之由，说是突然发作而致。其在农村，开四轮车，经常受风感寒伤湿而致。其舌质淡暗紫者瘀也。尖有红紫斑，苔黄腻者湿热也。治用兼备法，方用桂芍知母汤原方加忍冬藤、桑枝、丝瓜络、滑石治其风寒湿热，调其营卫。衡通散治其气血瘀滞。服药10剂，感觉右上下肢均较前有力，服药后感觉微似汗出周身轻松舒适。尤其是右手肿痛全消，已和左手一样。仍处以衡通散合桂芍知母汤原方加皂角刺30克，山茱萸30克，桑枝12克，忍冬藤12克，鸡血藤30克，20剂。

　　赖姓老者之中风，西医诊为脑血管意外，脑出血，相当于中医中风之类中风。经医院抢救方始病情缓解。后与其服镇冲汤2个月方治愈。王姓患者之中风西医认为是脑出血，相当于中医之真中风。其舌硬口麻，言语不利，重则致口眼歪斜。与镇冲汤 3 剂则愈，其效也速。类中风者，内中风也，也即是说肝风内动而致，中脏腑也，愈之也缓。真中风者，其人元气不虚，外邪中之，故愈之也速。临床见之，类中风者极多，真中风者为少。类中风者，脑血管意外也，重证者忽然昏倒，不省人事。危在顷刻也。辨其虚实寒热至为重要。彭姓男为类中风偏瘫，半身不遂，时日已久，所以需用五虫以攻顽克坚，愈之更慢也。刘姓男病之亦短，其为外风所致之风寒湿热并重之历节风证、痹证也，即中经络也。辨证准，用药精，见效也快，然根治其风湿仍需时日也。李姓妇，则为头风，乃肝虚生风，亦内风也。西医谓之血管神经性头痛。另还有破伤风之风，亦为外风，真中风也。

　　理冲散乃张锡纯《医学衷中参西录》中理冲汤丸变通而成。其理冲汤论曰："治妇女经闭不行，或产后恶露不尽，结为癥瘕。以致阴虚作热，阳虚作冷，食少劳嗽，虚证沓来。服此汤十余剂后，虚证自退，30剂后，瘀血可尽消。亦治室女月闭血枯。并治男子劳瘵，一切脏腑癥瘕，积聚，气郁，脾弱，满闷，痞胀，不能饮食。方后并附加减法。"

　　又曰："从来医者调气行血，习用香附，而不习用三棱、莪术。盖以其能破癥瘕，遂疑其过于猛烈。而不知能破癥瘕者，三棱、莪术之良能，非二药之性烈于香附也。愚精心考验多年，凡习用之药，皆确知其性情能力。若论耗散气血，香附尤甚于三棱、莪术。若论消磨癥瘕，十倍香附亦不及三棱、莪术也。"

　　又论曰："人之脏腑，一气贯通，若营垒犄角。一处受攻，则他处可为之救应。故用药攻病，宜确审病根结聚之处，用对证药一二味，专攻其处。即其处气血偶有伤损，他脏腑气血犹可为之输将贯注。亦犹相连营垒之相救应也。又加补药以为之佐使，是以邪去而正气无伤损。世俗医者，不知此理，见有专确攻病之方，若拙拟理冲汤者，初不审方中用意何如，君臣佐使何如，但见方中有三棱、莪术，即望而生畏，不敢试用。自流俗观之，亦似慎重，及观其临证调方，浑不知病根结于何处，唯是混开混破。恒集若香附、木香、陈皮、砂仁、枳壳、厚朴、延胡索、五灵脂诸药，或十数味为一方。服之令人脏腑之气皆乱，常有病本可治，服此等药数十剂而竟至不治者。"

　　理冲汤：生黄芪三钱，党参二钱，白术二钱，生山药五钱，天花粉四

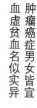

钱，知母四钱，三棱三钱，莪术三钱，鸡内金三钱。瘀血坚甚者，加生水蛭二钱。热加生地黄、天冬，凉加肉桂、黑附子。

临床所见此类病人甚多，治此类病，我的经验常先令其服理冲汤30剂，待其饮食增加，虚证消之大半之时，取鸡内金18克，穿山甲6克，三七6克，葶苈子6克，制成散剂，名之曰理冲散。每服6～10克，日服2～3次。

此方取理冲汤之意，师其法而变其方。此数味药性平而微凉，现代人偏热者多见，用以治理冲汤之适应证。妇科月经不调，痛经闭经，癥瘕积聚之证其效甚佳。方中鸡内金重用之，以代三棱、莪术、穿山甲以增强鸡内金功效，使其药力无处不到，三七有化瘀血兼有补益之功，葶苈子利水清肝火甚妙。方用鸡内金消脾胃之积，且其功效不论何脏之积皆能消之。加穿山甲为向导，故男子疝癖、女子癥瘕均可用之。

于姓女，年34，经来量少色暗，面部色斑甚重，且又有粉刺。白带多而清稀，给服理冲散服3个月白带即止，经来量转多，面部色斑亦退，精神气色大为改观。询能否根治，处以理冲散合用衡通散服之可也。服3个月后诸症均失。

后治其母糖尿病、心脏病、脑血管病，其父胆囊炎、胆管结石，均用此二方为主治之且又均效佳。问之为何病不同，但均用此方而又效是何故？答之曰：病虽不同，而病所形成之气血瘀滞则同也。用此二方疏通气血，气通血顺，则诸病自效也。所不同之处，在于方中剂量之调剂也。寒热不明显者，衡通重用之，偏热明显者，理冲方偏重之可也。其父胆结石湿热重甚者，暂加清热之品，方能运用自如也。此与西药青霉素既能治肺部炎症，又可治泌尿系炎症之理一样，异曲同工也。

刘某，男，年32岁，食少，满闷，胃脘痞胀，面黄，乏力，头晕，失眠，便秘。诊其脉大，男子脉大为劳，此证当为虚劳无疑。处以理冲汤方服30剂诸症均退。1年后又来诊说便秘又发，处以理冲散服之1月即正常。隔1年又来诊，颈部有一囊肿如桂圆大，拍片显示为良性。刘某甚惧之，不愿手术，又恐术后复发。视其脉证如前，仍属虚劳。故仍处以理冲散方合用通散，服1个月消其大半，2个月全消。嘱患者续治其虚劳，患者因工作繁忙，且又认为囊肿已消故未再服，不数月又复发，仍服2个月又消。后嘱其服用时间要长一些，以求根治。告知如不治好虚劳，何能根治？以其体中最为偏虚之处，便是病邪最易犯之之处也。

朱世增《奇方医话》中论曰："……尤氏医治水鼓即肝硬化腹水治要有二，脾与湿而已，盖脾虚则生湿；湿胜则困脾，故于治疗之时，当健其脾以扶其正，利其湿以驱其邪，脾健则水湿易去，湿去则脾气易复，扶正即所谓却邪，却邪即所谓扶正，二者相得益彰。扁豆薏米五谷之类，健脾而不恋邪；茯苓泽泻甘淡之剂，利湿而不伤正。水鼓之来，多日积月累，其病也渐，然此方宜久服而不可求其速。吾家虽业医三世，然只此一方，祖父携是方闯荡江湖；祖父死，父嗣之，亦凭是方以谋生；父死，吾继之，复凭是方以糊口。吾闻而奇之，貌虽恭敬，然内心实未信之，谅此四味平淡之药，何能治此重疾乎？况祖传赖以谋生之方，秘之尚恐人知，怎肯轻传他人，彼似有所察，复曰，此方吾已传多人，他人用之，或效，或不效，其肯綮之处，在于加减化裁耳，须知水鼓之来，或为寒湿，或为湿热，或为气滞，或为血瘀，寒湿者，佐以附子、干姜、肉桂可也；湿热者，佐以黄芩、黄连、知母可也；气滞加香橼、佛手、郁金；血瘀者加延胡索、赤芍、莪术。若仅凭此方以治此疾，乃守株待兔之辈也，反责方之不效，可乎？吾闻罢，叹息久之，想当今之名士，俨然冠之以专家、博士，其能愈病几何？如尤氏者，貌不超群，名不压重，潜身于荒山僻壤，以一技之长，拯人于危厄之中，亦不无可称道者。"

然我辈治病用方，须明白此中道理，为可于临床左右逢源，得心应手也。

江医生：老师，我诊一个女患者，29岁。一年半前做过剖宫产手术（两年内不适合生育），8个月前不慎又怀孕了，于是用了药物流产，之后也做了清宫。过后月经就一直没有来过，并且反复不断地腹痛（有时为阵发性，有时为持续性），多方求医用药都没有很大的效果，也没有发现什么原因。通过体格检查发现，以右下腹及小腹部压痛明显，小腹部还有反跳痛，听诊肠鸣音稍亢进，且可闻及气过水音。细询之，并不觉寒热，大便数日不行且伴便秘。当初剖宫产后第一周因伤口疼痛一直都未下床活动，且半年前药流清宫后抗炎时间也不够。因思此病人种种迹象表明，当是剖宫产后导致肠粘连引起大便不通及阵发性腹痛，清宫后抗炎不足导致盆腔炎引起持续性腹痛及继发性闭经无疑。给予数天广谱抗生素加胎盘注射液（减轻肠粘连）等治疗后，已基本感觉不到腹痛，但大便仍较秘结，月经仍未通。于是诊其脉，见左关部滑数有力，右部较细数无力，舌质淡苔薄腻。为处方张氏理冲汤，以玄参代知母以软坚散结增液，加当归以活血润肠。不知合适与否？

李静：此证为肝强脾弱，理冲汤用之颇为对证，加当归亦甚佳。左关脉滑者，肝气有余之象，宜加桂枝以平之。右脉细无力，舌淡苔薄腻者，脾虚也。可加山茱萸、附片、白芍以滋阴助阳。细究之理冲汤气分药多，血分阴分药少。加此数味则气血兼顾也，再加山甲岂不更妙？谓之加味理冲汤可也，亦即新方是也。方中药物剂量亦需变通：党参15克，黄芪15克，鸡内金12克，三棱10克，莪术10克，知母12克，天花粉12克，白术10克，生山药30克，当归10克，炮山甲10克，山茱萸18克，黑附片10克，桂枝10克，白芍18克。

江医生：老师之论，颇为详备。论理冲汤之气分药多，血分药少尤为精当。学生之意加当归亦为此意，然没有老师考虑得周详。还请老师详为解说气虚、血虚与气血瘀滞之治法。

李静：理冲者，理冲脉之气也。冲为血海，奇经八脉之一，男女都有。理冲汤理冲气，气行则血行。方后加减法甚详。用理冲汤治气而不伤气是也。血虚与贫血是中西医学两种截然不同的概念，决不能混为一谈。中医所说的血虚，是指体内阴血亏虚不能濡养脏腑，肌肉经脉的一种病理现象。具体来说有心血虚、肝血虚和心脾血虚的不同。心血虚的症状多为心悸、怔忡、健忘、失眠、脉细涩；肝血虚的症状多为眩晕、眼花目涩、手足发麻、四肢拘挛、皮肤干燥、月经不调、闭经或月经量少；心脾血虚的明显症状为心悸、神疲、食少、乏力，以及月经不调、崩漏失血等症。这里所说的血虚，除了心脾两虚有部分贫血外，单纯的心血虚或肝血虚很少有贫血的存在。

西医学所说的贫血，是指单位体积血液中红细胞、白细胞、血红蛋白比例低于正常值的一种病理状态。贫血病人在中医辨证中，除有血虚症状外，主要有乏力倦怠，呼吸迫促，面色㿠白，畏寒肢冷，浮肿，舌淡，脉虚等气阳不足的现象。也可以说血虚是因阴血的亏耗，贫血是因气阳的不足。

如果把血虚与贫血当作相同的病证来处理，往往造成不良后果。因此，四物汤不能通用于血虚与贫血。其用于血虚犹可，用于贫血则差也。

中医认为贫血的原因是无阳则阴无以生。有形之血生于无形之气。治以扶阳益阴，补气生血，即便急性失血，也必须循有形之血不能速生，无形之气所当急固的原则，采用益气固脱、补气生血的方法。气血两虚者，宜用圣愈汤或八珍汤；阴阳两虚明显者，宜用人参养荣汤或十全大补汤；伴有心悸、失眠、食少、便溏者宜用归脾汤；严重的贫血，往往导致肾阳的不足，必须采用补阴益阳、填精益髓、化生精血的方法，才能取得一定的效果。

总之，血虚是单纯阴血不足；贫血是气血阴阳两虚。贫血可涵有血虚，而血虚不一定贫血，二者不得混为一谈。

理冲汤、散，在临证用之较多，凡内脏气血瘀滞均可治之。理冲散用穿山甲、三七、鸡内金、葶苈子等组成。并可用于气管炎之咳喘、胃肠炎或便秘，尤其治多例肾结石、胆结石其效甚速。凡气滞血瘀之偏有热者用之均可收效。治慢性肝病气阴两虚，气血瘀滞之证用之尤妙。方中葶苈子泻肝火而不伤胃。葶苈大枣泻肺汤中用之泻肺火，然其能泻肺火也可泻肝火也。

诸般结石重用内金　验方化石其效如神
见石治石复又长石　究本求源方为良医

刘某，男，35岁，肾结石多年，经常腰痛，经朋友介绍来诊，询其服过多种成品药及中药，终不能效。视其舌淡紫，苔薄白，脉弦。辨证为气血瘀滞为患。告知其前所服之药，一是不对证，二是对证之药也是病重药轻，杯水车薪，无济于事也。处以验方化石散，每服15克，日3次，服3日则痛减，一周即痛止。又服3周结石已无。

许姓女，时年40岁，肾结石数年，舌淡紫苔薄，经来先后无定期，并有经期腹痛且有瘀血块，近月来腰痛发作频繁来诊。与化石散1月量。20日后即来求再取1个月药量，诉说其服药5天腰即不痛，其将半月之药给其亲人在老家服用了，现在亲人来电说也已见大效，腰痛渐止，但其亲人肾结石数目多，故再求取1个月量，以图根治之。

赵姓女，32岁，患胆道炎、胆结石2年余，经常发作，发时疼至右肩背处。视其舌红紫，苔薄黄腻，脉弦。证属气血瘀滞湿热并生。首用大柴胡汤、小陷胸汤化裁合化石散，服药6剂湿热大减，痛也减，后续服化石散1个月治愈。

化石散由鸡内金10克、滑石5克、三七5克、炮山甲5克等制成散，视其体质强弱，日服20～30克。

方中鸡内金，鸡之脾胃也。其中含有稀盐酸，故其味酸而性微温。中有石，铁、铜其皆能化之。其善化瘀积可知也，结石能化当在情理之中。是以无论人之脏腑何处有积，鸡内金皆能消之。是以男子疝癖，女子癥瘕，久久服之皆能治愈。治妇女经闭医皆知之，经闭即是瘀积也。

方中滑石色白味淡，质滑而软，性凉而散。《本经》谓其主身热，癃闭。其有淡渗之力且性滑故能通窍络，因热小便不利者，滑石最为要药。

三七性平，张锡纯前辈曰其性非温，用之可代下瘀血汤。其性能止血而不留瘀血，其善化瘀血可知。

穿山甲之功效前已述之。此方之意用鸡内金为主药，取其化石量故重用之。滑石之滑而通窍，三七化瘀血，穿山甲为向导，使药力无处不到，故化石之效速也。

周医生：现代都用碎石机治大的结石，小的结石一般都服西药、成药。我不明白为何有效的少，不效的多？

李静：西医学用碎石机固然有效，但此只能治其已成之结石，而不能治其未发之结石。亦即能治其结石然，不能治其为何长结石之所以然也，此方疏通气血，化其瘀积。脏腑气血通畅，风火湿热燥结无处遁形，人之津液不被灼耗，结石何以能生？此治病求本之理也。

然用此方，亦需辨证而后用之。如其湿热重，加重滑石，再加金钱草、土茯苓可也。寒湿重加附子、白术可也。阴虚加生地黄、沙参，气虚加参芪，临证灵活运用，方为治医之道也。

论及于此，岂不是百病皆用衡法，皆用活血化瘀、理气散结之剂了吗？诚然，此与现代中医所处的环境及所能接触的病种有关。基本上所治之病皆为屡次经医治而未愈的病证。无非是著者临床多年，走了不少弯路而摸索出来的一条捷径罢了。此论于临证时把握辨证施治原则，凡久病必为有瘀之理，当用衡法平衡气血，调理阴阳。视其所偏，对证施治可也。

综观历代名医，金元时代之张子和人称为攻下派，与其所处时代及所接触的病种有关，其对不应攻下之病也是不用攻下的。朱丹溪是为滋阴派之代表，然其遇实证时何尝不用攻下。此于他所处时代之人皆服燥烈药，而致阴虚之人较多有关。李东垣是有名的补土派，然其也常用巴豆等药以攻下之。张景岳为一代温补大家，那只不过证明其擅用温补起大证而已。近代上海名中医祝味菊以善用附子闻名，故人称祝附子，张锡纯人称张石膏。清代名医叶天士，拜师17位，苦心钻研，终成一代名医，温病大家。我喜用衡通散，难不成你们还会叫我李衡通不成？历代名医名家各有千秋，我辈当以自己毕生精力，献身于中医事业，使中医学更加发扬光大。

> 串雅编验方八宝串　鼓胀病一剂效可见
> 水气血食虫乃五鼓　见水治水最为可恶

八宝串载于清代赵学敏所著《串雅内外编》一书，又见于《石室秘录》，原书载：

八宝串

鼓胀经年不死，必非水鼓，乃气鼓、血鼓、食鼓、虫鼓也，但得小便利，而胃口开者，俱可治。方用：

茯苓五两，人参一两，雷丸三钱，甘草二钱，萝卜子一两，白术五钱，大黄一两，附子一钱。

水10碗煎成2碗，早晨服1碗，必腹内雷鸣，少顷下恶物满桶，急倾去，另换一桶，再以第2碗服之，必又大泻，至黄昏乃止，以淡米汤饮之，不再泻矣，然病人惫乏已甚，急服后方以调理之。

人参一钱，茯苓五钱，薏苡仁一两，山药四钱，陈皮五分，白芥子一钱。水煎服，1剂即愈，忌食盐1月，犯则无生机矣，先须再三叮嘱，然后用药治之。

据此，笔者多年来以此方治疗单腹胀患者，疗效较为满意，试举案说明之。

韩姓男，50余岁，1980年诊，病已数年，久治不效，腹胀如鼓，纳差，步履维艰，诊为气鼓胀，用理气消胀、活血化滞之剂10余剂，效不显，病家要求速效，因思此方神妙，不妨一试，照方用药，药煎成嘱先服1碗，服后半日病人腹内无动静，嘱再服一碗，至晚仍无动静，嘱其若泻接服第2剂。

数日后鼓胀已消，吃饭行走均已如常，并无腹泻只是矢气多，二便通畅。遵先贤张锡纯先生意嘱其终生忌食牛肉，食则复发，并处方香砂六君子汤去甘草，嘱其间断服用数月。

惜患者认为病已痊愈，能干农活，并未服药巩固，3年后复发，正值春节前两月，患者惧忌盐酱，坚持春节后医治，过食油腻食物，又加生气而致不救。

细析此方九补一攻，配方合理，长时间煎煮而泻力减缓，气机条达，二便通畅，故未明见大泻。此方适用于久病体虚邪实，肝郁脾虚，阴虚内热不著类患者较为适宜。后遇此类病人求效心切，服利水活血消胀之剂效不速者，应用此方均未见大泻而鼓胀渐消，遵衰其大半而止之训，继用调理之药善后。

忆初用此方时，我年方而立之年，处以此方时，心中惴惴不安，随病人之子亲往药房购药。至药房，药师视其方曰，大家快来看，此方甚怪，并问是否给牛服用的。病人之子说是我父亲服的，不可胡说。药师笑说抓了大半生药，还未见如此怪方。有五两的，有一两的，还有一钱的，并抄下且问是治何病的。至病家，亲自看其加水10碗，煎至2碗，恐其腹泻等，至晚也未见其泻方始回。后数日竟不敢去病家询问。后病家来人说病已大大见效，烦请医生前往复诊，方敢前去，心中没底惶惶不安如此。后病家愈后送锦旗一面，以示感谢，一时传为佳话。后又遇此方病证数例，均用此方取效，后以调理之方理冲汤收功。

江医生：鼓胀病，西医说是肝硬化。有腹水时则用利水之剂，或是抽水。老师的思路是什么？主要有什么区别？

李静：鼓胀病中医有五鼓之分，为水鼓，气鼓，血鼓，食鼓，虫鼓。除水鼓外，其他鼓均非利水之剂所能治的。然水鼓只利水，亦只是治标也。急则治其标固然可以，缓则治其本方可。临证多见鼓胀病人，久服利水之药，始服有效，久服则不效。中医中药也有服甘遂等峻下逐水剂，一泻了之，病根未除，必再复发，治之也难，最为可恶。治之之法，亦当用中医传统之法，辨证施治。先议病，后议药。攻其实之可攻，衰其大半而止。补其虚之可补，养正则积自除，非用兼备法方可。疏通不可太过，滋补不可太腻，清热不至太寒，温散不至太燥。还是要在衡法上下工夫，见水治水是乃庸工，最为可恶也。

串雅编验方八宝串　鼓胀病一剂效可见
水气血食虫乃五鼓　见水治水最为可恶

降脂法论治脂肪肝　肥胖病治用汤丸散
治病求因细寻病因　找出病因治其病因

谭某，男，42 岁，因肝区疼痛，渴饮，乏力，查血脂高、血糖高而来诊。察其体丰，舌紫苔白腻，脉弦。其舌紫者乃气滞血瘀之明征，苔白腻为湿痰重。西医学说甘油三酯高即是痰湿为主要因素。中医认为是湿痰瘀滞，以致气血运行不畅，从而导致血中脂肪及糖量增高。故治宜清除湿痰，疏通气血，待湿痰祛，气血通，则诸病自愈，方用小陷胸汤加枳实重用炒葶仁以清湿热，理冲汤以疏通气血。

方用：黄连 6 克，半夏 10 克，瓜蒌皮 12 克，炒葶仁 60 克（打碎），枳实 10 克，鸡内金 18 克，三棱 10 克，莪术 10 克，知母 12 克，天花粉 18 克，生山药 30 克，党参 10 克，黄芪 10 克。水煎服，每日 1 剂。

另服鸦胆子胶囊每天 2 次，每次 6 粒。

上方连服 2 个月，查血脂及血糖均已正常，嘱其仍需服药巩固。因其认为病已痊愈故未再服中药，自购蜂胶服，且不注意饮食，每天吃苹果等水果以致半年后血糖高病情复发又来诊，又再服 2 个月方愈。其是宁夏银川人，后带其妻及其侄女与家人来看病。告知其须注意饮食，以防复发。

鸦胆子胶囊乃鸦胆子与三七等组成，其中鸦胆子有清除肠内积垢之功，三七有化瘀血之能。合用清湿热之小陷胸汤、疏通气血之理冲汤，共奏清除湿痰、气血瘀滞之效。

肥胖病与脂肪高均是因气血瘀滞而成。中医认为有以下五个方面的原因：

1. 年老体衰：肥胖常为衰老的表现，与肾气虚衰关系密切，中年以后，肾气由胜转衰，脾失健运，痰瘀之毒渐生，湿浊内聚，产生肥胖。

2.过食肥甘：暴食肥甘厚味常可损伤脾胃，水谷运化失司，湿浊内停，且肥甘又能滋生湿热蕴酿成痰，痰热湿浊之毒聚集体内，形成肥胖。

3.劳逸失宜：久卧久坐，损伤脾胃，脾气虚弱，运化失司，水湿之毒内停，形成肥胖浮肿。

4.久病正虚：久病不复，气血阴阳俱虚，气血运行无力，阳虚阴寒内生，血行涩滞，痰瘀湿浊之毒内生，导致形体肥胖。

5.情志所伤：情志过极影响脏腑功能，脏腑气机失调，水谷运化失司，水湿内停，痰湿之毒聚集，亦成肥胖。

西医学认为：

中年以上多见，轻度者无症状。重症的临床表现为：

1.低换气综合征：由于脂肪堆积体重过大，活动时消耗能量及耗氧量增大，大多数患者少动嗜睡，稍事活动后易疲乏无力、气促。

2.心血管系症候群：重度肥胖者循环血容量、心搏出量、输出量及心肌负担均增高，有时伴高血压，引起左心室肥大、左心衰竭。

3.内分泌代偿紊乱：因糖耐量减低，总脂、胆固醇、甘油三酯及游离脂肪酸常增高，呈高脂蛋白血症，可诱发动脉粥样硬化、冠心病、糖尿病、胆石症等。妇女多月经不调，闭经不育，提示性腺功能异常。

4.消化系症候群：有胃纳亢进、好饮多食、便秘腹胀等症，为脂肪肝、胆石症。

5.其他：为腰背痛、关节痛等。皮肤可有细纹、皱褶处易磨损，引起皮炎、皮癣，汗多怕热，易得皮肤感染。

中医治疗此病，不外强调辨证施治，从整体出发，不可一味攻伐。纠其偏差，疏而导之。然古人云：用药如用兵，用医如用将。为医者遇此证，当多问一个为什么肥胖呢？治病求因，找出病因，确定治疗方法，仍需假以时日方可治愈。中医认为肥胖病与肝脾失调有关，肝主疏泄，脾主运化。如果疏泄运化正常何来肥胖？疏泄运化失常必致气血瘀滞，气机瘀滞则湿痰郁结也。故治此病须明此理，人的一身如江河，治理江河不外疏通之法。水道畅通则不致泛滥成灾，人体如果气血通顺何致肥胖？

故治则以疏通气血为大法，方用衡通汤、散，脾虚者用理冲汤，湿热

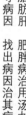

降脂法论治脂肪肝
治病求因细寻病因

肥胖病治用汤丸散
找出病因治其病因

痰重者合用小陷胸汤加枳实。脾虚寒者用香砂六君子汤，体不虚者用理冲散合鸦胆子胶囊。我自 16 岁即开始抽烟，至 1997 年偶发奇想忌之，朋友讥之，说你是忌不了的。我回说，一个人生于世，如果连这点毅力也没有，那还能行吗？后从那日始，忌了近 2 年，一支也未抽。然饮食未加节制，2 年内体重增加至 186 斤。本来是 120 多斤的，结果可想而知了。体检时抽血几乎抽不出来。查出血脂不正常，甘油三酯高，肝功能不正常，血压高，血糖也高。经常有心慌、心悸的感觉。始明白自己体内的湿痰凝结、气滞血瘀是何等之重。先服降脂类药不效，后服防风通圣丸亦不效。用中成药脉络宁亦未效。再三思之，如果自己之病自己明明白白，尚且不能治，何谈与人治之乎？自己深知降脂类药不效当是药力面太狭窄，防风通圣丸不效是为不对证，防风通圣丸乃表里双解之剂，脉络宁亦为治气阴两虚偏火者适宜。我深知自己是痰湿为主，风热偏重之体。也需疏通气血，祛除痰湿方可。故制衡通、理冲二散为一方加瓜蒌仁、土茯苓以祛痰除湿，始用煎服之，月余后改服原方散剂，加服鸦胆子胶囊，断续服至半年，体重减去 20 多斤，诸项指标均降，心慌、心悸症状不再复作。

江医生：老师的探索精神是值得我辈学习的。您老的高血脂自己开方治疗是我亲见，服西药无效，服自疏之中药方与自制之鸦胆子胶囊来治疗。而且您老应用鸦胆子胶囊治的病还越来越多。不亲见之，实不敢用，亦不会用之也。

李静：鸦胆子胶囊与衡通汤、散，理冲汤、散用时，均需辨证用之。辨其体质强弱而确定服用之量可也。体质强者开始病重体实可重其量，然后逐渐减其量。体质弱者开始需小其量，然后逐渐增加其量。此乃用药如用兵之理也。

糖尿病，中医称为消渴，且分为上中下三消证。上消者口干舌燥，渴而多饮，是心肺有热，当用白虎加人参汤。中消多食，是脾胃有实热，当用调胃承气汤下之。下消中医谓饮多尿多，是为肾虚。当用《金匮要略》肾气丸主之。

临床经验认为，始得之消渴，确有实热者，白虎加人参汤、调胃承气汤尚可用之。病久之男性下消患者，肾气丸亦可用之。然西医学之治糖尿病之药颇多，中成药也用之普遍。故临证之时，初患病未服药者，渴饮症状较明显者，辨证易，治之亦不难。唯所诊之患者，多为久服西药、中成药以控制症状者多见，停药则发。故渴饮症状不显，辨证难，用药亦难。故治此证，当以护补津液为大法，津液充足，脏腑气血阴阳平衡，消渴何来？

汤姓男，35岁，多饮多尿3月余，服消渴丸则效。停药未一周即如故。此病初得之，视其舌紫苔黄腻而燥，脉弦滑。舌紫者，气血瘀滞也，苔黄腻而燥者，湿热并重也。思之白虎加人参汤，调胃承气汤均为对证之方。然其气血瘀滞是其本，湿热乃为标也。只治其标，亦扬汤止沸也。与其服消渴丸无甚区别。故向患者说明其理，嘱其改变饮食，不能饮酒，患者说就是酒喝多了所致此病的。乃用衡通法，清湿热用升麻、天花粉，加山药、鸡内金、山茱萸。

方用：当归、川芎、桃仁、红花、赤芍、柴胡、川牛膝、枳壳、桔梗、甘草各10克，生地黄50克，生山药30克，鸡内金18克，天花粉18克，升麻30克，山茱萸30克。水煎服，每日1剂。

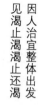

服 3 剂渴减，服至 6 剂渴止，服至 15 剂，查血糖已正常。上方制成散剂，嘱服 3 月巩固，以图根治之。

赵姓男，年 40 岁，与其母均患糖尿病。其症主要是乏力，渴饮不显。舌淡紫苔薄略干，其母渴饮亦不著，但有胸闷心悸。其母用衡通散，嘱每服 6 克，年老体弱故也。其本人亦用之则加天花粉等量，每服 10 克，日 3 次。一个多月后复诊诉其始服药时则有乏力之感，一个月后则此症状消失，越服越感有力。其母则服后更感乏力神疲、心悸。询其母服何量？答之每日服 30 克。明白是其服量过大矣。告知说你服此量开始尚且不可，你母亲体质更差，与你服同样剂量当然更不行了，药过病所，矫枉过正了。后减量服之，并加黄芪，其状不复再作。

血府逐瘀汤是治心脏病气血瘀滞之名方。中医理论是有是证用是方，此二人皆有气血瘀滞之指征，故均用此方以平衡气血，调整阴阳，唯其加天花粉，其母加黄芪之不同。临床经验用此衡法治气血瘀滞诸病时，常遇始服药时，有力不能支之感。对此症状一为加补气之黄芪，一为减其药量。贵在活用也。此论前人王清任之著作《医林改错》与近代上海名医颜德馨前辈论之甚详，医者宜细读之。

江医生：糖尿病在世界上被认为是难治症之一，老师认为能治愈吗？

李静：早在 20 世纪 20 年代，大文豪胡适之的糖尿病就是上海名中医陆仲安用黄芪为主的方剂，历时半年治好的。我之经验，凡初得之消渴病，上中下消诸证，用中医辨证施治，完全有治愈的希望，而且时日并不需用太久。然现在临床之糖尿病人，皆是久服西药或成药效不佳，或停药则血糖即高之病人，其根本原因是一直在头痛治头，糖高降糖。为何不多问一个糖为何高呢？大文豪胡适之的糖尿病能治好，其他人的糖尿病未必就不能治好。如果只是见渴止渴自然愈之无期也。试问现在的糖尿病人，始得之，一般都不愿服中药，认为来得慢。然而等他治了许多年也没有治好的时候，岂不是悔之晚矣。我所经治过的病例，凡是初得之患者，主动求服中药者，多为一般贫困之人，有钱的，能报销的反而不多。临床经验是男性病人，始得之可用衡通汤加减运用，效果很好。时日久者，每用衡通散治之，加金匮肾气丸。治愈的也不在少数。但在临证时务须与患者沟通，讲清道理，假以时日，当可治愈。

鹿胎膏，市售成药也，其治宫寒不孕甚为有效。有一友人询其亲友久不生育之方，问其病情知其月经多后延，且经色不鲜色淡，乃嘱服之，3月后果孕，更妙的是其另一亲友服之也很快怀孕。

鹿胎乃血肉有情之品，其性温热且大补宫血，故治宫寒不孕有佳效。女性不育的治疗，着重调经，经调则自孕。临床上西医分为器质性病变、功能性病变与炎症性病变。非器质性病变以输卵管梗阻、宫颈疾患、黄体功能不全及不排卵多见，在临床上采用中西医结合的方法，西医辨病与中医辨证相结合，有是证用是药，内服与外用并用。特别是西医各方面检查正常者，更要用中医传统诊断方法辨证施治。

观临床上肾虚宫寒证有之，其他肝气郁结、气滞血瘀、肝肾阴虚、气血两虚、痰湿及湿热数种类型亦有之，随证施治，待其经调体壮、男方检查正常之患者久不育时，用育胎种子丸外用疗效颇佳。

不孕症属慢性疾患，且一月只有一次受孕机会，故宜耐心调治，不能急于求成，应开导患者使其思想上有所准备，心情舒畅，气血调和，假以时日，自能受孕。

从中医辨证论治来讲，西医诊断无器质性病变之患者，但输卵管不畅，或子宫位置偏斜，或宫颈松弛，或原因不明，或有抗精子阻力之类患者，均有不同程度的气滞血瘀征象，中医辨证以活血化瘀为主，虚则补之，热则清之，寒则温之。

西医化验示子宫、附件、宫颈炎症者，加用西药抗生素收效较快。抗精子抗体阳性患者加用西药强的松 5 毫克，口服，每日 3 次，同时嘱

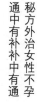

夫妻生活戴避孕套1～3个月。西医诊断不排卵者，中医责之于肝肾气血虚弱，以及气血瘀滞之故，常用一贯煎合六味地黄丸，宫寒阳虚用温经汤，重用山茱萸再加鹿角胶、鹿胎膏等血肉有情之品，补而不腻，滋阴补阳。因有的病需长期治疗，长服煎药坚持不下来，故多安排经前或经期服，平日服中成药衡通或理冲散，并结合外治。一是穴位艾灸神阙，每次半小时，隔日一次；二是育胎种子丸的外用。理未明而效可见，自然有它的道理。

坐胎育子神方首见于《著园医话》，其说诸多灵验，方为外用：

紫稍花、川花椒、枯白矾、洋潮脑、煅龙骨、煅牡蛎、吴茱萸各五钱；高良姜、公丁香、肥干姜、广木香、香三奈、香甘松、薄官桂、蛇床子各三钱，共为细末，生蜜为锭，阴干，不宜日晒，此药绝非服物，其用法为待妇人月经净后，用药一丸入阴道深部，次日取出，再换一丸，连用18日，须等下月，入房自孕。然亦有只用10丸而止，本月入房亦得生男者，间或只用三四丸或六七丸亦获生女者，大概多用生男，少则生女。

详考此方外用诸多辛香香窜之品，其于宫寒不育，因寒而致输卵管不畅者颇为适用，其说，总要夫妇无病，不虚不损，用无不验。多用生男有待进一步验证。凡宫颈炎症、糜烂，阴道炎，及中医辨证偏湿热患者不宜应用，其说夫妇无病不虚不损用无不验，宫寒无炎症者原因不明者也可试用。

江医生：老师，您治男女不孕不育的经验多，请您讲一下此病的辨证要点和治疗大法好吗？

李静：此病的辨证要点还是中医传统的辨证法。中医治病，不论是何病，均需辨证施治。先议病，后议治法，再议方药。要点是：虚补实攻寒温热清，通中有补补中有通。我的经验是临证遇到的病例，往往寒热虚实都不太典型，即是说这些病人都是久经医治的病证，这就需要详细辨证。常用衡通法，疏通平衡之。即辨证准确，治法正确，用药精确，疗效才能确切。我治梁先生之无精子不育症，即是用衡通法，病人坚持服用7个月，妻子怀孕而病得愈。7个月治好无精子症，时间不是很长，这与病家信任医生、坚持服药很有关系。我去年治一冯姓男，年30岁，医院检查精子数时太少，无法计算。经其叔介绍来诊。诊其舌紫淡，苔薄白，脉弦，无他证。细询其治疗经过，说是在医院治了数次，原来精子数量是略差一些，活动力不良。现在治了好久，精子数量反而更少了。辨证亦为气血瘀滞，精道不畅。方用衡通汤加山茱萸、枸杞子。服 1 月，复查精子数量增至正常水平，仍服 10 余剂以巩固之。此证即用通中有补之法也。

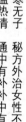

鹿胎内服宫寒无子　秘方外治女性不孕

虚补实攻寒温热清　通中有补补中有通

傅青主老妇血崩方　　加生地少妇亦堪尝
见血止血瘀则出血　　补气化瘀行血止血

《傅青主女科》治老妇血崩方，方用生黄芪一两，当归一两（酒洗），桑叶十四片，三七末三钱，用药汁送下。张锡纯前辈甚赞之，并谓热者加生地黄两许。张氏自创安冲汤、固冲汤以治妇女血崩，经来多而且久甚为有效，而其仍推崇傅青主之治老妇血崩方，其医德可谓高矣。

我在临证时遇此证屡用之，不论老妇少妇，只要是经来血量过多，或经时过久，均治以傅氏治老妇血崩方。并皆加白芍一两，生地黄加用一两。桑叶用一两，一般服3剂其效甚好。后有的患者再次复发用之仍效，且不需辨证，服之即效。

曾治李姓妇，年近45岁，经来七八日不止且量多，头晕眼花，心悸乏力，面色苍白。舌淡苔白脉无力，治以傅青主治老妇血崩方3剂，服1剂即见大效，3剂则全止。嘱其来服调理之剂，未来复诊。数月后又有复作，但量少，仍服上方3剂又止。嘱其服三七粉每日6克，服至下月，经来即正常，3年后又复发，量亦更少，仍服3剂而止，嘱服三七时日愈久愈好。

黄姓女，24岁（已婚），主要症状为每次月经干净3或4天后，阴道会分泌出膜状及血样物质，开始时较少，慢慢增多直至流出比正常经期略少的血，持续时间不定，有时持续一个星期，严重时延续至下次来月经时。本次发病及持续时间：上次月经12月4～10日，量较正常，每月严重痛经，有较大血块。15号开始排出膜状物质，一直持续到约19号，期间腹部有坠痛感，后腰部感觉很凉，从19号至22号，白带开始明显带有血，颜色较暗。发病期间大便溏稀，精神不振，睡眠质量很差，经常做梦。量过基础体温，从月经结束至 22 号，体温无明显上升迹象（持续在 36.3℃）。以往诊断治疗经过及效果：看过西医，吃的安宫黄体酮，效果不是很明显，有复发。B 超显示，子宫内膜偏厚，其他无异常。后看过中医，吃过几次中药，期间有过好转，但停药后逐渐严重。做过妇检，宫颈无异常。此证是脾肾阳虚，冲任失调，气虚不能摄血，血不归经，可于此方加减，服下方：当归 30 克，黄芪 30 克，熟地黄 30 克，黑附片 12 克，海螵蛸 20 克，山茱萸 30 克，龙眼肉 30 克，生山药 30 克，生龙骨 30 克，生牡蛎 30 克，三七末 10 克（药汁送服）。水煎服。

此方取原方之意而变通其药，原方去桑叶，加熟地黄以养血，海螵蛸、三七以止血化瘀。当归活血，黄芪补气，附片助肾阳，龙眼肉、山药补脾，山茱萸以补肝敛血，龙牡收涩止血。此方服之补而不腻，涩中有通，止而不瘀。且此证与肝、脾、肾三脏有关。肾藏精，肝藏血，脾统血。因脾肾阳虚则血失所统，脾虚不能统血则肝失所养，肝血不足则木克土，也即是说肝主疏泄，肝脾肾俱虚则血不归经也。

赵姓女，年 40 岁，经来量多，此女体胖高大，但亦头晕目眩，没精神，且心烦。问其病历，说已数年，经常有此类情况，有时经来 15～20 天亦不干净。数年来不断求医终不见效。察其舌红苔薄黄，脉弦。此乃肝气瘀滞，血分有热也。处以老妇血崩方加生地黄 50 克，桑叶 30 克，加生白芍 30 克，服 3 剂即止。嘱其每月经来即服 3 剂，患者连服 5 个月经周期，方始痊愈。

治一青姓女，年 32 岁，因婚姻不幸，致头晕乏力，精神困倦，失眠多梦，心烦意乱，性情急躁易怒，经来不定，多则 10 余日，少则七八日。现全身均感不适，已不能胜任工作，走路时精神亦感不支。曾服过逍遥丸、六味丸，并服过多剂中药、西药均不见效，痛苦万分，经人介绍来诊。患者说在澳大利亚工作时亦曾求医多次终不见效，不得已回国来。现走路的力气也不够，工作亦勉强。据其病史诊断为冲任失调，肝气郁结。处以张氏理冲汤加连翘 12 克，服 3 周后睡眠明显好转，但经来已 8 天，量仍很多，思之理冲汤中之鸡内金、三棱、莪术究于经来量多不合，处老妇血崩方加味：

生地黄 50 克，黄芪 30 克，当归 30 克，桑叶片 30 克，生白芍 30 克，三七粉 10 克（药汁送服），连翘 12 克。

　　服至 14 剂，患者自己总结说诸病皆已大愈，现在已能胜任工作，睡眠已正常，心情亦不烦躁，经来亦恢复，五六天即止。后嘱其服衡通散 3 个月以巩固之。

　　本方加连翘者是用其疏肝气，张氏《医学衷中参西录》中论之甚详。其对肝气肝火偏盛甚为有效。

　　忆及 1981 年治一朋友之妻半夜生孩子后，出血不止，昏不知人，其女平素即是血虚之体，且生育三胎皆为女孩，此次又因生下女孩，故体虚之人再加心情失望，故气血虚脱以致出血不止。因时当半夜，农村离医院最近也有 10 余里，去医院也恐来不及。其夫求为设法救之。思此病当急用参芪三七之类，但半夜村中无药店何处去买。思之张锡纯前辈遇急证常用他药代之。我处幸有白术、白茯苓各数两，每用二两急与之煎服，服后 1 小时许，病妇苏醒，血亦渐止，次晨用此方服数剂而安。

子悬汤，《妇人良方大全》一书治胎气上迫，心肺闷堵之方。2005 年在深治一张姓女，年 28 岁，其怀孕 3 月半时与其夫前来求治，患乙肝大三阳 10 年，久治不愈。近数月来又查出糖尿病。现已怀孕，是要此孩还是不要，跑了多家医院均无结果。夫妻二人年龄已大，其要子女之心迫切，但又虑此二病，不知能否保全胎儿。经人介绍请我给看一下。

我为其详细诊断。其偏瘦小体质，舌红紫尖边紫斑明显，苔白且燥，脉弦且数，脘痞胁胀。症状为渴饮脘痞乏力，辨证当为肝脾俱虚，湿热并重，且有气血瘀滞。告知如想要此孩子，服用中药治其糖尿病当可治愈，因其病程短也。如治其乙肝则不能保其必愈，但中药治其乙肝 DNA 值增高则可。夫妻二人商量后同意用中药治之。处以衡通汤重加生地黄、生山药、玄参。合用小量之黄连解毒汤加天花粉、蒲公英、白茅根、白花蛇舌草。遵前人胎前宜凉之意，服 1 月诸症均减，服至 3 月查血糖已至正常。患者坚持服药，感觉良好。

至怀孕 7 月余时的一天晚上 11 点，其夫来电话说，其妻现在医院吸氧，憋闷异常，请李医生快来看一下。及至询其何以至此状，答其娘家哥哥来深圳，走时给其三千元钱，谁知其上汽车时被人抢去了，其孕妇因气突致此症。看其症状颇似子悬，忽忆曾在《北方医话》中曾有一篇文章专论此证，似是用子悬汤治之可愈。急翻看《北方医话》，张廉卿一文"子悬的治疗"，其证与此证甚是相似，比葫芦画瓢，急写此方于下：

紫苏、当归、白芍、川芎、陈皮、大腹皮、甘草、人参，量亦为常规用量，1 剂，嘱急煎服。服后不过 1 小时，即气通闷失，恢复如常。喜告

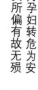

知病已消失，药费只用了 8 元钱。

后月余其在医院生孩子，其夫打来电话报喜，说生一女，母女平安。2 个月后其女发热腹泻，来电问我能否用中药治之。答之可用滋阴清燥汤煎好后装入奶瓶内服之即可。夫妻二人说还是请您看一下吧。来诊视其舌红苔薄而干，果为滋阴清燥汤之适应证，处以 3 剂，3 日后来电说服 1 剂即热退泻止，3 剂全好了，而且此药不苦，小孩也能服下，表示感谢。

忆及 1982 年某夜在农村行医，突有二男（为父子俩）前来请求为其治其妻难产，答之我非妇产科医生，不能前去诊治。无奈父子磕头苦求，说半夜上哪里都来不及，你当医生的能见死不救吗？乡亲们说你医术高明，一定有办法治的。无奈只好给其一支艾条，并详细告知用法，嘱其在孕妇的双脚小趾处名曰至阴穴处灸之，并告知如不行一定要去医院，万不可延误性命。第二天欣喜前来告知，回家后照法灸之，不到半小时即顺利产下一子，母子平安。

活络效灵丹乃张锡纯治诸般气血凝滞，疬癖癥瘕，心腹疼痛，腿痛臂痛，内外疮疡，一切脏腑积聚，经络湮瘀之名方。在临床上多用之有效。唯其方中乳香、没药药味甚异，服久易致败胃，饮食减少，故在用此方时，多嘱患者加以红砂糖，且视其体质强弱，不必尽用15克，如其体强则无妨。

其组方为：当归15克，丹参15克，生明乳香15克，生明没药15克。以上4味作汤服，若为散，一剂分作4次服，温酒送下。腿疼加牛膝；臂痛加连翘；妇女瘀血腹痛加生桃仁、生五灵脂；疮红肿属阳者加金银花、知母、连翘；白硬属阴者加肉桂、鹿角胶；疮破后生肌不速者加生黄芪、知母、甘草；脏腑内痈加三七、牛蒡子。

在临证用于治气血瘀滞之诸病时，用活络效灵丹方时，每加桃仁、红花、炙甘草、鸡内金，重用白芍、天丁、炮山甲，必加三七粉10克，其效甚速。并视其寒热虚实以加味治之。治妇女卵巢囊肿、子宫肌瘤，男性前列腺炎、前列腺增生均用此方加味，唯其有毒热症状者，须加用鸦胆子胶囊方可取效，每收佳效。

1980年治高姓男，年40岁，患脑囊虫病多年，经常头痛发作，痛不可忍。与其针之则止，不时仍发。与其服此汤，加用炮山甲、皂角刺、生白芍、炙甘草，服至月余，头痛渐减。其说我服了多年的中药，从未服过如此难服的中药。它苦也不是太苦，就是有种怪味，服过不想吃饭，嘱之可加红砂糖服之以护其胃。后用此方每嘱如服此方饮食减少可加糖服之。

曾治友人张虎林之妻，年近40岁，子宫肌瘤如拳头大，少腹作胀，

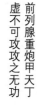

月经不调。其人甚畏手术开刀，来询中药能否治之，许其多则3个月，少则2个月即可消之。其寒热不明显，体亦不虚。乃气血瘀滞所致，其人平日性情抑郁故致此病，处以加味活络效灵丹方：

当归15克，丹参15克，生乳香15克，生没药15克，生白芍30克，炙甘草10克，天丁30克，炮山甲10克，三七粉10克（送服），桃仁10克，红花10克，鸡内金15克，后果服至3月余而全消。

陈姓男，年28岁，患慢性前列腺炎数年，尿无力，小腹及会阴部胀痛不适，口干，腰痛，睡眠差。辨证为气血瘀滞偏热，处以上方加金银花30克，服至20余剂治愈。5年后来治其慢性咽炎，说其治愈后一直未发。并介绍一男同事慢性前列腺炎来诊，亦用此方治愈。

张姓女，年29岁，2年前婚后流产，后即患卵巢囊肿，至广州手术，嘱其2年后方可再怀孕。不意1年未到，即感腹胀，至医院复查，卵巢囊肿又复发并合并畸胎瘤。处以上方活络效灵丹加味方，服至3周即感腹胀消之，又服大概30余剂复查全消。

刘姓男，年32岁，平日眠差乏力，精神不支，工作紧张更感无力，治以衡通散服至2个月即感大效。1年后复来，在大医院拍片，其颈部近锁骨侧生一囊肿，已近与锁骨相平，医院劝其手术，甚惧之，故来求治。处以活络效灵丹加桃仁、红花、炮山甲，用三七粉每日6克共为散剂，每日服3次，每次10克。嘱其用水送服，可加蜂蜜以调其药味。1月后消其大半，2月全消，再服1月以巩固之。

江医生：老师，有一男患者，31岁，因尿道口经常有白色分泌物溢出伴小便频数，多方求诊1年多，未见成效来诊。细询之得知，该患者既往有长时间的手淫史，发病1年多以来，并无腹痛、尿急、尿痛等症状；伴失眠多梦，记忆力减退，大便秘结。因思此证当为慢性前列腺炎无疑，于是为患者做前列腺常规及B超检查，阳性指征只得：卵磷脂小体（++），白细胞（+）。于是用抗生素给予抗炎治疗，1周后复查未见明显改善。细询之，不觉寒热，但喜喝热饮；诊其脉，左右都关前滑、细数有力，关后沉细无力；舌瘦小边有齿痕，苔白腻，舌根舌小乳头肿大色红绛。此当为肾阴亏损，虚火上浮之上盛下虚之证乎？但为何此人舌根舌小乳头如斯红绛？用药方面应用什么药？有什么需要注意的地方呢？是否需要合并用前列腺局部注射用药配合治疗呢？

李静：此证为慢性前列腺炎无疑。你诊为肾阳亏损，虚火上浮是对了一部分。其失眠多梦，记忆力减，大便秘结是也。然其长时间的手淫，致前列腺充血淤血，致前列腺产生毒火瘀结，故有白色分泌物溢出，此为"滴白"，毒火刺激膀胱故致尿频。此从其舌根舌小乳头肿大色红绛即可辨出，舌根为肾之苗，中医辨舌，舌尖属心之位，舌尖两侧为肝胆之位，左肝右胆，舌中间属胃，舌根为肾之位。其舌根之红绛肿大之小乳头则为毒火之特征。西药消炎不效是意料中事。治需滋肾阴，清其火，化其瘀，散其结为可。此证为虚中有实，非徒用滋阴之剂所能胜任。此证治法为衡通法，方用活络效灵丹加炮山甲、三七、鸡内金、牛膝。再加生地黄、枸杞子以滋其肾阴，如此用药方能攻毒而不伤其肾阴。如能配合前列腺局部注射法，其效当更速也。

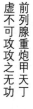

效灵丹治癥瘕囊肿　前列腺重炮甲天丁
实证需攻攻其该攻　虚不可攻攻之无功

川参通治前列腺病　局部注射如斯响应
顽证宜通通治顽证　中西结合西为中用

　　5年来，笔者采用贵州某制药公司生产的川参通注射液，通过会阴部直接注射到前列腺体内，治疗前列腺炎、前列腺增生、前列腺增生合并炎症，取得了较为理想的效果。同时对有合并前列腺囊肿患者，同样有良好的治疗效果。合并性功能减退的患者配合应症中药，达到前列腺炎症、增生消失，囊肿消除，性功能恢复之功效。

　　通过对数百例成功治愈的患者进行临床观察，笔者认为川参通注射液局部注射疗法治疗慢性前列腺炎、前列腺增生、前列腺增生合并炎症，特别是慢性细菌性、非细菌性前列腺炎时，川参通注射液组合相应的抗生素时，抗生素的选择特别重要，有条件时可做前列腺液细菌培养加药物敏感，参照药敏进行组方，局部注射效果大多非常理想，往往注射一次即可收到明显的效果。但有的病例参照药敏组方注射数次效果不显，特别是细菌性与非细菌性，即合并支原体感染者，对此类患者往往运用中医辨证与西医检验数据结合进行临床分析，而后确定相应的抗生素，并合用中药内服、外用热水坐浴的综合疗法，方能取得良好的疗效。

　　在具体运用方面，根据患者临床特征，笔者采用中医辨证，结合西医辨病，尤其注重舌质舌苔的变化特征来指导临床，选择相应的抗生素进行组合。笔者经验认为凡舌红紫苔白腻或黄腻的，中医辨证为湿热下注。舌红紫尖边有红紫斑的，舌苔薄黄或薄白而干燥的，中医辨证为阴虚火旺。这两类患者应首选头孢曲松钠、头孢拉定、头孢唑啉较为理想。舌淡紫苔白腻而光滑或润而不燥，舌体观察热象不太明显的，应首选头孢噻肟钠，往往一次注射效果即显。对合并支原体感染的非细菌性前列腺炎，可参照上述抗生素等注射数次后，舌紫苔腻现象或湿热消退时，可组合克林霉素磷酸酯进行注射。

关于前列腺炎合并囊肿的患者，大多经 B 超检查时发现。因之对主诉性功能减退明显的患者，往往主张进行 B 超检查，确定有无囊肿。经验认为囊肿在 1 毫米以内的，大多局部注射一疗程即可消失，对大的囊肿则应加用化瘀散结之应症中药。常用活络效灵丹加鸡内金、炮山甲、滑石、蒲黄、皂角刺、牛膝。对湿热、毒热较重的患者往往加用鸦胆子内服，方可达到囊肿消失，性功能恢复的良好效果。

前列腺炎，尤其是慢性者，应用抗菌药物治疗往往效果不佳，特别是前列腺增生合并炎症者。中医辨证首先是气滞血瘀，或偏于湿热下注，或偏于阴虚火旺者居多。川参通注射液具有清热解毒、清肺利水、活血化瘀的功能，组合抗生素，能使前列腺由大变小，由硬变软。结合应症中药，从人的整体出发，改变全身的体质，使全身气血通顺，增生、炎症和囊肿消除。因此笔者认为，对于慢性顽固的前列腺疾病，川参通注射液局部注射疗法确实是前列腺病的克星。

韦某，男，60 岁。患前列腺增生合并炎症数年，尿细，尿无力，尿等待，尿淋沥，白天排尿不畅通，夜尿 7～8 次。近 3 月来又增尿道疼痛，尿时疼至全身汗出，痛苦万分，多方医治效果不显，患者绝望，痛不欲生。后经人介绍来诊，经用川参通局部注射一次，当晚尿痛大减，夜尿减为 2 次，注射 6 次后，夜尿增多及尿痛均消失。注射 12 次后，B 超示腺体基本正常。处中药化瘀散结方巩固。患者送感谢信并锦旗一面，上书"当代名医风范，前列腺病克星"。

陈某，男，36 岁，阳痿 5 年，尿无力，乏力，腰痛，医院诊断为：①慢性前列腺炎。②前列腺囊肿（约 9.7 毫米）。患者 5 年来久治效不显，经用川参通局部注射，中药活血化瘀，通络壮阳，一疗程后，囊肿和炎症均消失，又服中药 20 天，性功能得到恢复而治愈。

许某，年 30 岁，2005 年 5 月来诊。患前列腺炎 5 年，尿频尿急，性欲淡漠，治其病已花去 5 万余元。其舌脉均为气血瘀滞偏热之征。予局部注射法，合用衡通散，1 次尿频尿急即减，3 次后即感性欲大增。因其工作繁忙故间断前来注射，共注射 18 次，病愈。2006 年 11 月介绍一患前列腺炎的朋友来诊，来人说许先生病好了，而且夫人刚刚生一男孩。

川参通治前列腺病
顽证宜通通治顽证
中西结合西为中用

局部注射如斯响应

阳痿早泄梦遗滑精　攻补兼施贵在疏通
蠢补误补实不该补　参茸补肾壮阳如虎

从古到今，治阳痿与男子不育的方法很多，近代又有许多仪器，均有不同程度的疗效，但亦有不少不效者，甚至有的痛苦万端，夫妻失和、离异。笔者有一好友曾患此疾，体丰嗜酒，服中药治之则好，停则如故，总不忌酒，终难痊愈，岂不终生遗憾。然现代人种种因素，有的讳疾忌医，有的自购药物服用，杂药乱投，终不见效。目前市场上诸多壮阳药物盲目夸大疗效，患者遍服无效，花费钱财，求医仍要求速效，否则更医，再则丧失信心，不育症亦是如此。有鉴于此，每向病家说明此理，劝其心情舒畅，认真治疗，夫妻和睦，只要不是器质性病变，假以时日总能治愈。

然阳痿初病易治，大致治肾即可。久病心肾失调，每多出现神经精神症状，治疗颇费时日。越是不好越是紧张，恐惧、悲伤、负担越来越重，成为恶性循环，故最忌自购壮阳药物服用。在心情各方面良好的情况下，中医辨证以血府逐瘀汤为主，肝郁气滞合四逆散，肝肾阴虚合一贯煎，阳虚合桂附八味丸，心阴虚合天王补心丹，心阳虚合归脾丸，脾阳虚合香砂六君子汤，湿热明显合龙胆泻肝汤或更加用西药抗生素疗效更快，合并前列腺炎者加用西药利福平 0.15 毫克 4 片，日两次，其他则均加用山茱萸、仙灵脾、枸杞子、鹿角胶等兴阳性平之品，再加心理疗法忌房事，服至适当时机力争一次成功。或服药治疗诸证愈后用男性外生殖器治疗仪通过负压抽吸来扩张阴茎血管增强阴茎勃起强度，延长勃起时间，借以改变病人心理，使其认为能够治愈而信心增强，此为药物、心理、物理综合治疗的方法。

男子不育多见无精症，少精，成活率低，精液不液化，功能性不射精症。临证应与治阳痿一样，有是证用是药，切勿套用成方生精壮阳，亦要辨证施治。首先确定生殖器官发育是否正常，是否具备生育能力，如果具有产生精子的功能而不能产生精子，或精子数量少，这就要分析原因，治疗上强调中西医结合应用为好。仍以血府逐瘀汤为主随证加减，无精症西药加用克罗米芬，疗程要长，少精症加用西药消炎痛 4 毫克日 3 次，30 天为 1 疗程，同时配用单方枸杞子嚼服每日 30～50 克，疗效可靠。精液不液化加用西药维生素 C 剂量宜大，500 毫克日 3 次，每收良效。不射精症病因复杂，辨证不易，如病程长者更为难治，笔者常用衡通汤加大量皂角刺 30～60 克，蜂房 12～30 克，再加山茱萸、路路通、蜈蚣、丝瓜络等通窍之品，再加心理疗法配合，或加物理疗法，用电动按摩器将精液按至将射之时立即插入阴道射精，一次成功后患者心理上就认为永远能够正常，然仍须服药巩固疗效。另有临床常见患者合并有前列腺炎、精囊炎之类湿热症状者，则需先治其炎症，或清泄消补共享，性功能不全者还需治其性功能，纠其所偏，综合治疗。每见夫妇双方检查正常而多年不育，嘱双方同服活血之剂，很快即孕。

　　临床见不少病例，自购壮阳药来服，或是经医处方服用壮阳药，服后反增头晕脑胀的不在少数，此即误补蠢补也。且有报道误服人参鹿茸致死的报道，此即不加辨证，认为性功能不好，阳痿早泄，就补肾壮阳。一是迎合病人心理，二是服之多有效而致乱开乱服。岂不知不该补的，补之反致堵塞也。我治此类病人，首先要与病人讲清道理，为什么阳痿？为什么早泄？即便是肾虚还有阴阳之分。即便是补对了也是和汽车加油一样，等补药的药力耗完了，不是又要加油吗？加到何时为止呢？这和汽车的油路不畅通一样，亦与江河堵塞一样，都是需要疏通调理，才是治本之道。治用衡通法疏通之，有寒热虚实之偏差纠正之，气通血顺，经脉畅通，则功能自然恢复。

　　我治此类病每用衡通法，用衡通汤。最喜用蜈蚣，蜈蚣有兴阳之功效。有热清之，用羚羊角。有湿者祛之，用滑石。阳虚每加鹿角胶温而不燥，每治有效。

阳痿早泄梦遗滑精　蠢补误补实不该补　攻补兼施贵在疏通　参茸补肾壮阳如虎

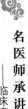
膀胱蓄血桃核承气　热结少腹痛胀可医

可下之证攻之即下　该下则下下之勿讶

桃仁承气汤，《伤寒论》方。论曰："太阳病不解，热结膀胱，其人如狂，血自下，下之愈。其外不解者，尚未可攻，当先解其外。外解已，但少腹急结者，乃可攻之，宜桃核承气汤。"

曾治华姓女年方20，早孕流产后少腹痛胀，注射抗生素消炎数日痛胀未止。其在药店为营业员，是卫校毕业，亦为医务人员。视其舌红紫，苔薄白干燥，询其大便亦干，其证为少腹及子宫蓄血是也，其证虽未至狂，亦当为桃核承气汤证。

疏方：桃仁12克，桂枝10克，大黄6克，芒硝6克（化服），炙甘草10克。

服1剂，则痛胀均减，视其舌脉，仍有热瘀之征。又服2剂，痛胀已除。服药后大便亦未泻下，当为其少腹热结重，故方中硝黄有热结痛胀当之，故不泻下。其人必素有热结于内，流产后瘀血与热搏结，故痛胀而成之时短暂。此即其用消炎抗菌之药不效而用桃核承气汤则效之故也。

吴姓男，患血精，甚惧之。初诊时诉说近数月来每于梦遗时有血精，且有少腹胀痛。视其舌紫苔黄，脉弦紧数。告知此乃火热结于小腹，膀胱蓄血之证。西医当谓之精囊炎。因其未婚，故与服此汤，嘱其隔日服一剂，并服三七粉每日6克。其服至7剂，2周后来诉未有遗精故不知血精好了没有。问其腹胀痛则回说感觉好多了。服药后大便每天约2次稀便。视其舌紫苔黄亦消失，乃与服衡通散，嘱其服至血精止后，再服一个时期方能根治。后至月余方始有遗精，虽仍有血精，但量少了。后服20天不复来诊。

桃核承气汤为攻下之剂，乃治热结瘀血于少腹之专方也。仲景论为治热结膀胱，其人如狂者，而此证亦为热结少腹，痛胀并作，未如狂状而已。故认为此方用于热结瘀血于少腹即可用之，不必待其如狂方用。此与吴又可论承气汤逐邪外出有异曲同工之妙也。

吴又可曰："应下之证，见下无结粪，以为下之早，或以为不应下之证，误投下药。殊不知承气本为逐邪而设，非专为结粪而设也。必俟其粪结，血液为热所搏，变证迭起，是犹养虎遗患，医之咎也。况多有溏粪失下，但蒸作极臭，如败酱，或如藕泥，临死不结者。但得移恶一去，邪毒从此而退，岂徒孜孜粪结而后行哉？"

此论超拔非凡，与桃核承气治热结瘀血用桃核承气汤以化解热结瘀血之论证颇相符合。也就是说承气汤治邪实结于胃肠，桃核承气汤治热结瘀血搏于少腹。同为邪实，瘀血有别。承气汤治邪热结于胃肠气分之实，桃核承气治邪热结于少腹血分之实也。故承气汤有大黄、芒硝与枳实、厚朴，桃核承气则用大黄、芒硝与桃仁、桂枝，方中桃仁活血化瘀，桂枝能活动血脉，又能疏肝以治逆气，诸药共享以治热结瘀血于少腹之证之所以效也。

茅根白芍滋阴利水　　单方重用增水行舟
凉血活血生血养血　　增液补液胜如输液

白茅根、白芍，张锡纯前辈甚喜用之，且喜生用，谓其能滋阴利水。其书中载用鲜白茅根以清热利水之处甚多，白芍治阴虚作肿胀者用至六两。我在临床上甚喜用白芍、白茅根，且喜用大量。芍药甘草汤缓急止痛人皆知之，但用大量白芍大多人不知用也。唯用大量白芍时，每至患者初服药时大多会有腹泻，以生白芍可增加水分，二三日后即可消失。多数患者第一日服每致大便七八次，少则二三次。但如先向病家说明，嘱之初服药后可能有大便增多现象，患者即可放心服之。如先未说明，病家往往服后大泻即不敢再服。亦可告之如怕腹泻可煎好药后，每次煎的药分二三次缓慢服下，即可避免腹泻如此之甚。有的患者服后腹泻，来询，告之无妨，再服必不会大泻，病家信之，服后果然减少。亦有病家坚不肯服者，当向病家说明此方药乃增水行舟法，此药水分多，故初服每致大便增多，且可排出体内污垢，有何不好。继服之体内已无污垢，故不再需排泄，因此仍服原方便不再泻，无数病例表明此种现象。服药后病人体内水分多了，大便即能顺利排泄，此即增水行舟之法也。

忆 1985 年曾治一王姓老者，年已 70，患癃闭证，即现代之前列腺增生合并炎症。其来询中药能治否。视其舌光无苔，询其症状是尿点滴而下，腹胀，其阴虚内燥之征明显。其老者说年轻时在中药店干过多年，中药药性比较懂，询有何中药单方可治之。告之白茅根、生白芍，并说要大量，白茅根最好是鲜的，每剂用六两，白芍生的用六两。老者说我在中药店干了好多年，从未听说或见过用六两白芍的，我不敢用。

数日后又来，说用了一周的青霉素输液不见效果，你那个方子能不能量小一点，让我先服一下。告之量小则效亦小，如担心量大可煎好后分数次服之无妨。老者说先给我一剂试试。一周后老者来说，此方可神了，我服了一天即能感觉小便大顺，并且大便亦畅通了。这一剂药我服了一周了，每天在服，还有效力。中药单方真是不可思议，一剂药的效果如此之好，而且只有两味药。告知此方只是对你的症而已，如是换了别人，效果未必皆能如此神效。因你是阴虚内燥之体，白茅根、生白芍可滋阴，增加水分，你的体内水分多了，内燥得以改善，故二便得通乃顺理成章之事，此即增水行舟之法也。

李静按：现代城市药店用茅根鲜者均不具备，故用干者以代之，其效必差，故在临床上如能用鲜者，最好用之。

江医生：此一女年龄33岁，主要症状：①嗓子经常干疼，有时是耳朵下面疼；不疼时就会时不时鼻塞；要不就是嗓子跟鼻子连接处感觉有黏黏的痰。②平时精神状态不是太好，记性不太好，睡眠也不太好，身体爱疲倦，腰酸（以前查有过腰肌劳损），晚间尿次数比较多（3～5次）。化验血糖略高，每天大便次数2～3次。2次的多，1次、3次的少。另外每次来例假前经常会乳房胀痛，还有每逢冬季四肢会皮屑很多。请教老师，此病例我感到有无所适从之感。阴虚火旺，肝郁气滞，脾虚肾也虚，血热风燥。我意是想用你老的滋阴清燥汤与其增水行舟，再加补肾之药以治之。然而患者想服用中成药，请老师指点。

李静：此病症状是肝脾肾阴虚偏热，久则气血瘀滞也。咽干、鼻塞，有黏痰，均是火，又是肺热也。乏力腰酸睡眠不好，夜尿多又为肾虚及心肾水火不能相济也。大便次数多为脾虚之明证。治当用增水行舟法，滋其阴则火宜消矣。然肾为先天之本，脾为后天之源。五行相生土生金，脾属土，肺属金，即脾为肺之母。滋其脾阴则肺火自降。肺火降则肝气自顺，五行相克金克木，肺有火则肝气郁。木克土，肝属木，肝气郁则脾虚实而腹泻大便多也。土克水，肾属水，脾虚则肾失所养，故夜尿多，乏力，腰酸诸症生也。水克火，心属火，肾虚则水火不能相济，故失眠，记忆力减之，心虚证可见也。如此而论则脾乃后天之源，脾虚则诸症生。然脾最畏肝侮之，中医说是肝木乘脾，中医常说肝气犯胃即是此理，故治脾虚必当疏肝。综合观之，当滋其脾阴与疏肝为要，增水行舟法与衡通法并用之。服用中成药可用血府逐瘀口服液或片以疏通气血，参苓白术丸以补脾阴，双黄连可治火，服之待火消则可止服双黄连，他药可续服之。

桂芍知母汤疗顽痹　　风湿水肿汗利兼施
西医风湿中医风湿　　此为风湿彼非风湿

1996年治一张姓女，患类风湿关节炎数年，双手十指肿痛，来诊时说服用数年药物，现仍疼痛不止。视其舌淡红紫，苔白润滑，脉弦紧。证属风湿热并重之顽痹也。告知此病非短期所能根治，需耐心治疗方可。无奈患者诉家庭困难，只求给开3剂中药，先止痛可也。处以桂芍知母汤原方3剂。一年以后患者又来诊，说再给开3剂，去年服3剂后即肿消痛止，今又复发，又取3剂而去。告知如再发可用此方制成散剂，每服6克，每日3次。连服3月为1疗程。

忆及1982年曾治一农村老妇年60岁，患风湿性心脏病，通身肿胀，初诊时取桂芍知母汤4剂则肿消，老妇即不愿再服药。不数月又发，仍取4剂，服完即来复诊，说此次药不如上次药灵，4剂服完只消了一半，又取4剂而去。次年又来诊，又复发矣。视其证仍如前，仍处桂芍知母汤，3次服至12剂其肿方始消完。每次均劝其消后仍需服药以求根治，但老妇每以家庭困难，无钱服药而未能坚持服药，故屡次复发。

又复一年路遇其子，说其母近年半未发病，上月是其姐听人传单方，服猫肉可治其母心脏病水肿，谁知服过猫肉不到半日即突然发病，半夜发病时心慌憋闷，喘促不止，等附近医生来到已经停止呼吸和心跳了。说本来我劝其继续去你处服药的，无奈老母亲怕花钱，不肯去，现在我和我姐都很后悔。询问为何服猫肉会致其死，答曰其致死原因未必尽是服猫肉所致，风湿性心脏病突发时也可致死的，不一定完全是服猫肉所致。其子痛哭而去。可见治病易而防病难，病人与医生不能密切配合，虽华佗再世，扁鹊复生，病愈而复发，亦往往无能为力也。

宁夏银川女年 42 岁，患风湿性关节炎多年，经常四肢关节疼痛，阴天加重。其姑妈白女士在深圳介绍其从老家来诊。视其舌紫淡暗，苔薄，脉弦。辨证为风湿，因其病久，故亦处以桂芍知母汤合用衡通散，是久病必有瘀故也。嘱其服 3 个月可复查。在深住 1 月，后回宁夏续服。至第 2 个月时来电说现已不痛了，但查血中风湿因子仍阳性，嘱其再服 1 个月。后又服 1 个月复查已为阴性。数月后其夫来深求为治他的前列腺炎，知其妻病已愈而未发。其夫前列腺炎用前列腺局部注射法 1 疗程即愈。

江医生：某男，30 岁，左上肢关节以下到手腕处，天冷时发凉，夏天吹电扇难受，有 10 年了，只要多穿衣就好了；近 4 年，左下肢关节以下到脚腕处，天冷时又发凉，病是何因？治用何法？何方？

李静：中医认为人的病表现在左半身是为血虚，表现在右半身是为气虚。所以有半身不遂、偏瘫之说。此病均表现在左侧，所以辨证为血虚。而且病的表现又为风寒湿，因此又可诊为阳虚。因肝肾阳虚而又感受风寒湿邪，流入关节，阳气闭塞不通而致此病也。辨证当为肝肾气血俱虚之痹证。肝主筋，肾主骨，肾属水，肝属木，五行相生水生木。治法当温补肝肾气血，此为治本之法，当用简易方：

鹿角胶每天服 20 克，开水化开，日分 2 次服，多服久服。治标之法，因此证是风寒湿所致，当用麻黄附子细辛汤开之以治其标也。方用：麻黄 10 克，黑附片 30 克（先煎半小时），细辛 6 克。水煎服，现在可先用二方同服，待症状消后可服鹿角胶，量可减至每日 10 克。

2005 年在深圳治一福建杨姓男，年 39 岁，患痛风病，右脚红肿痛甚不能行走，用输液、针灸、理疗 1 周不效。其着急不能上班，经学生江医生介绍来诊。来时说，李医生，他们说你中医功夫好，江医生给我说了几天了，我想如能消肿，我也不想服中药，中药不是效果更慢吗？现在已经 1 周了，实在不行才来请你给我治的。今天我的病你要用一剂中药让我肿消痛止，因我明天急等去公司上班，所以你只能给我开一剂中药。如果我明天肿消痛止能去上班，我第一佩服你的中医水平，第二请你喝茶，与你交成朋友。答之曰，既如此，我只能与你开一剂药试一下了，但量需大方可。视其舌紫苔薄黄，脉弦数，辨证当为风湿热并重。其肿处红肿更为火热之明征。思之前辈名医施今墨治热痹用紫雪速效，此证当亦有效。然则

151

桂芍知母汤疗顽痹
西医风湿中医风湿

风湿水肿汗利兼施
此为风湿彼非风湿

此时天色已晚，购之不易。当师其法而不泥其方，故变通用之。用桂芍知母汤重用生白芍180克，再加羚羊角丝6克、土茯苓60克，并师四妙勇安汤之意加重忍冬藤。方为：

黑附片12克，麻黄10克，桂枝10克，防风10克，白术12克，知母24克，生白芍180克，土茯苓60克，羚羊角丝9克，忍冬藤120克，炮山甲12克，大蜈蚣3条，炙甘草10克。1剂，水煎服。

药取好后，杨说这么大一包啊，需用一大锅煎才行啊！次日晚杨先生来，说谢谢你了李医生，你看我的脚肿已消了，昨晚服过，今早起来就消得差不多了，早上又服一次。你的中医功夫还真的可以，等我能喝酒了一定来请你赏光。并说我此病一年也就发作一次，但以往均没有此次严重。后与杨先生交为好朋友。

桂芍知母汤乃张仲景《金匮要略》历节病篇之名方，经方也。原文："诸肢节疼痛，身体尪羸，脚肿如脱，头眩短气，温温欲吐，桂枝芍药知母汤主之。"

方中桂枝温通血脉，麻黄、附子、防风、白术、生姜祛风散寒除湿，知母、芍药清热养阴。用量可随证加减。偏寒加重桂附麻黄，热重知母白芍重之，甚则可加桑枝、地龙、忍冬藤。热重甚者非用桂枝羚羊法不可，施今墨先生治热痹用紫雪丹可谓独出心裁也。病久入络者则须虫类药方可胜任。临床上遇风湿病及风湿水肿通身肿胀患者均首选取用之，辨证施治，每收佳效。

然而在临证时遇顽痹证患者，其因久治不愈，故来诊时往往欲求速效，服药数日效佳痛减尚可，数日不效者往往不再复诊，甚者有服药数日疼痛加重，药未服完即不愿再服者。遇此一直迷茫未解，至1988年近代名医朱良春前辈论顽痹证治"持重与应机"文中论及此情节，方始悟之。其论曰：

"临床上，在辨证无误的情况下，用药后可出现三种治疗反应，一是药后症减，二是药后平平，三是药后症剧。对于第一种情况，守方较易；对于第二种情况则守方较难，往往求效心切而改弦易辙；对于第三种情况则守方更难，往往遇此迷茫不解，杂药乱投。对药后症减者，不能简单地守方续进，而要根据某些症状的消退及主要病理变化的突出，进行个别药物的调整或次要药物的取舍，但基本方药不应有大的变化。对于药后平平者，多是症重药轻而致，虽守原方，然须重其制而用之（或加重主药用量，或再增主病药物），集中优势以攻顽克坚。药后症剧者，乃药力生效，外邪欲透之故，可守方续进，以待佳效。大量临床事实可证明此论。"

由于现代西医西药的大量应用，许多风湿痹证患者往往服用西药，虽不能愈病，但服其药则痛止或减轻，一旦服用中药，往往自行停服西药，所以许多患者服药后最易出现朱老前辈所论之第三种情况。明此理后，遇顽痹患者，首先向其讲明此理，告知如果服后疼痛加重，是药力达病所之前奏，等药力胜病自然痛减而止，服西药者则主张不可骤停服之，等药物生效后缓慢减服至停方可。

桂芍知母汤，近代四川成都名中医刘梓衡擅用之，其所著《临床经验回忆录》一书载其治风心病水鼓、肾脏型水鼓、小儿肾炎通身肿胀、寒湿性关节炎、坐骨神经痛、类风湿关节炎等通身肿胀者均用此方取效。其论曰：

"以我家传经验，对于水肿病情严重，属于心脏型肿者，采用真武汤，加木通、防己、椒目，以助其利水消胀之功，往往有效。如已发展至通身肿胀者，必须先采用汗利兼施法。继而视其上肿甚者，以发汗为主。中肿甚者，以利水消胀为主。下肿甚者，以利水为主。有时综合运用，贵在按四诊八纲，辨证施治，决不能拘泥古方，不自化裁，致误人命，可不慎哉？"

近代名医程门雪前辈之论历节甚为精辟，医者不可不读。论曰：

"历节一证，有纯寒者，有纯热者，有寒热夹杂者。纯寒者，《金匮》已有乌头汤之治，其病多无汗，历节疼痛，屈伸不利，痛处作肿，冷而不热，体反瘦削，脉必沉细，体必虚羸，其病因由肝肾不足，筋骨素弱。沉寒痼里，深入骨节，乌头汤用之固灵，然必佐以温补肝肾，血肉有情之品，多服久服，方收全功。亦有体未大虚，重受寒湿，流入关节，阳气闭塞不通而成者，用麻黄附子细辛汤以开之，其愈较速，曾经验过。唯有一层切须注意，则病者毫无一身热证可见者，方可用此法也。寒热夹杂者乃初起寒湿之邪，逗留关节，久则郁而化热，其症历节疼痛相同，唯多有汗，或汗出而黄，痛处肿甚，热而不冷，脉必带数，病必延久，治方宜寒热并用，如《金匮》桂枝芍药知母之例。唯本方药味仍以祛寒为重，清润过轻，恐有偏胜之害。后贤发明桂枝白虎一法，用桂枝温散通营，白虎清化郁热，较之《金匮》桂枝芍药知母汤，已大相径庭。用治寒郁化热，热甚于寒者，甚为有效，近人多仿用之。若再不应，可进一步用桂枝羚羊法，羚羊角清热通络，胜于白虎，以石膏仅能清热，而少流通之性也，仍与桂枝同用者，以热从寒而化，寒为主体，祛寒之药仍不可少，唯当轻用可耳，此寒热夹杂历节之治法也。更有纯属热证者，其痛处黄肿，发热更甚，拒按作痛，按之烙手，脉必弦数，舌必红绛，初由血虚有热之体，复感风寒，邪留于骨节，血虚则生热，风胜则化热，素蕴之热，与邪合化，两热相合，两阳相并，肝火沸腾，流窜关节，无所不至，此时若用温通经络成方，必致助其火焰，即桂枝白虎之桂亦不可用，唯有大剂清肝凉营，泄风化热，庶能平其燎原之势，《千金》有羚羊散、犀角散二方，即为历节纯热证者之妙治。"

此论可为历节病论治之准绳。

骨质增生温针重剂　芍草甲刺桃红牛膝
外病内治亦可外治　内外合治难治可治

骨质增生病临床多见，西医学称为增生性脊柱炎，中医称为骨痹。由于年龄和诸种因素引起的脊椎关节软骨退变，椎体骨性增生和由此产生的一系列症状。其主要发生在颈椎和腰椎。笔者运用顽痹汤，西医辨病，中医辨证施治，随证加减，有条件来诊者配合局部温针疗法，均能收到良好的效果。

顽痹相当于西医学类风湿关节炎、强直性脊柱炎、肥大性脊椎炎、尿酸性关节炎、坐骨神经痛等。颈椎增生临床表现多为颈肩疼痛、上肢麻木、颈活动受限、头昏等症；腰椎增生表现多为腰痛，腰酸乏力，轻微活动减轻，劳累加重，假性坐骨神经痛，下肢麻木等。中医认为与肝肾气血俱虚，风寒湿热痰瘀经络所致。临证每见患者以疼痛为主诉症状而来就诊，腰椎增生患者每多腰腿疼痛，甚而痛苦万分。多数患者病程较长，多法治疗效不佳者为多，且本证病机复杂，虚中夹实，寒热并见，量小则不为功，故用大量补肝益肾、疏经通络之品，急则治其标，缓急止痛为要，痛止则可减其量或制成丸剂缓治其本。

顽痹汤基本方为：山茱萸30克，生白芍30克，炙甘草30克，皂角刺30，木瓜15克，鸡血藤15克，威灵仙15克。

其加减法为：颈椎增生加葛根30克，最重可加至120克；腰椎增生加杜仲20克，怀牛膝30克；寒甚加生附片12克；血虚明显加生地黄50克；肾阳虚加鹿角胶15克；气虚甚加黄芪30克；偏热甚加金银花藤30克；苔腻痰湿明显可重用生半夏20克，生南星10克；阴虚之象明显加枸杞子30克。

用本方时风燥温散之品皂角刺、附片、半夏、南星量宜小。本方量大止痛收效较快，方药剂量可视体质增减，药味不宜太多。方中主药山茱萸补肝肾，利九窍，治肝虚腰痛腿痛，先贤张锡纯《医学衷中参西录》中论之甚详。芍药、甘草缓急止痛，生白芍量大每致患者大便次数增多无妨。皂角刺辛散温通，活血祛风，引诸药直达病所，量大并达止痛作用。葛根量小效不显，乃颈项强痛之要药，性平味淡，量大效佳。腰椎增生腿痛甚者加怀牛膝，借其温补之力且又引药下行，量小亦不为功。木瓜、鸡血藤养血缓急舒筋，威灵仙锐利化刺之力甚宏。应用本方临床治疗骨质增生患者百余例，止痛甚速，大多 5～7 剂收效，唯体质阴虚明显必须加用大量滋阴类药方可。

其加减法亦需辨证用之，以基本方为主，视其寒热风湿痰瘀虚实加 1～2 味以加强缓急止痛以攻顽克坚，病情愈重而用药愈精，逐味药物进行推敲，如生附片、生南星、生半夏重用痛止则减，视肝脾肾阴阳所偏，脾虚明显便溏者须加大量炒白术 30 克，生白芍可酒炒用之，脾虚偏湿加薏苡仁 50 克，痛止收效后减量守方服之，可隔日一剂，或制成丸剂服之。

孙某，男，50 余岁，体胖，重 190 多斤。患腰椎增生，久而致右腿痛，走路受限。其舌紫苔白腻，当为气血瘀滞，风湿为患。处以顽痹汤，生白芍重用为 90 克，加杜仲 20 克，川牛膝、怀牛膝各 30 克。服一周后来诊，诉服药后疼大减，但每日腹泻七八次，但无难受感，泻后反觉舒服，周身轻松。服至一个月后，患者自我总结说，腰腿疼痛全止，体重减了 15 斤，最为可喜的是，每晚睡觉打呼噜的毛病不见了，老婆说现在晚上家里安静了。我告知这是你的脑血管也跟着通畅了，是好事啊。要求再服，告知可两天服一剂，以疏通气血经络，并可防治其他部位的增生。孙某欣喜而去。

刘某，女 53 岁，颈椎增生数年，颈部强硬头晕，四肢拘急，屈伸不利，肩背双手疼痛服中西药物其效不显。察舌质淡暗紫，苔薄白，脉弦，辨证为风寒湿并重气血俱虚，拟顽痹汤加味：

生附片 12 克（另包，先煎半小时），桂枝 12 克，生白芍 90 克，炙甘草 30 克，木瓜 15 克，皂角刺 30 克，山茱萸 30 克，麻黄 10 克，葛根 120 克，鸡血藤 30 克，细辛 9 克。水煎服。

上方连服 20 余剂，诸症均退，用上方 5 剂为末，蜜丸，日两次，每服 9 克为之善后。

束某，55 岁，某部队师政委，腰痛，医院诊为腰椎增生。多次理疗、服药仍不能止痛。处方用顽痹汤方加杜仲，温针隔日一次，5 次 10 天后腰痛即止，又服 10 余剂巩固之。

赵姓老太年近 80，退休，因腰椎骨质增生致其左腿疼痛至夜不能眠。亦处以顽痹汤基本方加重怀牛膝、杜仲，温针 20 次方愈。

张某，男，足跟骨刺，行走则痛，与其处以顽痹汤基本方，重用川牛膝、怀牛膝，久用芒硝，制成布垫，放入鞋内，每日一换，连用 20 天即愈。芒硝味咸，咸能软坚，故用之效。

骨质增生温针重剂　芍草甲刺桃红牛膝

外病内治亦可外治　内外合治难治可治

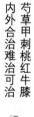

天灸疗法外治简易　风湿神经疼痛可医
内病外治等同内治　外病外治并用内治

　　1985 年在农村行医时遇一胁痛患者，来诊时说，听人说你医术好，但我的病不知你有办法治没有。我是肋间神经疼，经常发作，中药、西药、打针、封闭、针灸理疗全部用过，就是不能止痛。视其舌紫苔薄白，脉弦无力，证属肝虚而致气血瘀滞。告知是你的肝太虚了，只是疏肝理气会越治肝越虚的，当用补肝之中又能疏通气血之药，山茱萸即是最佳之品。然患者说服药太多了，顺气丸服过不少。先生你看有无别的办法，不用打针服药能治我的病。

　　思考再三，只好用穴位贴药这个方法了。在其肋间疼处贴斑蝥制剂，用一般活血止痛膏贴之。一周后患者来，说你的这个药是管用，肋骨里面不痛了，但贴药的地方痛了好几天，起了一大水泡。我说那你怎么不来？回说我来不了啊，痛啊，动也不能动的，今天是消了我才来的。我笑了说你可以让人来问嘛，用针扎破放出水来不就好了。那时没有现在这样的电话手机等通信工具。但从此例后用贴药方法即告知患者，如有水泡出，轻者可自行吸收，大者可用针扎破放出水来即不会痛，但针要消毒的，水泡处也要消毒。后给其开四逆散重加山茱萸数剂即愈。

　　王某患手掌鹅掌风，双手皮损增厚，时出黄水，痒甚，久治不愈。来诊时问有无特效治法。答之有是有，但恐你要受一些痛苦方可。回说只要能好病，受一次罪没问题。与其用斑蝥粉调成药膏薄搽一层，次日早晨即来，手上全部起了大水泡，深悔孟浪，若知力量如此之大何不分数次治之，幸患者不以为然，说此药厉害，此次我的病可以好了。将其水泡逐一刺破，流出黄水约有一小碗。告知注意不可令其感染发炎，等其愈后，如有部分未好可再用之。自此后用此方即知分次治之也。

黄某患鼻窦炎，浊涕特多，前额痛胀，头晕，记忆力减，反复发作。以贴药法贴印堂穴。一周后来说症状大减，但说贴在额头上一膏药太难看了，能不能换个地方。换贴双侧内关穴亦同样有效。

后用此法治气管炎、哮喘贴背部定喘穴，风湿病贴四肢相应穴位，治肝炎、胃肠病贴足三里等穴位。治脱发在毛发不生处贴之。治各种神经痛均有效，唯骨病疼痛其效不显。

用药贴敷局部或穴位，使其刺激局部起泡，从而令经络气血疏通而达到治病的目的，中医叫天灸疗法，此也是西医学不能理解的。贴在穴位，离病灶处甚远，而有治疗效果，此即中医的精华所在。人体经络是看不见，摸不着的。此与针刺疗法同一道理也。

针灸疗法有左病取右，上病取下之说。我曾用针刺治一牙疼老太太，辨证为阴虚，虚火上浮，针内庭双穴即痛止，半小时取针，不数时又痛，去其家与之针，晚上下针，次晨取出，后数月也未再发。一腰扭伤7天不能直腰老者，用针刺人中穴，针后让其直腰即不痛，其认为真是神医神针。曾治一男患小肠气，与其针双侧三阴交，针后不数分钟，即面黄汗出，是为晕针也。急为取针服些白开水即好转。后数月又来一患者，说请你也为我针，让我也晕针。问之为何？说我村里的那个邻居是这种病，他告诉我是你给他针了一次，还晕针了，但他的病即好了，几个月都没再犯。听后令人不禁发笑。告知针灸并不是要求非要晕针才有效的，不晕针也同样有效的。针灸晕针之理当与服中药后如酒醉之晕乎之状是同一道理，不可能每人每次都晕针的，再说晕针有时很吓人的。

曾用火针治一张姓腹股沟淋巴结核患者，用火针法一次，刺出黄脓半碗，一次即愈。

天灸疗法与温针、火针、瘢痕灸等针灸疗法均是中医治病的方法之一，我辈当发扬光大之。

天灸疗法外治简易 风湿神经疼痛可医

内病外治等同内治 外病外治并用内治

芍药甘草缓急止痛　久瘀加用䗪虫蜈蚣
此亦止痛彼亦止痛　同中有异异中有同

芍药甘草汤乃张仲景治筋脉挛急疼痛之名方，历代医家均用之。临床多年用之，白芍用 30 克或 60～90 克，量大时用至 180 克。用于缓急止痛往往用炙甘草，量亦相应加大，每收缓急止痛之佳效，屡用均效。

前文论桂枝汤中说到曾治一广东潮州老妇，其右脚摔伤肿痛一年多，行走不便，已一年多未能下楼行走，前其感冒诊为桂枝汤证，用桂枝汤原方一剂则愈。后许姓老者请为其治之，因其病久，处方以白芍 30 克，赤芍 30 克，炙甘草 30 克，加大蜈蚣 2 条，金边土鳖虫 6 克，上后 2 味研末，药汤送服，患者服用一周肿痛即减，持续服至一个半月后至我处，高兴地说特来致谢。此妇身体素虚，故白芍甘草用量不大，想如体壮之人量当加大，其效当更速。

曾治一男陈旧性外伤胁痛，每于劳累则疼痛发作来诊，视其瘀血指征明显，处以三七 6 克，土鳖虫 6 克，大蜈蚣 2 条共研末，日分 3 次服下，服用 1 周痛止，服至 3 周察其舌质瘀斑已大半消之，又服 2 周以求根治。在临床遇此类患者每用之，每收佳效。

芍药甘草汤治坐骨神经痛非风、湿、热证有殊效。其主治筋脉挛急，是以能缓急止痛，临床常用之。唯白芍量大时，在初服时往往有大便增多之象，需先向病家说明，服药后大便增多无妨，病家方敢放心服之，续服则不会。说明此乃白芍有滋阴增加水分之功，服后大便通利是体内水分增多，故可致二便增多，且可将胃肠道之垃圾顺便排出，有利而无弊。此方初用时，病人服后大便增多，病家多不敢再服，后用此方白芍量大时往往嘱病家大便增多乃正常药力，续服则不会，病家方敢服之。

忆 1997 年 8 月，那天同时有两个患者均是慢性结肠炎，每日均大便七八次，腹痛则泻，处方中两人均用大量白芍，处方时均告之服药后有可能大便增多。一工厂工人服第一剂大便增多至 10 余次，至半夜家人恐慌，怕其脱水而至厂医务室输液，第二天家人阻其服第二剂，患者说医生说过了，服药开始时大便有可能还会增多，且服药后大便虽然增多，但并无痛苦，我再服一剂试一下。一周后患者来复诊说服第二剂则减为日 3 次，现在已减为日 2 次，原方又服一周，大便恢复正常，且仍服原方并不再大便增多。

另一人为农村患者，每日亦大便七八次且不成形，处方同上亦有大量白芍，处方时同样告知，服用开始大便次数有可能增多。服药后大便次数果然明显增多，患者惧不敢服，认为不对症，哪有越服越多的道理，殊为遗憾。按：此与风湿痹证疼痛患者服药后疼痛增加是同一道理，以通为用之理甚明，且先告知服药后开始有大便次数增多之可能，续服则不会一直增多，无奈患者不能接受，实乃无可奈何之事也。

2005 年冬，李洪波带一老妇来诊，湖北人。风湿病多年，在武汉治多年，四肢关节灼热痛不可忍。数年来一直服西药止痛药，一日不服则痛不可耐。视其舌紫红赤，苔白薄腻，舌尖有红斑点高出且甚多，脉紧且数。综其症状，其为热痹是也。告知此证多年来一直是用西药止痛类药在治，止痛者，治标也。然其血分之火热灼其津液，致阴血亏虚已甚。短期治愈不可能。当养血凉血、活血通络，久之方可能将血分中之火熄灭之，痹证才能缓解，非短期所能效。病家问，需何时方可止痛？药费不可太贵，治病已花去的钱太多了。答之辨证用药对证，也需 10 多日方可痛减。病人之子说先开一周吧，经治了好多医院，换了好多医生，都没效果，只能靠止痛药来维持。答之曰此证服药后，有可能在数日内还可能会疼痛加重，此是风热之邪外出欲透之故。然病家坚持只取一周药，并且将其每天服用之止痛片停服。后李洪波来诉说，老太太服药数日后果然疼痛加重，不得已又服止痛药。回说此乃意料中事也。其服止痛药已久，突然停服，中药止痛不会那么快速。需病因消除，痛方可止也。

李洪波：此证有无快速止痛之法？用何方法最为对证？

李静：此证是历节风之重者，又是热痹证。前论及此证时有程门雪先

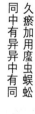

芍药甘草缓急止痛　久瘀加用䗪虫蜈蚣

此亦止痛彼亦止痛　同中有异异中有同

161

生之论，热痹者，需用羚羊散、犀角散，大剂清肝凉营，泄风化热，庶能平其燎原之势，即为历节纯热证者之妙治。其病家认为服止痛药又便宜，又立可止痛。岂不知其服数年之久，仍是痛不可忍。如中医治其本，热痹愈其痛自止。此中药止痛与西药止痛之不同之处也。我前与她开桂芍知母汤重用白芍、知母、炙甘草，再加土鳖虫、地龙、蜈蚣、全蝎、桑枝、忍冬藤，其尚嫌药贵，试问，如与其开犀角、羚羊角不更说中药贵吗？医者父母心，岂能尽如人意，但求无愧我心可也。

江医生：老师，此有2个病例，一男，34岁，病情为近半个月以来开始是左边肚子轻微痛，后来右边的也轻微痛，目前有时感觉轻微痛。肚子痛可能有10来年了吧，有时痛一阵就好了，去看医生都没有查出原因。3年前做肠镜检查，结果正常。前几天医生给做肾和输尿管B超，也正常。为什么肚子痛这么多年原因都未能找到，只是长期以来睡眠不好。另一女，病人诉说最近右下腹总是轻微疼痛，也窜着痛，时有时无，怀疑是盆腔炎，但症状不明显，又怀疑是阑尾炎。这种症状有半个月了。我看她的脉象以及腹诊不像是上述两炎症，现在是既不腹泻也不便秘，会是结肠炎吗？请求老师给我指点一下？

李静：此男患者之证表面看来，查无病因所在。但根据你所说长期以来睡眠不好，中医辨证当为肝脾失调，气滞血瘀。中医理论肝主疏泄，疏泄者，疏通排泄也。此证的失眠即是气血不能充分供应于脑故而失眠，而腹疼查不出原因即是气血不畅通而致筋脉拘挛也。不通则痛，通则不痛。治以疏肝理气，活血化瘀。方用衡通汤重用芍药甘草加味：当归、川芎、桃仁、红花、赤芍、柴胡、川牛膝、枳壳、桔梗、炮山甲各10克，生白芍60克，炙甘草30克，生地黄30克。水煎服。

女病人右下腹轻微窜痛者，乃为肠与子宫附件之间之腹腔气滞也。亦肝郁血瘀也。气行则血行，气滞则血滞，痛者不通也。方用四逆散改汤加味治之：柴胡12克，白芍30克，枳实10克，炙甘草15克，炮山甲10克，水煎服。此方用四逆散疏肝理气，活血止痛。加炮山甲为引，其效更速。服衡通散亦可。

韦姓男，35岁，前额头发已脱光，治疗数年，花费一万多元毫无效果。上文治其妻眩晕证后，询问能否治其脱发。与其处方侧柏叶600克，当归300克，晒干制成散剂，每服10克，日服3次。外用：柏叶用白酒泡1周后搽之，1个月后长出密密的细绒发，欣喜万分，坚持服用3个月大效，后续服药治愈。

张某，男，25岁，脱发7年，养血胶囊服用很多，但感觉好像也没太管用。自述自己也搞不清这是怎么回事，以前头发也挺好的，只是突然就大把掉，油脂很多，现在掉得头发已很稀少了，不怎么掉了。只是稀的地方也没长出头发，有些露顶，已数年睡眠不好，痛苦万分。证属于气血瘀滞，血燥风盛，与服衡通散3个月，服至1个月睡眠即有好转，服至3个月病愈。

柏叶、当归治疗脱发为上海名老中医颜德馨所倡，我在临床上多用之。适用于血热血瘀类患者，药简效佳。如无血热指征，我常用衡通散治之，一般3个月即可治愈。脱发患者大多为气血瘀滞，局部血液循环不畅通所致。衡通散疏通气血是为首选，如血热可加侧柏叶，或径用柏叶当归散可也。

脱发，临床多见，且又以年轻患者居多，因影响美观，故治疗迫切，而本病治之非易，越不见效越苦恼，心情抑郁，形成恶性循环，杂药乱投，外搽内服，收效甚微，均因未经医辨证施治故也。本病为局限性脱发即斑脱较多见，亦可发展成全脱。治之方法颇多，中医、西医、内服、外用、穴位注射、针灸等。目前多应用中成药养血生发丸，西药维生素及胱胺酸等激素，效者固有，不效者多见。发为血之余，血旺则发充；发为骨之余，肾主骨，故脱发多与肝肾虚有关，中医临床多责之于肝肾气血俱虚，若人体气通血畅，阴阳平衡，何来脱发？

鉴于多数患者病程较长，长时间服中药煎剂较为困难，故采用中西医结合的方法，内服外用综合治之。观本病血热风盛型较为多见，且多为病程短，中医辨证有舌红苔黄，头皮屑多且又瘙痒，组成消风散温开水送服或开水泡服，方为：

黄芩10克，白鲜皮10克，生大黄3克。磨粉开水送服，视其体质强弱，每服6～9克，日服2～3次，10天即可收效。同时可配合西药维生素B_6，外用乐肤液。

病程长，头顶及前头顶脱者，每于洗头、梳头时脱落甚多者称为早秃，多种原因所致，且又病程较长，心情抑郁，以致气血瘀滞，治之不易。用衡通散方加大黄以祛瘀生新，生赭石养血安神镇静，组方为活血生发散：

当归、川芎、桃仁、红花、枳壳、川牛膝、赤芍、柴胡、桔梗、甘草、生大黄各10克，生赭石20克。每服6～9克，日2次，开水送服，体实者日服3次。

凡血热不明显者服此方即可。气血虚甚者阴虚加服六味丸，阳虚加服八味丸，心阴虚失眠多梦加服天王补心丹，心阳虚面容不华加服归脾丸，辨证施治，药简而效速。

斑秃，有多年不长发者，甚有脱光成为全秃者，治疗上心理疗法非常重要，除按上法辨证施治外，还需加用综合疗法，如患者热象不明显者，用活血生发散合岳美中老师所倡白茯苓每服10克研粉，日2次，疗程为2个月收效。同时配合外用简易方，斑蝥酊局部外搽，如面积大者则需分次涂搽，使其刺激头皮起泡，以利毛发生长，亦可用头皮针刺之，临床用之数百例屡试屡验。唯50岁以上与有家族遗传史者疗效较差，且有的患者惧服有异味之药，装胶囊量又太多方能有效，头皮起泡有所疼痛，均待改进。

过敏性荨麻疹，临证较为多见。中医称为隐疹，时隐时现故也。中医认为血虚血燥生风是主要原因。血虚则生风，血热血寒则燥，受风受寒则发作，故治此证首需活血。祛风先行血，血行风自灭是也。

临床辨证舌红紫苔黄或白腻干燥者，属风热风燥，用血府逐瘀汤重加蝉蜕，再加地龙、僵蚕、蜂房，其效甚佳。单方用蝉蜕一味研粉吞服可也。如属血寒而燥者则需加乌梢蛇、蜂房、全蝎、蜈蚣，效果亦速。单方用乌梢蛇研粉吞服。

牛皮癣即现代称之银屑病，中医认为与过敏性荨麻疹病因相同，病名不同，临证表现不同而已，故其治法是一样的。一样的辨证，一样的用药，一样的需要忌口。方中生地黄要用大量，最少需用30克，其滋阴凉血养血是为主药。治疗皮肤顽疾如过敏性荨麻疹、银屑病、白癜风、慢性湿疹等，首选血府逐瘀汤为主方，临证根据寒热虚实加减运用，一般30天一疗程，均能收到极好的效果。

唯病程久远者，症状消失后，仍需服药巩固，疗效才能稳定。但临床所见一般患者症状消失后均不愿再服药，以致复发者不在少数。这也就是俗语所云"外治不治癣，治癣要丢脸"之说也。故我在临床数十年中所治此类患者甚多，其中不乏愈后复发者，积重难返也。

牛皮癣，中医称为顽癣、松皮癣。西医学称为银屑病，笔者管见，不管是中医还是西医所认为的牛皮癣，初发者以血热风燥型为多，日久则血虚风燥者多见，而有局限性与泛发性之别。局限性者单纯外用或加用西药维生素尚可，泛发性或日久之症则须内外结合，中西医并用为好。临床所见，只要辨证施治，中西医结合，治愈并非难事。本病首诊医生非常重要，如果诊断明确，恰当用药，配合适当忌口，收效很快。而有的患者，病初不在意，病久治之，则需"论持久战"方可。

然而目前有些医生滥用激素，使患者屡次复发，越发越重，更有甚者，用白血宁等抗肿瘤药物暂时收效，以致患者长期应用，每有致命之报道，殊为可惜。有鉴于此，笔者每向患者说明此理，劝其忌口，西药服维生素类，最好服用中药。多数患者均感煎服中药费事费力很不方便，故多年来，用自制之消风散，令患者温开水送服，药简价廉，适用于银屑病、神经性皮炎患者，每收佳效。急性进行期症重者加用西药维生素类或胸腺肽，维生素C针剂疗效更为满意。

笔者将本病大致分为血热风盛型与血虚风燥型，病初以血热风盛型为多见，病久顽固者多见于血虚风燥型。血热风盛型皮损多为红色并发展迅速，舌红紫苔白腻或黄，脉弦滑数；血虚风燥型皮损多色淡暗，皮损增厚干燥。多年来应用自制之消风散治疗本病，服用方便，结合西药维生素类及免疫增强剂每收佳效。

消风散1号：黄芩10克，白鲜皮10克，生大黄3克。共为细末。视其体质强弱，每服6～9克，每日2～3次。温开水送下，或用开水泡服亦可，但量需稍大，初服大便次数增多无妨。用于银屑病之血热风盛型疗效较为理想。

消风散2号：乌梢蛇18克，大胡麻18克，全蝎6克，熟大黄3克，防风3克，威灵仙3克，白附子3克，独活3克，甘草3克，共为细末。视其体质，每服9～15克，日服3次，可服至每日50克，温水送下，或制成丸剂服之。用于血虚风燥型银屑病，疗效满意。

20年来，治疗数百例银屑病患者，初发用消风散1号，服用西药维生素类，不用激素类与抗肿瘤药物。舌红苔薄黄或薄白而干，每服6克，日2次，体壮则服至9克，每日3次。忌酒及辛辣刺激性食物如鸡、鱼、虾、牛、羊肉类，7～10天即可收效，症轻服用原方即可，收效后仍需巩固之，疗效方易稳定。病久症重血虚风燥型之银屑病，用消风2号方，量可用至每日50克，如症状有风热之征则需加用消风1号暂服之。日久顽重者还需加用外用药物，经验认为中西医并用，内服外用并用的综合疗法较好。有是证用是药，中医辨证诊为血热风燥则用1号方，血虚风燥则用2号方，或1号、2号交替服用，病情复杂者1号、2号并用，随证加减剂量，灵活运用，药简效宏，服用方便。两月为一疗程，轻者一疗程，重者则需两三个疗程方可根治。

方中白鲜皮，苦咸寒，祛风、燥湿、清热、解毒。治风热疮毒，疥癣，痒疹，风湿痹痛，通关节，利九窍及血脉。适用于风热湿疮毒，忌用于虚寒证。生大黄，苦寒，入血分，泄热毒，破积滞，行瘀血。气香入气分，少用亦能调气，推陈出新，忌用于血虚气弱、脾胃虚寒诸虚症状。

乌梢蛇，甘咸平，祛风湿，通经络。风湿顽痹，风疹疥癣。酒浸焙干研粉。全虫咸辛平有毒，功用祛风止痉，通络解毒，乃治风要药。焙干研粉。大黄酒制后泄热之功锐减，化瘀行血之功仍存。三药合用以达活血通络、定风润燥之功。临证体会，症久顽重之神经性皮炎、银屑病、虫类药必用且需重用方可建功，且又以散剂服之为好，煎服则差。曾治多例顽重患者，有加服汤剂者，有用消风1号泡水饮送服消风2号者。甚有神经性皮炎患者服用消风1号每次服9克，日3次，服至10天大便方始通畅，服至3个月余方痊愈者，均为风湿热并重之症。曾治一重症银屑病患者，病程已近20年，给服消风2号方，日3次服，3个月方始收效，服至半年渐愈，嘱减量续服，以竟全功。

1997年治樊姓男年52岁，经友人介绍来诊，其慢性牛皮癣、荨麻疹皆有之。询其病史，答曰20多年矣。问其治否？曰：治了20多年了。全身皮损遍布，并常有荨麻疹发作。其说痒甚。视其舌紫苔黄厚腻。痒则风重，舌紫为热，苔腻则湿重，证属风湿热并重也。询其不怕药苦，即处以消风散1号方，每服9克日3次。并告知服后可能大便增多。

一周后来诉服药后无任何好转感觉，思之当为病重药轻，上方加倍服之。又一周后来诊，急问其大便，答曰仍未有腹泻及大便增多，百思不得其解，量亦不可再行加大，只得仍服二诊量。告知是其风湿热太重，病程又久，证亦顽固，此次可取3周之药，以观其效。

3周后来诊询之大便仍然未泻，但痒及荨麻疹均已见轻。如此已来数次已然熟了，老樊说等我病好了一定好好请你喝酒以示感谢。恍问他能否饮酒，答曰，我在工商局是纪委书记，家中开一小杂货店，我自己好酒，

167

蝉衣乌蛇疗荨麻疹
牛皮癣加全蝎如神
风寒湿热虚燥为病
中西结合内外同用

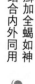

每天最少要喝一斤白酒的。始悟他为何服此大量之药不泻之理了，告知他说，你服的此方别人服一次一包9克都有腹泻拉肚子，你服加倍的量还不泻，可能是酒的作用。问其酒能否不喝，答之曰很难。无奈只好仍服下去，服至4个多月方治愈停药。

一年多以后又来，说听朋友讲你治鼻炎还挺好，我还有过敏性鼻炎也请你给我治一下吧。视其舌苔仍有风湿热象，仍用消风散给服之。其问我治牛皮癣你给我用此药，现在治鼻炎为何还是此药？答之曰，中医是整体观念来出发的，辨证论治，你的皮肤病是风湿热，当用消风散治之。现在你的鼻炎，中医辨证还是风湿热，所以还是用消风散。此与西药青霉素既能治肺部炎症，又能治泌尿道炎症是同一道理也。

　　张姓男孩，年10岁，来诊时面部双眼下各有一块白斑如钱币大，病不到一年，且有发展趋势。视其乃农村患者，我前不久曾治一矿工之女孩年8岁，患此病亦在面部，半年即发展如钱币大，询其是否喜食鱼虾，答曰，现在都是一个孩子，她特喜欢吃鱼，每天都要吃鱼。故告知此病如常食腥发之味病情必然发展迅速。今此病之男孩家在农村，问其是否经常食鱼，其父答之是也，天天吃鱼，我家养鱼，有自己的鱼塘。故告知须不食鱼鲜方可治愈。我刚才问你说病才不到一年即发展如此迅速，必然是喜好吃鱼虾之类者。然愈后如常食鱼类难免复发。与消风1号方服3月，配合外用乌梅酊治愈。

　　白癜风，临床多见，年久面积大者更为难治。西医学认为原因不明，况本病初得不觉疼痒，人多忽视，不以为然，且本病发展缓慢，有的多年局限性并不发展，有的发于面部始重视治疗。根据多年经验，对局限性者单用外用药即可。而对面积大，且有发展趋势者，则需内服与外治结合，中西药物并用的综合疗法，且需坚持长时间治疗方可治愈。

　　因本病治疗较为困难，长期服药患者多不能坚持，唯想速效而更医易法，以致久治不愈，迁延时日，愈发加重病情更为难治。笔者常用西医辨病中医辨证来治此病，除用西药外，中医辨证施治因症治宜。对局限性者，单用外用即可，或加用西药维生素类。对面积大发展较速者，则治以中药汤剂煎服，症减收效后改服丸散。

　　因本病治疗所需时间长，故长期服煎药患者多不能坚持且又价昂，故简、便、验、廉的方法最为实用。自制活血消风丸散应用于临床，较易为患者接受。对进行期患者多嘱其适当忌口，辛辣刺激性食物特别是鸡、鱼、虾、酒、羊肉、辣椒等极为重要，曾见患者偏食鱼腥症情发展迅速，治之更为困难。鉴于本证中医认为气血瘀滞偏热型较为多见，组成活血化瘀、清热祛风之活血消风丸散加减运用，配合外用药物，如斑蝥酊、乌梅酊、水银膏等，假以时日，多可治愈。

活血消风散 1 号：当归 10 克，川芎 10 克，枳壳 10 克，川牛膝 10克，桃仁 10 克，红花 10 克，赤芍 10 克，生大黄 10 克，柴胡 10 克，甘草 10 克，白鲜皮 10 克，桔梗 10 克，蝉蜕 10 克。共为细末，视其体质强弱，每服 6～9 克，每日 2～3 次，温开水送下。

加减法：热甚者加六神丸日 3 次，每次服 10 粒。

活血消风散 2 号：乌梢蛇 18 克，大胡麻 18 克，沙苑蒺藜 18 克，刺蒺藜 18 克。

共为细末，视其体质强弱，每服 6～9 克，每日 2～3 次，温开水送下。

外用斑蝥酊：斑蝥 100 克，酒精 500 克，浸泡 7 天后外搽，每次连搽五六遍使之发泡，然后刺破，等其结痂后再涂。本方面部亦可应用，适用于面积较小者，不可淌入眼内，个别亦有过敏者，用时可先涂一小片，视其反应然后用之。

乌梅酊：乌梅 500 克（打碎），好醋 1000 克，浸泡 10 天即可应用，然浸泡时间越长越好，每日外搽 3 次，每次搽数次。

水银膏：水银、轻粉各等份，研极细末，地塞米松膏调匀日搽 3 次。

活血消风散 1 号取血府逐瘀汤之意去生地黄，以理气活血，加黄芩、大黄、白鲜皮、蝉蜕以活血清热消风。若服用汤剂可加入生地黄、白蒺藜、乌梢蛇等收效更快。活血消风 2 号用润燥及祛风活血之品，适用于热象不明显，体虚且多为缓解期效果很好。

按：本病中医辨证主要有气血不和型、肝肾虚弱型、气血瘀滞型、血热风燥型、血虚风燥型等。其中均有不同程度的气滞血瘀征象，应用活血化瘀疗法随证加味治疗白癜风，是中医整体观念出发根治本病的大法。根据多年临床观察，气滞血瘀偏热型比较多见，且大多为青少年，而且病情有发展趋势，治疗要求迫切者，青少年又惧服中药，活血消风散 1 号对青少年气滞血瘀偏热型白癜风颇为适宜，简便廉验，唯其不足之处有的年少者服之较难。经验认为，如果本病从整体观念出发，气血通顺，无血热风燥偏盛之时，病情即停止发展，外用药物效果方显，否则外用药物用则效，稍停则又发。故以认为本证从内治十分重要，然局限性多年不发展者又当别论，只用外用药即可。

外用药物可有选择性应用，面积小适宜用发疱疗法者则用斑蝥酊，面积大、发疱过敏者及口眼周围者则用乌梅酊或水银膏。用斑蝥酊与水银膏时均需先涂搽小面积，观察无过敏反应方可应用。注意不可误入眼内。

白癜风须活血化瘀　气通血行风证自息
内热外风互搏致病　内治外治随证施用

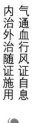

鸦胆三七治痔出血　　癌瘤泻痢五淋毒热
有毒解毒攻其有毒　　毒祛毒解毒消毒无

10多年前患外痔，疼痛难忍，外科医生手术治之。后每遇酒喝多时复发。思之不能老手术了，用消炎药内服外用或可治愈。

2004年夏突发外痔，大如鸽蛋，站不可，坐亦不可，痛不可忍。思之鸦胆子乃解毒妙品，且我曾因血脂高间断服过数月，乃自服鸦胆子胶囊，每服30粒，日服3次，次日即感疼痛大减，续服至3日外痔全消。此为我自治之经过。此前亦曾用过此方，唯未敢用此大量。今自服之，一日服至90粒鸦胆子，服至3日痔全消实出意料之外。但体虚之人万不可用此大量也。

2000年治一朋友朱某之婶母，医院诊为舌癌3月，疼痛而致饭食减少来求治。视其舌边有花生米粒大溃疡如菜花状，因其体质尚可，且朋友诉其家庭困难，住院放化疗治不起，询之有无偏方、单方治之。用鸦胆子胶囊，每服10粒，日6次，每三餐饭前饭后服之。同时加服三七粉每日10克，服半月疼痛止，服一月溃疡面愈合而愈。又服半月至今未发。

陈某，男，患痔出血，近月来出血量多来求治。与其服鸦胆子每服30粒装入胶囊内，日3次，3日即大效，一周血全止。

鸦胆子苦寒，清热解毒，活血止痛。灭原虫，蚀腐肉，脱赘疣。治热毒下痢脓血，里急后重等。因其有毒，故外用为多。前贤张锡纯曰："鸦胆子，为凉血解毒之要药。善治热性赤痢，二便因热下血，最能清血分之热及肠中热，防腐生肌，诚有捷效……治梅毒及花柳毒淋皆有效验。捣烂醋调敷疔毒，效验异常，洵良药也。"

现代药理研究，鸦胆子仁或水剂（油剂效果较差），能使瘤组织细胞发生退行性变性和坏死，作用于正常组织和瘤组织时，也有类似作用。经病理组织观察，本品有使瘤细胞变性、破碎、坏死的作用，对肿瘤免疫反应可见体液免疫反应明显增高，细胞免疫也有所增强，对人体正常代谢功能的骨髓有保护作用，能升高白细胞。

近代报道其制剂用治肿瘤，能除肠中积垢。我曾服之，每服之后所解大便皆如黑色油状，是以知其确能排出肠中积垢也。且又能降血脂、减肥，我曾间断服数月体重减了20余斤。

按：鸦胆子乃苦参之种子，古人将鸦胆子去皮，用益元散为衣，名曰菩提丹，治二便下血如神，赞其有神灵之功也。其善清血热，而性非寒凉。善化瘀滞，而力非开破，有祛邪之能，兼有补正之功。前人有诗赞鸦胆子云："一粒苦参一粒金，天生瑞草起疴沉，从今觅得活人药，九转神丹何用寻。"

故在临床上，凡遇有毒热之证，每思用鸦胆子治之，且与三七配伍用之。一解毒其性偏凉，一解毒则性平。临证视其毒热重则鸦胆子重用之，其热不重则三七重之。唯其有毒，则方能攻毒，毒祛毒消则毒自无。但若体虚之人，始服时需从小量开始，贵在灵活运用也。

鸦胆三七治痔出血　癌瘤泻痢五淋毒热
有毒解毒攻其有毒　毒祛毒解毒消毒无

治癌肿须化瘀散结　　攻补兼施乃为准则
先补后攻留人治病　　后补先攻治病留命

　　肿瘤癌症，现代人畏之，均认为是不治之症。癌症的发生，是人体脏腑气血阴阳失调所致。所谓癌肿者，毒邪瘀结也。癌症是全身性的病变，肿物是局部的表现。中医临床辨证为十证：气，血，风，痰，湿，寒，热，虚，实，燥。即气滞毒结，血瘀毒结，风邪毒结，痰阻毒结，湿闭毒结，寒瘀毒结，热瘀毒结，虚极毒结，实瘀毒结，燥涸毒结。病久者多为气滞血瘀，或兼风，或兼虚，或兼痰湿，或兼寒热错杂，或兼阴虚内燥。人是一个整体，治疗应从整体出发，治标与治本结合，攻补兼施。初病体不虚者，攻邪为主，扶正次之，邪去则正安，用多攻少补法。衰其大半而止，谓之治病留人。久病体虚者，补虚为主，攻邪次之，养正则积自除，用九补一攻法，谓之留人治病，先保命后治病是也。

　　癌症的治疗方面，中医在辨证施治的基础上，宜用综合疗法，中西医结合，内外兼治，心理疗法与饮食调理疗法并用。中医辨证为实可多攻者，则用破瘀攻毒法兼顾整体，西医配用放化疗法。中医辨证为虚不可攻者，则用九补一攻法，西医用免疫调节剂。本人经验常用胸腺素、维生素C。西医的手术、放化疗法用之后，病人不能耐受者，中医亦不可一味地清热解毒，破瘀散结。应先用补益之剂，大补元气，待饮食增多，正气恢复时，可用化瘀散结丸、散，以攻之散之，衡通汤、理冲汤以补之益之，西药免疫调节制剂与大量维生素C辅助治疗之。癌症手术放化疗后，中医辨证施治在抑制癌瘤扩散方面有明显的疗效。

　　经验认为，凡中医辨证为气滞毒结者，中药疗效最好。中医辨证为热瘀毒结者，用清热解毒化瘀散结法，鸦胆子胶囊用之有效，毒性少于西医化疗，而西医化疗法可少用或暂用之。本人常用化瘀散结丸、散，方中主药鸦胆子，攻其有毒就不会中毒。用衡通汤、理冲汤破瘀散结就不会伤正。配合衡通汤或理冲汤用人参、黄芪、山萸萸等保护气血，又可使清热解毒、化瘀散结之力更流通之，是谓攻不伤正，补而不滞。凡中医认为风、寒、实、热毒结者，西医化疗尚可少用或暂用之，不致伤人太过，其他如气、血、虚、燥之癌瘤，西医化疗则会大伤元气，得不偿失，谓之伤敌一千，自损八百，同归于尽矣。

早年曾治一食管癌患者，用《本草从新》作者吴仪洛所论治此病之白马尿，患者说没有白马，用驴尿行不？让其用之煎药，服用近月可以进食，病已大效。无奈有人说此方不科学，不卫生，让其去大医院开刀手术，其去大医院后，医生说病已晚期，开刀不行了，后过了 2 个月又来求治，视其面色黑暗，已不能进食，只能进流食，便结如羊屎，告知已无能力矣。患者痛哭流涕，悔不该听他人之言误己之性命也。

2005 年 3 月，聂氏夫妻前来询其岳父之贲门癌之治法，诉其年已 70，在四川南充确诊已数月，因年高而不适手术，体虚现已只能进流食，胃脘痛胀，虚汗淋漓，多方寻医不效。细询病情及身体情况后，用化瘀散结解毒之鸦胆子胶囊以解毒散结，理冲汤每日一剂。

方为：红参 10 克，黄芪 30 克，鸡内金 18 克，三棱 10 克，莪术 10 克，知母 12 克，天花粉 12 克，山萸萸 30 克，生山药 30 克，皂角刺 30 克，炮山甲 10 克，三七粉 10 克。

水煎服，每日一剂。西药用胸腺肽注射液，维生素 C 片，嘱服用 15 天，如有效可让患者来深圳诊治。20 天后自感有效后，患者来深，视其面色灰暗，动则汗出，脘痛腹胀，食少纳呆，精神萎靡。患者识字不多，对其病并不知情，只是有所怀疑，故安慰病者说你得的是胃溃疡，是可以治好的，不过要好好地治，不能再拖延下去了。向其说再有半月即可大好，使其看到希望，认为能治愈。仍用上方，视其舌淡紫苔白腻，加半夏 10 克，生姜 3 片。半月后来诊，饮食增加，汗出渐止，精神好转，患者信心大增。上方出入又服用 3 个月，诸症均减。带方药回四川，已能食能劳动。一年后又来深圳探亲，并求为之换方，其方已破碎不能看清楚了。视其精神气色均佳，嘱其服理冲汤方 3 日一剂，以期带病延年。

治癌肿须化瘀散结　攻补兼施乃为准则

先补后攻留人治病　后补先攻治病留命

赵某之妻年 40 岁，经李洪波介绍求诊。其患脑癌在北京某大医院手术放化疗后，又服某种专治癌症的中成药，半年花费 3 万余元，加上手术等共花去 20 余万。术后半年病即复发，始时在电话中诉其体质尚可，能吃能走，时有头晕。脑 CT 说病情复发。请求先给一处方，过几天即到深圳去请你给诊治。电话中问其二便如何，饮食如何，均说可以。问其有无寒热，答之口干有发热感。疏方用衡通汤加虫类药全蝎、蜈蚣、炮山甲、三七等，方未服 2 剂即来电说今天本已买好上深圳的车票，早上洗衣下二楼时在楼梯上摔倒后人已昏迷，喝水亦吐，服药亦吐，现在家乡红安县医院，医院诊为脑积水，给用脱水剂，并说没有好办法。电话到原来手术的那家医院，也回说没有好办法。

赵先生愁坏了，电话中请求我前去出诊。当时我正在回深的路上，正好经过其处。下车视其面色苍黄，舌淡，苔白润滑，脉弱无力。人已稍清醒，左上下肢不能自如，言语不清，细诊后告知其夫，说电话上再三问之，均回说身体可，能食能走并且有火，现观病人虚寒已极，幸上方并不是偏凉，但已犯了隔山处方之规，幸而服之未久。现病人脑积水明显，但只是散结化瘀病人体虚已经不对证了，再加摔倒，又用脱水剂，体更虚寒矣。当用急救回阳汤，先保其命，后治其病。

处方：红人参 10 克，桂枝 10 克，黑附片 12 克，干姜 6 克，半夏 12 克，白茯苓 30 克，白术 30 克，陈皮 6 克，炙甘草 10 克，皂角刺 30 克，黄芪 30 克，生姜 5 片，山茱萸重用至 60 克。

嘱其先服一周，待其吐止能食饭后再与上方交替服用。晚上 9 点我上车后赵先生即打来电话，高兴地说，李大夫，我夫人服过中药后没吐，又喝一碗稀饭也未吐。告知此乃良好现象，照方服可也，并嘱常打电话联系。

一月后其证大大好转，能慢慢行走，但偶有无故发笑，及左上肢抽搐，告知此症状仍为气血大亏，肝虚已极。血虚生风，血不荣筋所致。赵李二位朋友均略知医，说你的处方好像没有抗癌的药，也没有治脑积水的药？答之曰：中医乃是从整体来考虑的，现在病人身体虚寒过重，如果不顾其命，只治其病，当和西医化疗手术无何区别，中医现在如果一味攻伐逐水，化瘀散结抗癌是速其死也。首用回阳救急之方，急以保其元气，止其呕吐，一服即效，即证明其病是气血虚寒，虚极生风也。补其气血，治其虚寒，气血旺则风自息也。

隔一月后又去诊视一次，仍在此二方上出入交替服用，并将冬虫夏草、全蝎、蜈蚣、三七、炮山甲等制成散剂吞服，症状越来越减轻。后感冒一次，口干，咳嗽有痰，考虑其家中有暖气，后复受寒所致，来电说嘱先停服急救回阳汤，另处以治风燥感冒之方以治其感冒。

后仍在服此二方，其身体面色各方面均有好转。嘱咐其需坚持服一年以上，然后可间断服之。

治癌肿须化瘀散结　攻补兼施乃为准则

先补后攻留人治病　后补先攻治病留命

化岩汤治乳腺癌症　散结散治乳腺增生
结者散之瘀者化之　虚则补之实则泻之

乳腺癌又称乳癌，中医称为乳岩，为女性最常见之恶性肿瘤之一。初起宜消宜散，久则难收难敛。本病多因长期情志抑郁，肝气郁结所致。初病疏肝解郁，理气散结，常用逍遥散、柴胡疏肝散、瓜蒌散，重则用血府逐瘀汤，体未虚加小金丹、醒消丸、犀黄丸收功。然体虚者往往效不佳，且易复发。随着病情进一步发展，气郁化火，热毒蕴结，乳癌局部溃破，翻花溃烂，邪盛正虚之时，不可攻邪，攻之愈虚，应以扶正为主，消补并用。

化岩汤首见于傅青主《青囊秘诀》一书之乳痈论：人有先生乳痈，收口后不慎房事，以致复行溃烂，变成乳岩，现出无数小口，而疮口更加腐烂，似蜂窝之状，肉向外生，终年累月不愈，服败毒之药而愈甚，人以为毒深结于乳房也，谁知是气血大虚乎？夫乳痈成岩，肉向外生，而筋束乳头，则伤乳即伤筋也。此证必须急救，否则有筋弛难长之虞矣。夫筋弛而又泄精，泄精则损伤元气，安得不变出非常乎？当失精之后，即用补精填髓之药，尚不致如此之横，今既因虚而成岩，复见岩而败毒，不已虚而益虚乎？无怪其愈治而愈坏也。治之法，必须大补其气血以生其精，不必再泻其毒，以其病无毒可泻耳。方用化岩汤：

茜草根二钱，白芥子二钱，人参一两，忍冬藤一两，黄芪一两，当归一两，白术二两（土炒），茯苓三钱。水煎服。

连服 2 剂而生肉红润，再服 2 剂而脓尽痛止，又 2 剂瘘管重长，又 2 剂痊愈，再 2 剂永不复发矣。此方全在补气补血，而不事消痰化毒之治。忍冬虽为消毒之药，其性亦补，况入于补药之中，亦纯乎补矣。

此论于气血俱虚邪实类患者先补其虚，然后攻邪的患者较为适宜。其补气补血养正则积自除之法可取。临床师其法而不泥其方，辨证论治，随症相宜。或先补后攻，或先攻后补，或攻补兼施。阴虚者补其阴，湿热毒结甚者重清热解毒之品，瘀血坚甚加化瘀散结之品，配以精神疗法，必能取得较好疗效。

按此方适用于气血俱虚偏于阳虚者较为适宜，多年来运用于临床颇为应手，但不必限于数剂即愈之说，实践证明，服药时间越长病情越能长期稳定，反之则易复发，阴虚内燥则非所宜。

乳腺增生是比较多见的疾病，中医称为乳癖，多为肝郁气滞血瘀所致。兼夹湿、痰、火者多，亦有虚、燥或寒者，临床需根据四诊来辨证，以疏通气血，化瘀散结为治则。用衡通散合化瘀散结散为主方，随证加减。舌红紫，苔白腻或黄者，当以湿热为重，可加清热祛湿之品，选用羚羊角、金银花、滑石、土茯苓等。舌淡苔薄白润滑者，当为虚寒，可加人参、白术、黄芪、鹿角、皂角刺，舌红紫苔薄光者是为阴虚，可加北沙参、枸杞子、山茱萸等。先服汤剂其效则速，待症状减，疼痛止后可制成散剂服之，是为衰其大半而止也。衡通散为血府逐瘀汤加鸡内金、三七、炮山甲。化瘀散结散方用全蝎、蜈蚣、僵蚕、蝉蜕等。

王姓女，年32岁，双乳胀疼有结块，经B超诊断为乳腺增生。服过数月乳癖消、逍遥丸等效果不显。其舌红紫，尖边紫斑明显，苔白腻，脉弦且紧。辨证当为气血瘀滞，湿热并重。处以衡通汤散结方二方，以其湿热并重又加滑石、羚羊角，重用皂角刺30克。服20剂感觉疼痛大减，复查B超结块缩小，上方加减续服20剂，复查又缩，再服20剂后，疼痛止，复查结块几近消失，处以衡通及化瘀散结散嘱服3个月以图根治。

唯此证易复发者，多为病根未除，停药过早，待其气血通顺，停药方不致复发也。临证有多数患者，每以经前期乳房胀痛，不以为意，待其病情严重，又恐惧不已，生怕自己患上癌症。故应用心理疏导法与中药疏肝解郁法共用之，至为重要。病人心情抑郁，肝郁气滞只会加重病情，故遇此证当细询病史及用药史，如果屡用疏散开通之类药，是犯虚虚之诫也。凡不可攻者，便为虚证。服消散药而力不支者，即感觉乏力加重者即当速加补肝益气之品。当首选山茱萸，次为参芪。山茱萸的功效前贤张锡纯论

179

化岩汤治乳腺癌症

结者散之瘀者化之

散结散治乳腺增生

虚则补之实则泻之

之甚详。其《医学衷中参西录》中论山茱萸之文，以及理冲汤一节论之，读者当细阅之。

乳腺增生是为肝气郁结致气血瘀滞而成人尽知之。然何以屡服逍遥丸、乳癖消之类疏通消散的药而不效呢？此即张氏之论的精华所在也。其人如气血充足，偶有瘀结之证，服疏通消散之品自可消散。而久服不效之人，必气血不足，肝虚致瘀也。再服疏通消散之品，其虚越甚，其瘀结也当越甚。其神疲乏力即为明证。服补益之方如山茱萸、参芪之类，既不伤正，又能使疏通消散之药力更强，此所以效也。病家服药后精神渐佳，续服其结自当散也。

名医师承讲记（第二版）
——临床家是怎样炼成的

便秘证，临床较为常见，且现代人常自购成品药服用。医生临证亦会开此类成药如果导片、番泻叶、润肠丸等品。始服有效，久服则不效。究之不效之因，是此证需详加辨证，不可一概运用泻下剂，以图一时之快，如体实之人尚可，脾虚体弱之人岂不是犯了虚虚之戒么？

要知便秘证病因是多方面的，主要分为虚实二证。实证便为真便秘，虚证当为假便秘，真便秘尚可用泻下药以图通便，然亦只是治标矣。虚证既为假便秘，便不可用泻法，致犯虚虚之戒。其大便前后均干是为真便秘，其大便先干后稀当为脾虚无力运化，乃为假便秘。要知不论真便秘还是假便秘，临证均需辨证施治。真便秘亦有阴虚内燥、脾虚肠燥、火盛肠结之别。更有气滞血瘀而致便秘者，假便秘亦有肠内有燥屎结实者，不下之何以能愈？但当用增水行舟法，增液承气法，岂可一概而论？

我在临证时，常以此论说与病人，人的肠道相当于长江黄河，其大便似江河中行走之船只，试问体内肠内干燥甚重，岂不似江河之无水干涸。河水干涸则船只无法行走，肠内干燥其大便能通行否？欲使江河内船只能行走即须江河内水多，欲使大便通畅则须肠道气化正常而不干燥，肠内气化正常则其大便自然正常也。然人之体质各异，便秘之因不同。有因热致燥者，因虚火致燥者，有脾虚致燥者，有气滞血瘀致燥者，病因不同，治法亦当异也。

其阴虚内燥者，当用滋阴润燥之药，用增水行舟法，增液汤之类。脾虚肠燥者，当用《金匮》麻子仁丸。脾约因胃强所致，故用大黄、枳实、厚朴，脾约用麻子仁、杏仁、芍药以滋脾胃，蜜丸缓下不致伤脾。火盛肠

结者用黄连解毒汤合增液汤，火清肠结自解。因黄连味苦故常用鸦胆子胶囊，其效甚佳。笔者临证见多例上述诸症均不显而致便秘者，阴虚内燥不显，脾虚肠燥亦不著，更无火盛肠结之征。其舌紫苔薄，脉弦，辨证当为气滞血瘀所致。临证常用衡通散重用炮山甲，或径用炮山甲研成粉，服之数日即通，可谓药简效宏也。

前人有单用紫菀通便者，有单用大量白术三两通便者，有用一味连翘一两通便者，有单用莱菔子炒研服之通便者，临证时辨证选用可也。脾虚寒致便秘者可用大量白术既可实脾止泻，又可通便也。连翘有清心火，且又有疏肝气之功能。为治情志失和，气机郁滞偏火之便秘甚为有效，唯量需稍大方可。莱菔子功擅消食化积，故能治因肝脾郁结之便秘。紫菀温肺下气消痰，肺与大肠相表里，宣通肺气肠结自通也。

骆姓男孩，年6岁半，便秘有年，每于大便时由父母用手挖出。其舌紫苔厚腻，体胖能食，且又顽劣，常因食积而致发热。好在服中药尚可，不畏药苦。证属湿热并重，痰食互结，气机郁滞，故治以小陷胸汤加莱菔子，再加鸦胆子胶囊，数剂后便略通，不需用手挖即能排出。诊其苔腻减，湿热祛，续服至月余方愈。嘱家长令其节制饮食以图根治。

冉姓女32岁，患便秘多年，服过多种药物，均是服时有效，不日又结。重则五七日方可一解，且又甚难解下。其诉每每恐惧大便，但又知不便不可。察其舌脉如常，无何不适，唯腹诊时两胁有胀感，当属气滞血瘀为患。拟炮山甲一味研为末，日服6克，一周后来诊，说大便已每日一次，服至月余停药，后介绍一便秘患者来诊知其病愈矣。

何姓女年八十，无他病，唯便秘来诊。视其舌紫尖有红紫斑密布，苔薄白腻而干，脉左弦细无力，右脉则弦而且硬，其大便干结如羊屎状，屡服肠清茶、番泻叶类药方可解下。其证当为湿热郁结，气机郁滞，且又阴虚内燥，肝脾失调之重证也。其火郁结则脾虚运化失常，火盛则肠燥津竭。因虑其年高，治以增液汤加生白芍、白茅根，因其火偏重故用金银花、连翘，湿重用滑石，服3剂以为必效也。3日后来诊诉便仍结，又服肠清茶方解下。视其白腻干苔已润，知其湿热已减，续服之当可治愈。患者求为其加重药量。视其年虽八十体质尚健，遂用上方重其量，生地黄、白茅根、玄参均用至50克，生白芍用至90克，金银花、连翘、滑石均用至30克，嘱其多煎药汤，分数次服下，并告知如此3剂重剂如再不效，当加鸦胆子胶囊服之。后服此方则效也。

老乡王先生询其妻产后大便难且又出血，答曰此乃中医妇科产后三大难之一。大便时出血则是因大便干肠壁受损所致，久之则痔疮成也，出血是必然的。产后为何有此三大难证之一之大便难呢？产后气血大亏，津液大伤，肠燥而致大便难矣。产后便秘亦当辨证施治。以双补气血，滋阴润燥，疏通气化，增水行舟。方用：生山药30克，黄芪30克，炮山甲12克，麻子仁30克，麦冬30克，玄参30克，桔梗12克，党参30克。7剂，水煎服，后诉服药有效，嘱其多服数剂无妨。

便秘热结气滞血瘀　　苦参子炮甲效无比

证有真假病有虚实　　清之润之通自下之

鼻炎咽炎皆属顽证　　神效鼻咽定可奏功
攻顽克难解疑释奇　　病多道少何能为医

鼻炎咽炎者，顽证也。临床见过不少久治不效，痛苦万分之鼻炎咽炎患者。近代名医朱进忠曰：

"凡久治不愈和前人缺乏恰当治疗方法的疾病，即为疑难病证。这些疾病，既有中医、西医认为非常多见，乍看起来又比较容易治愈，甚或不治自愈的病证，又有西医、中医都认为较少见，前人缺少特效疗法，或虽然临床非常多见，但无有效治疗方法，或症状极其繁杂，或症状极其缺少，而又难于确定病名、病因、病位的疾病。在这些众多的常见疾病中，既有内科常见病、多发病，又有妇科、眼科、皮科、外科、五官科的常见病、多发病，这些疾病虽然比较多见，可偏偏存在的问题也最多，有的患者竟辗转于中西医之间数月、数年，甚至数十年，而始终不效，或虽暂时有效却长期缠绵于病榻之上，有的甚至转化为更加严重的疾病而死亡。在少见或虽然比较多见，但缺乏恰当治疗方法的疾病中，既有内科的少见病、不治病，又有妇科、眼科、皮科、外科、儿科、五官科的少见病、不治病，这些疾病有的辗转于中西医之间数月、数年，而均说没有好的治疗方法，有的仅仅给些安慰剂，有的给一些剧毒药而使患者丧命于毒药之下。在症状非常繁杂或症状并非少见的疾病中，有的因为目前科学发展水平的限制而无法确定诊断，有的则因过多或过少的症状叙述而难于按照目前通用的一些辨证方法去辨证论治。"

名老中医俞长荣曰：

"有一定临床经验的中医，或多或少都会遇到疑难奇症，临床实践越多，接触疑难奇症的机会就越多。所谓疑，不外是病情比较复杂，阴阳表里交错，寒热虚实混淆，以致真假莫辨；所谓难，除辨证方面的扑朔迷离之外，还有一部分是目前尚缺乏理想的治疗方法；所谓奇，无非是病例罕见而已。总之，疑难奇证仅仅是因为人们还没有，或不完全掌握它们的发生和发展规律，因此在认识上感到迷惑，处理时感到棘手。一旦掌握了辨证和治疗的客观规律，也就无所谓疑难与奇了。"

过敏性鼻炎，中医称之为鼻鼽，顽证也。所谓顽证，是病已确诊，多年诊治不能根治，或屡治好屡又复发者。

1995曾治一顽证患者，为年45岁之男性，来诊时诉其患过敏性鼻炎已20余年，曾去过北京、上海等多家大医院诊治无效，现靠服用扑尔敏药片来维持。常人服一片则会出现困倦思睡之症状，而其每次需服6片日3次方能维持过敏症状不发作。其诉发作时涕泪交流，喷嚏不止，痛苦不可名状，烟酒等刺激性食物一概不敢用。一日忘记服药则会发作，比干什么力气活都累。且其服此之大量，扑尔敏片久之已无服后思睡之感觉也。

初诊时，对此顽证，告知病程已久，久病必有瘀也。所谓瘀者，乃鼻窍堵塞也。用中药疏通气血，化瘀散结，假以时日，或可根治之。但所服西药扑尔敏片暂需服之，不可骤然停服。待病情好转，气血通畅时，慢慢减量可也。与其服"神效鼻咽定"方。方用全蝎、蜈蚣、炒僵蚕、蝉蜕等为末，每服3～5克，日服3次，嘱服1个月来复诊，扑尔敏片则仍需服之。

1个月后来诊，诉服药片已减其半，时有发作较前减轻。服至3个月，药片则偶尔需服之，发作大为减轻。后坚持服至大半年，停服药片，偶遇气候突变小有发作，病已基本稳定，嘱其间断服之以求根治，此顽病之所以难医者也。

赵姓老者年60多岁，患鼻息肉30余年，每于医院就诊，均主张手术，患者惧而拒绝。后其孙患鼻窦炎经我治愈，询问能否服中药治其鼻息肉，答之可来一试。来诊时视其双侧息肉已突出鼻腔外，此病不用手术，用中医药治之实乃"难证"也。因其病久，处以衡通散方用汤剂，并加50克皂角刺，炮山甲为10克，余药皆为10克，服30剂消之于无形也。考其能消息肉者，诸药疏通气血，皂角刺、炮山甲当为主药。其既能消扁桃体之肿大，又能消鼻息肉，触类旁通，有是证用是方也。后用此方治囊

鼻炎咽炎皆属顽证　神效鼻咽定可奏功
攻顽克难解疑释奇　病多道少何能为医

肿、癌瘤即是此意也。

患者刘某，女，时年32岁，于1997年经人介绍从淮南来求诊。其症为咽中似有异物感，吞之不可，咽之不下，国内多家大医院前去求诊，诊为咽峡部慢性增生性炎症，屡治不效。

来诊时视其舌暗紫苔薄白，脉弦，告知其病中医可诊为"梅核气"，西医名曰慢性咽峡炎症。乃平日性情抑郁，致气血痰火胶结而致咽峡部增生，可谓"奇证"，也可说是"疑证"也。其夫说先生所言极是，她就是性情抑郁，爱生闷气所致。老是怀疑自己得了癌症，已经服药治疗3年多了，去过北京、南京、上海、西安等地大医院求医，终不能好，花去不少钱了。欲以服散剂量大可愈之以速，无奈患者说已服药太多了，现闻到药味即想呕吐，处以"神效鼻咽定"方，研末装入0号胶囊内，每服4粒日服6次，每日三餐饭前饭后各服一次。只服3次量则小矣。服一月缓解，服至3个月始愈。嘱其续服巩固之，并告知心情要放开，如果心情抑郁，久必复发。

陈姓男孩，9岁，患鼻窦炎年余。常常前额头痛及晕胀，鼻涕多，记忆力减，屡服药效不显。视其舌红紫，苔白腻而干。证属风湿热燥并重，中医当为鼻渊。方用滋阴清燥汤加羚羊角等清风热之类。师张锡纯前辈之法而不泥其方，其治此病用生石膏为主。反对一见鼻病便用细辛、苍耳子等辛燥之类药。结合现代人多阴虚之体，清其风湿热而顾其阴虚之体。

处方：生山药30克，滑石30克，生白芍30克，炙甘草10克，羚羊角丝5克，连翘12克，忍冬藤30克，白茅根30克，蝉蜕10克，服一周头痛即止，再服一周诸症均失。

在临证时，对其证之轻者，气血瘀滞不重，时日不久之患者，每以衡通散加轻清之品即可愈之，湿热轻者加用消风散，方用黄连、黄芩、大黄、白鲜皮可也，湿毒重者则加用鸦胆子胶囊每收佳效。湿热不明显者用"神效鼻咽定"原方可也。

江医生：此例患者男性，35岁，病已3年，在鼻和咽的交接处有痰很黏稠，用力咳嗽才会出来，肺部拍片没问题，喉镜也没问题。吃了很多药不见效，每天还是会咳，有痰。以往的诊断和治疗经过及效果：每次去看医生都说是慢性咽喉炎。请问老师慢性咽炎的诊治要点是什么？

李静：病是慢性咽炎无疑。要点此证乃气血痰火胶结而成。痰稠则为痰火之明证，而病久则气血瘀滞，故为气血痰火胶结也。方用衡通汤加味：当归10克，川芎10克，枳壳10克，川牛膝10克，桃仁10克，红花10克，赤芍10克，柴胡10克，甘草10克，桔梗10克，生地黄10克，天花粉10克，炮山甲10克，瓜蒌皮12克，瓜蒌仁15克（炒，打碎），浙贝10克，皂角刺12克。水煎服，7剂。服一周可有效，可服至30剂，可治愈。

鼻炎咽炎皆属顽证　神效鼻咽定可奏功

攻顽克难解疑释奇　病多道少何能为医

粉刺痤疮小病难医　面部色斑疏肝解郁
名为外病实为内病　治内治外内外同用

面部黄褐斑，女性多见。常用血府逐瘀汤加桑叶、天冬，肝虚加山茱萸，风重加蝉蜕、僵蚕，重者再加全蝎、蜈蚣，假以时日，当可治愈。唯愈后当视其体质所偏，仍需纠正之，方可不致复发也。方用血府逐瘀汤疏通气血为主方，此病多因肝血不足，肝气郁结，久而化火，故需加桑叶、天冬以滋阴润燥，加虫类药以活血消风，化瘀散结。气通血顺，则斑自消也。多年来治此病甚多，多以此方加减出入，一般月余效显，续服则愈矣。唯临证需辨证，其舌苔薄光者，多为阴血内燥生风则面部色斑出，故需加滋阴养血之品。如舌淡暗紫者，则为气血瘀滞、血燥生风，面部色斑出也，当用血府逐瘀汤重用生地黄加虫类药以化瘀散结方可，虚者可加山茱萸。贵在辨证施治。

吕姓女，35岁，面部色斑多年，屡治未效。视其舌淡红紫，苔薄，脉弦。辨证为气血瘀滞，阴虚内燥。风燥则生斑。处方用血府逐瘀汤加桑叶、山茱萸、天冬各30克，服月余即消。次年又来诊，仍处上方，又服月余而愈。隔年又来，证又复发，嘱其可多服，方可纠正其血虚风燥之体，则色斑可根治。上方又服2个月，至今已6年未发，且介绍多人前来求诊。其病程久，血虚甚，肝气郁结重，故需假以时日也。待其阴虚血虚，肝郁气滞诸症消除，则斑自愈而不复发矣。

面部粉刺者，虽为小病，确也难医也。曾治多例此病患者，病虽小，然亦需用中医来辨证施治，虽小病表现于面部，乃体内毒结所致。用上方法，唯此病需注重一"毒"字，谓血中有毒热结聚也。且需询其有无便秘，至为紧要。便结则粉刺重也，故需加重清热解毒之类药，如五味消毒饮合用血府逐瘀汤可也。余常用简便方，用鸦胆子胶囊合衡通散同服之，一般一周即可收效。

唯需嘱患者少服食辛辣刺激性食物。鸦胆子胶囊既可解毒，又可通便，使毒热从大便排出，可谓一举两得。临床见有患此病者，面部粉刺甚重，是为痤疮也，亦用上方，唯需重加三七服之，加重其活血化瘀解毒之功方可。痤疮虽是小病，如不加辨证，一味清热解毒，诚亦难以治好，故均谓之小病难医。看其虽是小病，但亦是体内病态表现于体外。有其内必形于外，故亦须从整体观念出发。究本求源，只用外治之药只是扬汤止沸，从内治之是为釜底抽薪也。

张姓女，年 18 岁，便秘五六年余，面部粉刺特多，便秘越重面部粉刺亦越明显。其舌紫尖红斑点高出舌面，苔白腻。告知其二病可一起治也，其湿热毒结于内，其便秘毒无从出，而上攻于面部则粉刺重也。其母说甚对，给其服鸦胆子胶囊，嘱服 2 ~ 3 个月方可。其母说明白，她此二病看了不少医生，吃了不少药，就是不能好。服 1 个月二病皆大减，又服 2 个月病愈停药。

李姓女，36 岁，从学生时期每到秋冬季下午就出现脸部潮红现象一直至今。大便干（现在坚持吃大蒜油已好许多），脸上身上容易长痘，心急气躁，皮肤干涩，脸面潮红，月经正常。此证病情与肝脾肾三脏有关，肺主皮毛，故面部潮红与痘均与肺阴虚有关。然心急气躁乃肝火是也。肝属木，肺属金，中医五行相克是金克木，故肺阴虚则肝火生也。然脾阴虚则便干，脾属土，五行相生土生金，则脾又为肺之母。治当滋其脾，养肺阴，则肝火得清，木生火，心属火，如此则心急气躁，便干及诸症自愈。然冰冻三尺，非一日之寒，故治需时日，约需一月可见大效。用增水行舟法，方用滋阴清燥汤加味合用鸦胆子胶囊；生山药 30 克，滑石 30 克（布包煎），炙甘草 10 克，生白芍 30 克，连翘 15 克，白茅根 30 克，生地黄 30 克，枸杞 30 克，夏枯草 30 克。服药数日先有大便好转，继后则痘好转，服至月余则心急气躁亦大为好转，嘱其最好不吃辛辣食物。

眼病治需活血消风　衡通合用方可奏功
八法之外衡通法用　法外之法医道大成

眼病临证较为常见，多为久治不愈的翳障病患者。有胬肉攀睛者，视物不清者，迎风流泪者，白内障、青光眼等慢性眼病者。目得血则能视，眼病的要点是用药不可太过寒凉，用药太寒则可致血脉为凉药所冰遏，以致气血反而不能疏散。血得温则行，得寒则凝。此理与南方人饮凉茶而热气越重，北方人吃冰棒雪糕越吃越渴之理是一样的。眼病以火为最多，风次之。治眼病与内科诸病一样，也要辨证施治，中医的整体观念至为紧要。急性眼病，清热解毒，与西药消炎作用一样。慢性眼病，清热解毒药与西药抗生素消炎类药一样，用久了每每导致血脉凝滞，云翳更生，视物不清。人老了为何会视物不清呢？气血衰败故也。为何有的人年虽老，仍能耳不聋，眼不花，那足以证明他的气血旺盛，但那毕竟是少数人而已。

因此，在眼病方面，治疗法则当以活血消风为主。血虚者则养其血，火郁发之，热则清之，实则泻之，气陷者则升之，气郁则散之，气逆则平之。衡者，平衡也，平衡其阴阳气血寒热虚实也。

消风散前文已论过，唯治目病之药，活血消风散用法需稍有变通。即用衡通散方再加刺蒺藜、蝉蜕各等份。每服 10 克，日服 2～3 次。

2005 年治一张姓老者，上海人，来诊时诉在国内几家大医院及香港的医院，均诊断为眼底供血不足，故有视物不清、目胀，偶有头晕、乏力、睡眠不好之症。视其体质尚健，告知其病非但有眼底供血不足，而且亦有脑供血不足。眼底既供血不足，供脑之血不足亦为顺理成章之事也。人知脑供血不足为脑血管硬化，眼底供血何尝不是血管硬化呢？告知中医之理论名虽与西医不同，但道理是一样的。而且是从整体观念出发的，也就是说治你的眼底供血不足，也可治你的脑供血不足。眼底供血好转，脑血管也当会跟着好转。也就是说既治了你的眼病，也顺便治了你的脑病了。也等于说是治你全身的病了。老者深为信服，说去了多家医院，说要看眼睛就只给看眼睛，没想到中医的理论如此之好，我们中国的中医真是博大精深啊！又问服何药，长期服中药可不行，我过2个月还要去澳大利亚女儿那里呢。回说可以不服煎的，将中药制成散剂，直接用水服下即可。老者同意，即处以上活血消风散方。后服一月即感觉睡眠、气力、目胀均有好转，续服一月眼睛视物亦有好转。说要出国了，要求带3个月的药过去，半年后方始回来，说诸病已大为好转，眼睛视物好多了，睡眠及精神都比以前好得多，又服3个月而停药。

唯服此方治慢性病时，需向病家说明，有的患者服药之初，反而有气力不支，更加乏力，困倦与累的感觉。多数病人实验证明，此即正邪相争之故，欲通未通之际，守方续服，待气血通顺，则诸症自消也。一般在服第一个月之时，有的患者会出现此种情况，第二月续服则会感觉精神气力大大好转。故对待身体较虚之患者，可考虑方中加黄芪补其气，使药力增强，而气不致受损，则病愈当更快也。

谭姓女，年近50岁，宁夏银川人，是谭先生之侄女，住香港多年，经谭先生介绍来诊。初来时一人不能行走，需人扶持方可。诉在香港享受公费医疗及劳保。其病已18年了，一直在服西药，但一直未能治好，现在仍然不能看清楚，看什么都是模糊的。其身体胖壮，舌淡紫苔白腻，脉弦。眼睛亦无翳障。辨证当为风湿痰火郁结，致气血瘀滞。目得血能视，现气血不通，眼睛所需之血的通道堵塞，致眼睛所需之血不能上荣于目而致视物不清。告知治需时日，然须心情舒畅，配合治疗方可。家人说她就是性子不好。告知这就是她的病因所在。气是无形的，看不见的，火也是无形的，看不到的，风也是无形的，看不到的，但火应该能感受到的。答之说经常无故发火，以致晚上睡不好觉。第二天眼睛会感到胀痛不适。因其病重，要求见效快，故用上方活血消风散改汤，再加蒲公英、地龙，服3周。后来数次，均用上方加减。服至3个月余来诊时，自己一人来的，说我现在能看清路了，故不用他们来了，后给其用活血消风散服两月余而愈。

眼病治需活血消风　衡通合用方可奏功

八法之外衡通法用　法外之法医道大成

病例诊治实录

李洪波：李老师，经常见到您老诊治疑难病症，每与患者沟通，对病人先议病，后议药，每用医理说服病家，然后处方，患者皆满意而去。您的朋友冯先生的夫人，患肾病综合征水肿经您用经方桂芍知母汤治愈；您的朋友李经理的女儿患脑膜炎住院高热一周不退，您用羚羊角、白茅根、芦根三味药组方，一剂退高热，现在如何了？还有您治四川的那位胃癌病人现况如何？还在服药吗？服用何方？还有最近的案例，能否讲一下您的辨证用药思路，让学生广增见闻好吗？

李静：好的。先说 2005 年夏治的四川南充那位 60 多岁的胃癌老年患者，其先在家乡四川用我所处之方服药治疗半月，后来深圳，我与诊治 4 个月，能吃饭走路后带一处方回家乡四川去了。2006 年春节过后老者来深圳，说现在能吃，能干活，能种地了，让我给他换一张处方，原来的那张已经看不清楚了。我仍与之处方，用原来所用之衡通汤合理冲汤方，嘱其三五日服一剂可也。2006 年 8 月份，老者之子带小孩来我处看病，说其父能吃饭能干活，自己的地自己种了。冯先生的夫人肾病水肿已全消，尿蛋白已消失，仍在调理恢复之中。李经理的女儿脑炎已愈，恢复上学了。

最近诊治病例：

案例一：肺结核

江植成医生：此病例患者，女，60 岁，为浸润性肺结核病，西医治疗 3 年无效，转服中医治疗也未效，现在服中成药。每天咳嗽，咳痰，偶尔咳血。饮食一般，便秘，舌苔黄。肺结核病合并支气管扩张。病已五六年了，不吃西药了，但人很瘦，只有 70 斤。现在服中成药"优福宁"。还有多年的胃十二指肠球部溃疡，她也看过很多医院，没有多大效用。

李静：中医说此病是虚劳病，中医又叫劳瘵。调脾即是治肺也，脾胃属土，肺属金，土生金也，治脾胃即是治肺，脾胃好肺才能好。辨证处方，肺病和别的不一样，不能见有火就清火，单纯消炎解毒只会耗阴损气，肺脾越虚病情会越来越重。虚劳与劳瘵是有区别的，劳瘵相当于现代之肺结核病，只是虚劳病中的一种，治虚劳阳虚诸方不可混用以治肺结核之劳瘵。

《医学衷中参西录》中之十全育真汤即为治虚劳病之主方。治虚劳病劳瘵之主方，为治虚劳病之有瘀者之主方也。与仲景《金匮要略》中之"大黄䗪虫丸"之治虚劳之理相通。大黄䗪虫丸补中有通，主治干血痨。大虚治实，先治其实。然而现代人有误区，认为干血痨只是妇人才有之病，实则男女均有，虚极则成干血。近代医家有用其治肝硬化之瘀血证，有用其治血管栓塞，皆是以通为补之用也。滋阴润肺健脾，要慢慢调治，欲速则不达。要让患者多服食山药粥，多食梨。古书上有此病恣意吃梨而治好的病例。特别是肺病结核伴有支气管扩张的，一般都会持续终生的，用药对了可减少发作，保养得宜亦可减少发作，认真治疗才有痊愈的希望。

此病人的咳痰血即与支气管扩张有关，如果没有支气管扩张单纯咳痰带血反而不是好现象，肺结核空洞型的会有痰中带血。病人阴虚内热，肺病损于脾，累及于肾。其病已五六年，用西药就用了3年，现在体质太虚，只有70斤了，所以更不能一味用中医中药清热解毒。中医治疗此病的长处即在于可扶正以祛邪，不食辛辣的食物，包括辣椒、花椒、胡椒等热性的调料，也包括牛羊狗肉等。此等食物燥也，肺为娇脏，喜润恶燥，最怕燥火，吃辛辣刺激性食物会刺激气管，令咳嗽加重。可多吃梨和山药及清淡滋补类食物。鱼类可食，鳗鱼最好，清蒸清炖服食之。

在西医理论上肺结核是分类型的，此病人西医诊断是浸润型肺结核。中医分肺痿、肺痈，也要分阴虚阳虚。病人苔黄便秘，均为肺脾阴虚有火之明显症状。痰中有结核菌，有浸润型的，也有空洞型的。但中医主要说与肺脾肾有关。《素问·阴阳别论》曰："二阳之病发心脾，有不得隐曲，在女子为不月，其传为风消，其传为息贲者，死不治。"

二阳者，脾胃也。脾胃之虚已致不能饮食，用西药抗生素药则愈加伤其胃，为不能见效治愈之道理所在也。而中医中药如置脾胃于不顾，欲求速效则往往也是适得其反。

根据病情，治肺结核，我的经验是要先补其肺脾。方用：北沙参20克，麦冬30克，鸡内金10克，生山药30克，山茱萸20克，枸杞子20克，知母10克，桔梗10克，天花粉10克，瓜蒌皮10克，炒瓜蒌仁10克（打碎），酒炒大黄2克，三七粉6克（用药汁送下）。分2次，水煎服，每日1剂，忌吃辛辣的东西，多吃梨。注：大黄要用酒炒至黄黑色方可，所以先要调脾胃即是此意。此病例服上方月余，咳血止。然此证中医论当属肺痿，治愈之绝非短期可痊愈也。

李静按：诊治此肺结核病人，即是用张锡纯先生治阴虚劳热之参麦汤、十全育真汤、理冲汤之法，又师仲景大黄䗪虫丸之意，诸方变通而成。方意为滋阴润肺，健脾理气化痰祛瘀。用酒炒大黄2克，即是针对其支气管扩张和久病必有瘀而用的。其体瘦，便秘，苔黄，有胃及十二指肠球部溃疡，支气管扩张之症，是为阴虚劳瘵。

治病首分阴阳，劳病分为三损。此证为上损于肺而累及于中，即累及于脾胃也。上损及于中即为难治也。

咳嗽痰血是为上损于肺。肺与大肠相表里，肺燥故便秘。脾为阴土，喜燥，胃为阳土，喜润。此证饮食尚可，但便秘消瘦，且有胃及十二指肠溃疡，所以需清养肺胃之阴，即清其肺，养其胃也。

方用沙参、麦冬，以润其肺；知母、天花粉、桔梗、瓜蒌以清其热化其痰；山药、鸡内金以健其脾；山茱萸、枸杞子以滋其肝肾之阴；用酒炒大黄与三七是化瘀止血，通也。张锡纯先生曾说一味三七可代"下瘀血汤"，故用酒大黄与三七祛其瘀，又可治其支气管扩张与胃及十二指肠溃疡。

前人经验与本人经验均认为支气管扩张用药需慎。《章次公医案》中曾论及支气管扩张之咳可累及全身，清热药宜重之，实为经验之谈。今治此证之法与方药，与我初行医时治此病证见咳止咳，见血止血之时不可同日而语也。实是读《医学衷中参西录》与诸家名医大家之论，再加多年临证之经验应用之心得也。

学生江植成医生：老师，学生读医书与临证时日尚短，常有感觉与临床连接不上之时。今观老师之论，明白老师临证之功也。敢问老师初读书初行医时是否也有像学生一样的困惑？老师又是如何理解中医并运用到此时之境界的呢？

李静：问得好！我初学医时，除基础理论外，读临床书即从《医学衷中参西录》开始。初临证时也是"比葫芦画瓢"，曾用书中之"十全育真汤"治邻居病肺结核低热咳血不效，请教师长，方知是临证未明抓主症之理，辨证未入细，选方用药未精，未能像张前辈那样一味药一味药去推敲，常常"比葫芦画瓢"，因功力未到，是以画不对之时为多。当然，也有画对之时。用服食硫黄法治久寒泄泻证数日即效，服食松脂法治肺病吐黄脓痰有特效，用镇肝熄风汤治高血压脑出血有效，用小青龙加石膏汤治外寒内饮之痰喘有速效。看到张先生论初用此方时，见到喻嘉言《尚论篇》时手舞足蹈，我也狂喜不已。用硼砂加于柴胡加龙骨牡蛎汤中治癫痫持续发作，一剂即醒时的喜悦是难以形容的。用白虎加人参汤治高热，用甘露清毒饮代羚羊角治小儿脑炎高热，用滋阴清燥汤治小儿发热腹泻，用白芍180克与大量白茅根煎服治前列腺炎症发作阴虚发热癃闭之小便不通，画瓢画对之时即能收到极好的效果。

临证久之，于《医学衷中参西录》《经方实验录》等名著反复研读，善用三七、山甲片、天花粉之治疮毒，用此三味加轻清表散之连翘、滑石、桑枝治鼻窦炎之"脑漏"。我在临床遇需托毒外出之证往往用此数药组方收功。用鸦胆子装入胶囊以治痔出血，治面部粉刺痘疮，治血脂高及肥胖病，治湿毒结滞之肠炎痢疾、鼻咽癌、食管癌、胃癌，及多种癌瘤，湿热毒结并重之前列腺炎，均得益于此书矣。

困惑之时，即是画瓢画不对之时。此时则需将书重新读过，仔细对照为何不效。我治邻居女肺结核用十全育真汤不效是医理未明之时，未向病家说明治肺结核重症需先治脾胃之理，病家要求咳喘吐血速止，服药多日吐血不止，病家转求他医治之，是未能进一步辨证抓主症，灵活用方用药也。用补管补络汤治肺病吐血又不效是见血止血，于阴虚火盛之时，未能看出需加用清凉之羚羊角、茅根、芦根之类药方为对证。龙骨、牡蛎用于止汗不效也是病情属阴虚偏火之时，而活络效灵丹止痛不效则是用于久病体虚之人。鸡䏲茅根汤治肝硬化之单腹胀未效是未变通用方、未守方故不效也。用固冲汤治经来过多也是见血止血，未明通中有补之理故也。

张锡纯先生曾于《医学衷中参西录》中理冲汤方后论曰：人之脏腑，一气贯通，若营垒连络，互为犄角，一处受攻，则他处可为之救应。故用药攻病，宜确审病根结聚之处，用对证之药一二味，专攻其处。即其处气血偶有伤损，他脏腑气血犹可为之输将贯注，亦犹相连营垒之相救应也。又加补药以为之使，是以邪去正气无伤损。

此论可为我辈治医用方之规范。用方如用将，用药如用兵。先辨病为何病？西医认为是何病？中医辨病证为何病何证？西医是何理论？用何法？何方何药？结果当如何？中医当用何法何方何药？何时当有效？结果当如何？不效时又当如何？

比如此病肺结核之咳嗽痰血，消瘦便秘，西医辨病认为是肺结核而用抗结核菌之药与对症治疗。然治之 3 年未愈，故诊治当多思考几个为什么。现在应该明白，是其心肺脾肾俱虚。试问，如果病人体不虚，西医学治此肺结核还是能够治愈的。正是因为体虚，所以才越治体越虚。我曾向你讲过岳美中老师的老师，于新中国成立前治一肺结核，一年 365 天，病人服了香砂六君子汤 364 剂而治愈！

中医则需既辨病又辨证，辨病为虚劳，辨证当辨阴阳气血，是阴虚劳热还是阳虚虚劳。要学会抓主症，如果症见寒热夹杂，便当分其主附，辨其真假。附证应当服从主症，假证更应当弃之。因阴虚可发热，阳虚也有发热。阴虚可盗汗，阳虚也有盗汗。阴虚内热有手足烦热，阳虚虚劳虚阳浮溢于外也可见手足烦热。阴虚津液不足有口干咽燥，阳虚津液不升也有口干咽燥。须辨其真假寒热，方能明其阴虚阳虚，这才是真正做到辨证施治，这才是真正的中医精髓，也才是中西医结合，衷中参西之意也。

如辨证为虚劳，症见食少便溏，肌肤甲错，虚极羸瘦之干血劳，则为阴阳两虚夹瘀，重证难治。则需用十全育真汤、理冲汤、大黄䗪虫丸等。细心斟酌，随时体验，用药灵活增减，使之与病机息息相符。症状病情复杂时，辨证用方需考虑抓主症，即用"广络原野"之兼备法也。

仲景治虚劳之阳虚虚劳、阴阳两虚虚劳、血痹虚劳诸方皆为完备，治虚劳之阴阳两虚者则为炙甘草汤，又称复脉汤。且后世医家常将虚劳与肺结核之劳瘵混在一起。固然，肺结核之劳瘵亦包括在虚劳之内。然治虚劳诸方不可照搬用治劳瘵，即治虚劳诸方不可不加辨证地用于治疗肺结核之劳瘵。因为古人所谓劳病与近人之阴虚有火是不同的。然而后人又有将阴虚有火之虚劳都看成阴虚，重用苦寒药，伤其阳气。认为阳虚者则大用温热药，而大伤其阴精津液，此皆是一偏之见也。要知人身气化，不外阴阳两气，阴平阳秘，精神乃治。故张锡纯先生此"十全育真汤"方是补古人虚劳病阴虚之治法，且详论其加减法及其所拟诸方之运用。并认为虚劳病之瘀血可阻塞经络之气化。论王清任《医林改错》之活血逐瘀诸汤，按上中下部位，分消瘀血，统治百病，瘀血去则诸病自愈。虽有所偏，然确有主见。而先生喜用三棱、莪术者，认为二药既善破血，且又有流通之力，以行补药之滞，可为佐使，而使补药之力愈大矣。认为二药与参、术、芪诸药并用，大能开胃进食，与虚劳病大为有益。

前人有"尽信书不如无书"之说，有"从无字句处读书"之说。读前人书，不可照搬、一味"比葫芦画瓢"，要有自己的见解。张锡纯先生之"十全育真汤"治虚劳，首先要认为此方是兼备之方，方后所详论加减运用之法，每味药的数量均极详备。张先生论王清任《医林改错》书中之诸逐瘀汤，化瘀血而统治百病，实则亦证明先生之"十全育真汤"治虚劳诸病，是从仲景治虚劳之大黄䗪虫丸、百劳丸之意而来。而将自己屡用屡效之药组方，则此方既可治劳瘵，实则可治血痹虚劳诸病也。此方可治瘀血之在脏腑，对瘀在经络者则可合理冲汤丸之意，数方参变汇通，随时制宜也。

我悟出诸前辈此意，即诸逐瘀汤可统治百病，又结合岳美中老师之论血府逐瘀汤之功效，颜德馨老师之瘀血治法为衡法之论。用血府逐瘀汤，加张锡纯先生最推崇之，我也屡用屡效之穿山甲、三七，组方名为"衡通汤"，制散则去生地黄名为"衡通散"，广泛应用于脏腑经络之气血瘀滞诸病。辨证施治，抓主症，有是证用是方，随寒热虚实加减运用之。又取张锡纯先生"理冲汤、丸"之意，用鸡内金、穿山甲、三七，组方名为"理冲散"，用治男女虚劳，脏腑癥瘕，积聚，气郁，脾弱，满闷，痞胀，不能饮食，肿瘤癌症。此皆得益于诸先贤之书，诸先贤之论，诸先生之法，诸先生之方也。

案例二：脑肿瘤术后复发

赵某之妻杨女士，年40岁，经学生李洪波介绍，于2006年9月中旬求诊。其患脑癌在北京某大医院手术放化疗后，又服某种专治癌症的中成药，半年花费 3 万余元，加上手术等共花去 20 余万元。术后半年病即复发。开始时在电话中诉其体质尚可，能吃能走，时有头晕，脑 CT 说病情复发。请求先给一处方，说过几天即到深圳请我给诊治。电话中问其二便如何，饮食如何，均说可以。问其有无寒热，答之口干有发热感。疏方用衡通汤加虫类药全蝎、蜈蚣、炮山甲、三七等，方为：

当归、川芎、桃仁、红花、枳壳、桔梗、赤芍、川牛膝、柴胡、生地黄、炙甘草各 10 克，皂角刺 30 克，蜂房 12 克。水煎服。

炮山甲 5 克，三七 5 克，全蝎 4 克，蜈蚣 1 条，研末分 3 次，一日量。

方未服 2 剂即于 9 月 16 来电话说今天本已买好上深圳的车票，早上洗衣下二楼时在楼梯上摔倒后人已昏迷，喝水亦吐，服药亦吐，现在家乡湖北省红安县医院，医院诊为脑癌复发、脑积水，给用脱水剂，并说没有好办法。打电话到原来手术的那家医院，也回说没有好办法。

赵先生愁坏了，电话中请求我前去出诊。当时我正在从长春回深圳的路上，正好经过其处。下火车至医院，视其面色苍黄，舌淡，苔白润滑，脉弱无力。人已稍清醒，左上下肢不能自如，言语不清，细诊后告知其夫赵先生，说电话上再三问之，均回说身体可，能食能走并且有火，现观病人虚寒已极，所幸我开之方并不是偏凉，但已犯了隔山处方之规，与其虚寒之证还有差距。幸而服之未久，只服了 2 剂。现病人脑积水明显，但只是散结化瘀，病人体虚已经不对证了，再加摔倒，又用脱水剂，体更虚寒矣。当用急救回阳汤，先保其命，后治其病。

处方：红人参 10 克，桂枝 10 克，黑附片 15 克，干姜 6 克，半夏 12 克，白茯苓 30 克，白术 12 克，陈皮 3 克，炙甘草 10 克，蜂房 15 克，皂角刺 40 克，薏苡仁 50 克，木香 5 克，砂仁 3 克，怀牛膝 60 克，生姜 5 片，山茱萸重用至 60 克。

嘱其先服一周，待其吐止能食饭后再与上方交替服用。药粉方再加藏红花 3 克。晚上 9 点我上车后赵先生即打来电话，高兴地说，李大夫，我夫人服过中药后没吐，又喝一碗稀饭也未吐。告知此乃良好现象，照方服可也，并嘱常打电话联系。

9 月 18 日

李洪波在网上说:《名老中医之路》丛书中介绍了上海的钱伯文教授擅长治疗肿瘤,成功率很高。老赵同事的姨父20年前在上海治好了脑癌,前几天托人在上海打听是哪个中医治的,打听的结果就是钱伯文教授治好的。可是钱伯文已经89岁了,不再接诊。我在网上找了一些钱伯文治疗脑癌的资料,发现和你的思路是一致的,给老赵说了一下,老赵很高兴。

李静:如你所认为的,以化瘀散结为纲,对证加药即可。你们二位均略知医,老赵说我的处方好像没有抗癌的药,也没有治脑积水的药,我答之曰:中医乃是从整体来考虑的,现在病人身体虚寒过重,如果不顾其命,只治其病,当和西医化疗手术无何区别,中医现在如果一味攻伐逐水,化瘀散结抗癌是速其死也。首用回阳救急之方,急急以保其元气,止其呕吐,一服即效,即证明其病是气血虚寒,虚极生风也。补其气血治其虚寒,气血旺则风自息也。等其饮食增加,体质稍好之时,再用第二方即衡通汤加味,与第一方交替服用。

李洪波:老赵昨天就问我可否加治癌的中药,我说已经在用了,第二个处方中有几种即是,藏红花、穿山甲、三七、全蝎、蜈蚣等。钱伯文专门讲了黄芪、红参这两种药是他自己的心得,你都用上了,可谓英雄所见略同也。

李静:《医学衷中参西录》书中,张锡纯早有论之,不过一般人认识不到罢了,理冲汤中论之甚详。有的医生滥用中药抗癌药,不是从整体观念出发,头痛治头,脚痛治脚。西医说有癌细胞,中医就用抗癌的中药,那不也是头痛治头,脚痛治脚吗?

李洪波:那个"×××散"在网上的广告真是吹神了,但是老赵花了3万元钱,吃了很多,还是复发了。

李静:如果只用化瘀散结会使正气受损,得不偿失,体不虚者暂用之可也,我估计服此方是越长越好,要和老赵沟通好,让他明白中医的整体观念。不是头痛治头,脚痛治脚的。

李洪波:好。中药活血化瘀药持续使用,会促使扩散更快。我看医话中这样写,那老赵夫人的方子中是怎样防止的?

李静:人参、黄芪、山茱萸、山药扶正固本嘛。张锡纯的理论就是这样的,只用化瘀散结药也和西药化疗一样的。不过时代不同,处于他的那个年代，他说的是癥瘕积聚，没说肿瘤癌症而已。张锡纯在其理冲汤中论曰："治妇女经闭不行，或产后恶露不尽，结为癥瘕。以致阴虚作热，阳虚作冷，食少劳嗽，虚证沓来。服此汤 10 余剂后，虚证自退，30 剂后，瘀血可尽消。亦治室女月闭血枯。并治男子劳瘵，一切脏腑癥瘕，积聚，气郁，脾弱，满闷，痞胀，不能饮食。方后并附加减法。"

"人之脏腑，一气贯通，若营垒犄角。一处受攻，则他处可为之救应。故用药攻病，宜确审病根结聚之处，用对证药一二味，专攻其处。即其处气血偶有伤损，他脏腑气血犹可为之输将贯注。亦犹相连营垒之相救应也。又加补药以为之佐使，是以邪去而正气无伤损。世俗医者，不知此理，见有专确攻病之方，若拙拟理冲汤者，初不审方中用意何如，君臣佐使何如，但见方中有三棱、莪术，即望而生畏，不敢试用。自流俗观之，亦似慎重，及观其临证调方，漫不知病根结于何处，唯是混开混破。恒集若香附、木香、陈皮、砂仁、枳壳、厚朴、延胡索、五灵脂诸药，或十数味或数十味为一方。服之令人脏腑之气血皆乱，常有病本可治，服此等药数十剂而竟至不治者。"

李洪波：原来是这样，好厉害，应该是与现在的病名有不同的叫法。您不说明，我们初学者确实是看不明白的。

李静：老赵再来电话，让他每天的粉药再加大蜈蚣 1 条，全蝎 5 克，汤药中加三棱 10 克，莪术 10 克。她现在能吃饭了，药力可以加大了。这几种药可加强消癌。

李洪波：明白，这样已经用了 24 味药了。蜈蚣和全蝎都是温性，影响大吗？

李静：药味虽多，但有服粉的。汤剂用以补益，散剂用于散邪。且藏红花、冬虫夏草等类药是以服用散剂为好。她没有实火，虚是主要的，风、寒次之，风是虚风，寒是虚寒。肿瘤癌症我常于中医临床辨证分为十证：气，血，风，痰，湿，寒，热，虚，实，燥。即气滞毒结，血瘀毒结，风邪毒结，痰阻毒结，湿闭毒结，寒瘀毒结，热瘀毒结，虚极毒结，实瘀毒结，燥涸毒结。病久者多为气滞血瘀，或兼风，或兼虚，或兼痰湿，或兼寒热错杂，或兼阴虚内燥。而她的病情现在有气、血、风、痰，湿、寒、虚诸证。而且病情也是在不停地转化，经过药物治疗以后，还会有变化。人是一个整体，治疗应从整体出发，治标与治本结合，攻补兼施。初病体不虚者，攻邪为主，扶正次之，邪去则正安，用多攻少补法，衰其大半而止，谓之治病留人。而赵夫人久病体虚者，补虚为主，攻邪次之，养正则积自除，用九补一攻法，谓之留人治病，先保命后治病是也。

9月25日

李洪波：刚才老赵打电话了，说了下病人的情况，病人还是需要人拉着手走，现在服您开的中药，还吃一种"虫草王"胶囊，在医院打"果糖"等营养药。他主要是问现在是否就照那个方子一直服下去。现在每天打的维生素C和果糖已经停了，病人身上针眼太多了，并且病人血管细，打多了，血管脆。主要就是那两个问题，其他就是担心，病没好总是很担心。

李静：那就先不打了，服维生素C片，每次服5片，日3次，慢慢可加大量的，服冬虫夏草好了，主要靠中药了，病好是需要过程的嘛。原则是扶正为主，攻补兼施，可使癌细胞默消于无形之中。这样治就和治鼻窦炎、肥厚性鼻炎、鼻息肉一样，不过鼻炎不需扶正，只用消散即可。之所以愈之也速，而她的脑癌病已久，体又虚，需用多补少攻之九补一攻法，所以愈之也缓。也就是说，你要明白这个道理，多和老赵沟通，我们不能被他的急躁情绪影响。治疗方案对了，就要守方才行。

10月17日

李洪波：老赵经常打电话，我说让他放心，现在就是时间问题，他的意思总是希望你继续研究，病人的心态总是这样，《名老中医之路》上这样说过的。还有就是老赵说左边肌肉萎缩，现在需要多走动。老赵刚来电话，说她有点头晕，前一阵还没有，头晕是不好的征兆吧？

李静：停了"果糖"和输液，头晕是可能有的。你让她加服适量阿胶浆，不要累，她这几天停了西药，活动量又大了些。要让她注意休息才是。

10月25日

李洪波：老赵刚才给我说这几天病人的病情好像又差了点，最近汉中天气比较冷，病人在家里都穿毛衣呢，有点抽搐。

李静：附子、白术、干姜、半夏、党参都要加上了，并且先服第一方

病例诊治实录

治虚寒的急救回阳汤加味方一周。衡通汤先停服。

10月28日

李洪波：总体上比2天前好一点，但跟更早几天比又差一些，每次给他打电话感觉他是忧心忡忡，今天又在说希望全在你的身上。现在病人左脚走路也很困难。

李静：治疗是要有一过程的，比两天前好些就证明加热药和补药对证了，再过5天就能看出来了。再服此加量方：

红参10克，白术30克，云苓30克，姜半夏15克，陈皮3克，木香5克，砂仁3克，怀牛膝60克，黑附片30克（先煎），桂枝10克，蜂房15克，皂角刺40克，干姜10克，甘草10克，山茱萸60克，生姜10克，党参30克，薏苡仁50克。

12月1日

李洪波：最近病人的情况是这样的：①最近感冒了，咳嗽有痰。现在有一周时间老是口中有白沫。②有一周时间睡不好觉，身上还发痒。③昨晚7点和今早抽搐有1分钟左右，左边抽搐。④这几天偶尔发笑。

李静：先治其感冒，改用下方：

麻黄10克，杏仁10克，薏苡仁50克，山茱萸30克，炙甘草10克，生白芍20克，桔梗10克，黄连3克，瓜蒌皮12克，炒瓜蒌仁20克（打碎），半夏10克。此方服3剂，然后服下方：

生地黄50克，当归10克，川芎10克，桃仁10克，红花10克，枳壳10克，柴胡10克，川牛膝10克，赤芍10克，白芍10克，炙甘草15克，桔梗10克，薏苡仁100克，地龙10克，桑枝10克。原来的粉剂药方照服，汤剂先停一下，换服此方。

12月4日

李洪波：老赵刚才说病人吃了这个方子有点拉肚子。

当归10克，川芎10克，桃仁10克，红花10克，枳壳10克，桔梗10克，赤芍10克，柴胡10克，川牛膝10克，炙甘草10克，生地黄50克，地龙10克，山茱萸30克，薏苡仁50克，阿胶10克，皂角刺30克，天花粉12克，炒僵蚕10克。药粉照服（药粉：藏红花3克，三七6克，穿山甲5克，大蜈蚣1条，全蝎5克）。上周也基本上是衡通汤的成分，没见他说拉肚子。我刚给他说了，生地黄减半，他下午给你发几个舌苔照片，老赵昨天说的那些情况，流口水、抽筋、手疼，还会持续多久？刚才他给我打电话了，拉得厉害。我这就给他发方子，他下午领病人去补液。

李静：昨天与他电话谈了，不能见到病人，只能如此用药了，这些症状主要是肝虚之极，原来还有脾虚且寒，风湿痰，现在是肝脾阴虚明显了，中医叫作肝虚生风，肝风内动，又与肾有关。肝属木，肾属水，五行相生水生木。老赵有时固执，她感冒就该补液。一般人感冒都要输液，我昨天说让他给她输液了，抵抗力这么差，人都瘦了还不补液，拉肚子不一定是服中药所致。现在她的感冒就叫胃肠型感冒，就是以腹泻为主症的，是病毒所致，全靠抵抗力，西医只能对症治疗。不行只有让她停服原来之方，先补液。中药改服滋阴清燥汤：

山药120克，滑石30克（布包煎），炙甘草12克，白芍18克。待其感冒腹泻好后再服他药。你告诉他，让老赵这样用。他昨天才从北京回汉中，还说他夫人这几天睡不好，是她妈打鼾影响的。

李洪波：这4味药就能治胃肠型感冒？

李静：此方是张锡纯之滋阴清燥汤，是治她之对证方也。对她此时的体质非常对证。他与我说不能打针了，不好打，我说让你把此方告诉他，今天其他药全停，先服此方，煎好后分多次服，不要一次服多。所以我说不是服中药衡通汤加味所致的，还是病毒性胃肠型感冒。医学上说是轮状病毒，快让病人服此方，他说打针血管难扎，那只有服此方了。让老赵快把照片从网上传过来。

李洪波：照片发过来7张，这些照片的作用能有多大？感觉病人太瘦了。病毒性胃肠型感冒可以从舌苔上看出来？

李静：能的。总共有7张照片，第3个舌的照片看得较清。原来的虚寒风湿已纠正了，是衡通汤适应证。是有火了，让他把暖气调适度点，饮食不可太辣。拉肚子不补液，肯定瘦下来了，证明我的估计是对的，用衡通汤加味治之也是对的，说她有火内燥也是对的。感冒后，又有抽搐，让停服他药，我重新给开一方，治其肝虚风动之抽搐，其感冒不治痊愈，留有余热会很麻烦的。且也可阻塞气血通行，抽搐加重，影响脑血管就麻烦了。这一周多一直认为是服衡通汤方而导致拉肚子的，没有意识到是胃肠

203

型感冒，这也是老赵出差上北京，我们又不能见到她的不好之处。

李洪波：是，这可是很严重的，这个病真危险。

李静：她的感冒本身就是风热风燥，她本来肝虚就有内风，外风可加重内风。用滋阴清燥汤为主方，用滑石以清其燥热，生山药以补脾止泻。加重山茱萸，以补肝止痉。合用滋阴清燥汤则能治其感冒腹泻而不致伤阴，加地龙、大蜈蚣以息风定风止抽搐；薏苡仁、桑枝、白茅根以清热通络；白芍、炙甘草以缓急舒筋；麦冬、枸杞子滋阴养肝；黄芪补气，知母滋阴清热。此方服一周，其他药全部停服。方用：

滑石20克，生山药30克，白芍30克，炙甘草20克，桑枝20克，地龙15克，山茱萸30克，枸杞30克，麦冬30克，薏苡仁50克，大蜈蚣3条，白茅根30克，黄芪15克，知母18克。水煎服，7剂。

2007年1月10日

李洪波：老赵刚来电话了，说现状好多了，一周来没有再发抽搐了。吃饭睡眠都很好，只是还有口水较多。

李静：老赵也给我来电话说了，我跟他说口水多是脾虚之故，原来抽搐是肝虚极生风，还告诉他夫人的病根主要在肝，肝主筋故也。

李洪波：肝治好了，脑瘤也会消掉吧？

李静：脑瘤是筋脉的病也，中医说治肝即是治脑瘤。所谓脑瘤，顾名思义即是脑内血管某处阻塞了，即是长了一个瘤，还是筋脉有瘀阻的地方，肝主筋，故当治肝也。再加上赵夫人性情急躁，故得此病是意料中事也。此方用张锡纯的滋阴清燥汤为主方，她的感冒本身就是风热风燥，她本来肝虚就有内风，外风可加重内风。用滋阴清燥汤为主方，用滑石以清其燥热，生山药以补脾止泻，加重山茱萸，以补肝止痉。合用滋阴清燥汤则能治其感冒腹泻而不致伤阴，加地龙、大蜈蚣以息风定风止抽搐；薏苡仁、桑枝、白茅根以清热通络；白芍、炙甘草缓急舒筋；麦冬、枸杞子滋阴养肝；黄芪补气，知母滋阴清热。下一步考虑加药治其脾虚，止其口水、涎水，但需要时间。蜈蚣还可慢慢再加一条，一条一条往上加，用它为主药消瘤抗癌。

李洪波：以前很长一段时间是用衡通汤和藏红花、田七等药，和目前的方子差别真大？

李静：此证原来虚寒是阴证，现在转成阳证。这种病证应该与中医所说的肝虚极生风有关，物极必反，病情是在转化的，也是服药过程中所必然的。主要的误差是前二十几日的肠胃型感冒腹泻没有及时看出，体内水分大量丢失，阴虚阳衰，导致身体受损消瘦。这也是远程诊病之缺陷之一，好在纠正还不算太晚。

一周后赵先生打来电话：李大夫您好！我爱人现在一切总体说很好！太阳好时还带她下楼晒太阳，她自己能走，面色也很好。但她最近口水比较多，晚上她说休息不是很好，左嘴角还有点斜，有时晚上休息说背有点痛，皮肤有时有点痒，还有就是小便有点多，有时还有点黄。对！左手手指她现在能感觉和分辨，但左边可能是肩周炎，还不能大动，总之左边还有些不便，不过，左腿虽然有些歪，但走路还可以，她思维也很好，现在没有原来那种无故发笑的表现了，但她经常感觉有些累。月经也正常，血压现在一直也很正常。上述药方也服了10天吧，她现在吃饭，很少吃肉，主要是蔬菜和鸡蛋。她精神状态还可以，多谢您费心了！

李静：现在大脑思维清楚，抽搐止则代表风证好多了，是最好的表现。口水多是风还未尽，还需补肝血，健脾，养血，益气，散结。此方续服，蜈蚣加1条，天花粉加10克，服5剂后看病情再定，饮食和心情要调整好。党参30克，生地黄30克，麦冬30克，黄芪30克，山茱萸60克，桔梗12克，炙甘草15克，黑附片12克，知母12克，枸杞子30克，沙参30克。

1月28日

李静：视其舌淡甚显，乃气血阴阳两虚。治当双补气血，方用：党参30克，生地黄30克，麦冬30克，黄芪30克，山茱萸60克，桔梗12克，炙甘草15克，黑附片30克（先煎），知母12克，枸杞子30克，沙参30克，薏苡仁50克。病人现在气虚明显，故精神疲倦，病人需要体贴，精神作用非常重要，要给予精神鼓励。

案例三：三叉神经痛

香港一老太太，年70岁，2006年12月26日经香港彭先生介绍求诊。香港老阿婆讲不了普通话，由彭先生代诉：老太太患有高血压、心脏病，数年前做了结肠癌手术，手术后即出现三叉神经痛，现已6年，疼痛时面部都会变形。每天发作无数次，而且小便失禁，现在体稍胖，老太太饮食尚可。数年来从未停过求医服药，中医西医不停地在看，只是毫无效果。现在老太太痛得可怜，特来求医也。

李静：舌质紫舌苔薄，她的病要从整体考虑，不能头痛止痛了。数年一直未能治愈，很可能都是一直在头痛治头。要考虑高血压、心脏病，还有小便为何失禁？三叉神经痛，西医病名也，是指以三叉神经支配区域内阵发性剧烈疼痛为主症的。多数为单侧性，少数为双侧性。每次可发数秒钟，常因咀嚼或洗脸等面部刺激而发作。每日可数十次至数百次。痛如电击样、烤灼样、刀割样、针刺样，剧时可出现面部肌肉痉挛。

中医认为是风也。然有内外之分，虚实之别。外有风寒、风火、风痰为病。内风为肝胆风火相煽，胃火炽热上炎，阴虚阳亢化风。

老太太年纪已高，有高血压、心脏病，再加直肠癌手术后，且又有小便失禁，其为内风无疑。当为阴虚阳亢，肝胆风火上扰而致。肝络阴器，肝胆风火上扰疼痛发作，西医诊断则为三叉神经痛，其火下注则小便失禁。是为肾阴亏虚，水不涵木是也。治当滋其肾阴，平其肝阳，缓急止痛。

方用：生白芍 30 克，炙甘草 30 克，枸杞子 30 克，山茱萸 30 克，生地黄 30 克，生山药 30 克，麦冬 30 克，桔梗 12 克，桑叶 30 克，桑椹 30 克，炒僵蚕 10 克，淡全蝎 6 克，大蜈蚣 2 条。水煎服，10 剂。

2006 年 12 月 30 日

彭先生：李老师，老阿婆服药后拉肚子，请问怎么办？

李静：此方为增水行舟法，药中含水量多，故有此现象。不要紧的，如果担心，可每剂药煎好一次服的量，分作两次服，先服一半，隔 2 小时再服另一半可也。

2007 年 1 月 9 日

彭先生：李老师，老阿婆 10 剂药已经服完，开始几天没有效果，现在疼痛次数已大大减少。现在是左侧压住睡则不会再疼痛了，不压时会疼，但轻了许多。求您再看换用何方，小便失禁还是老样子。

李静：好的。病人肝肾阴虚症状已减，风证得以改善，故疼痛减也。效不更方，于上方加生龙骨 30 克（打碎），生牡蛎 30 克（打碎），二味另包先煎半小时，再加鸡内金12克，此方可服14剂，两周后再看。方用：生白芍30克，炙甘草30克，枸杞子30克，山茱萸30克，生地黄30克，生山药30克，麦冬30克，桔梗12克，桑叶30克，桑椹30克，炒僵蚕10克，淡全蝎6克，大蜈蚣2条，生龙骨30克，生牡蛎30克，鸡内金12克。

2007年1月24日

彭先生：老阿婆服完药后，三叉神经痛已大见效了，疼痛已很少了，尿失禁也有好转了。

李静：上方续服，以巩固之。

江医生：老师，三叉神经痛的辨证要点是什么？首选方是何方？何药为主药？还请老师谈谈要点。

李静：三叉神经痛的特点多以阴虚经络瘀滞，肝风内动，筋脉拘挛为特点。故养肝阴，舒筋通络，缓急止痛是为要点。芍药甘草汤为主方，也是主药也，然量需大，芍药与炙甘草可用等量。视其肝虚生风则重用山茱萸，止痉以全蝎、蜈蚣为好。再视其偏阴偏阳之虚，偏寒偏热偏风偏湿辨证选药可也。

案例四：罕见症状肝病——乙肝小三阳、肝硬化

全：尊敬的李老师，得知您的大名与医术，特来向您求治！罕见的肝病已经折腾了我一年了，我都要失去信心了！下面我先介绍我的病史病况吧。患者全昌波，男，32岁，湖南衡阳人，体重60公斤，高中语文教师，无吸烟喝酒不良嗜好，无肝病家族史。1990年患急性黄疸性肝炎，当时治愈并出院，肝功能正常，两对半正常。1992年，体检患有乙型肝炎，为乙型肝炎病母携带者。这期间基本没有服药，也没有上医院检查过，因为无症状。2005年10月，我开始出现了症状，上医院一查，我才知道自己得了肝硬化！我的肝病一开始和别人的就不一样，主要是痰多，白色的痰，当时口不干，也不苦！查出肝硬化后，我在医院住了一个月，症状后来好了，我就开始上课了，2005年12月有一天我晕倒在讲台上，医院要求我切脾，否则会有大出血的危险，我什么也不明白，脾切了！从此症状越来越难受，痰更多！罕见的肝病已经折腾了我一年了，我都要失去信心了！

后来我明白西医对我的病没有什么好办法，我就开始找中医。中医一

见我的病，就说湿重，阳虚。所以我吃了附子理中汤、真武汤、四逆汤不少，可是总不管用。活血的药也吃了不少，也不管用！后来我就有口渴，尿多，头部热感等症状了！我找到名医某某，他看了我的症状，认为我是相火离位，肾虚水泛，说要引火归原，给我开了一个大方，吃了10剂也没用！附子100克，白术90克，红参90克，炙甘草120克，干姜90克，肉桂6克，龟甲30克，沉香10克。现在有的医生说我是阴阳离决，有的说是阴虚水泛，有的说是寒热错杂！总之是要出现阴竭阳无的死证了！一年来，附子吃了不少，让我担心！下面我说说我的主要症状吧，我现在主要症状是：

一，腹胀很厉害，自己感受到胃肠内产了许多气，平卧时可听到气过水声。一天到晚排气多，有时手压腹腔若气袋！胃脘肠鸣。胃脘部有手术伤痕。肝部偶有不适，不疼痛。

二，痰多，白色，总吐不尽，吐痰快一年了！就是那种痰饮！有时恶心想吐。

三，口渴，后半夜更明显！晨起后则口渴有所减轻。尿多，小便时黄时清。大便偏软，成形，但是量特多，感觉是不消化就排出来了！

四，头部热感，嘴唇火辣，唇红如女孩子涂脂！牙齿痒得厉害，耳朵眼也痒（不是痛）。夜间入睡时周身燥热，难以入睡，后半夜则慢慢好转热退入睡。这只是我的感受，体温检测又是正常的！有时又感到腹部有冷流走过！

五，不思饮食，无饥饿感。早上起来时能吃，中晚餐就不想吃了！

六，口舌特黏腻，舌苔很厚，黄白苔，现在主要是黄舌，苔厚，根部更厚。舌质红，略紫，舌底静脉有曲张表现。唇特干燥，牙龈出血。手掌红，但中医认为不是肝掌。

七，头顶时有隐痛，前额也时有不适。

找到您了，我是肝硬化病人，我的罕见肝病让我要失去生活信心了，我从北京看到上海，名中医都让我看了好多个。我都不知道到底问题在哪儿，我的肝功能大部分是正常的。我的肺部查了好多次，没有事，我感到是肾不好，因为我健康时也是性功能不好。有个医生说我是阴虚，大部分说我是阳虚。我都愿意当您的弟子，我毕业于北师大古汉语专业，我想向您学中医。我一直吃附子，不管用的。昨天我还看了一医生，他要我吃乌梅丸。我不想乱吃药了，我想找一个医生，一直跟随他，不换医生了。吃他们的药，让我牙齿痒，耳朵眼也痒，医生说是肾精少了。我现在相信中医在民间。他们主要是认为我痰多，又是痰饮！所以大用温药。当然也有医生认为我是阴阳两虚。我病开始时口不干，用大量附子、干姜、红参、炙甘草、白术，治了一年，吃了大量的温阳药，痰饮越来越重，腹胀也越来越重，口唇干燥，牙也出血了，慢慢地变成口渴了。

李静：你的症状我看了，主要是乙肝病毒所致，气血瘀滞，痰饮乃热饮也。肝脾失调，脾已切，肝脾俱病。当务之急是湿热痰饮并重，阴阳两虚，气滞血瘀。肾是阳虚，其他是阴虚。阴阳两虚，现在阴虚多。好在现在肝功还好，就有希望。现在需要标本兼治，湿热腹胀是标，阴阳两虚是本，急则治其标，缓则治其本。脾主运化，脾为生痰之源，你脾没了，可想而知了。中医讲究辨证施治，有是证，用是方，不偏于寒，也不偏于热，而你的病关键是体虚而被温热疫毒乘虚进入体内而致。气滞血瘀与温热加之痰饮阻塞气化，故腹胀痰火诸症成也。先用滋阴清燥汤滋阴清散郁热，小陷胸汤治热痰饮之结于心下，心下者，胃脘也，西医当为胃窦炎也。用鸡内金以化瘀血，羚羊角、知母、桔梗清肝火化痰。增水滋阴清热化痰及疏肝理气化瘀为治。方为：生山药30克，滑石30克（布包煎），生白芍30克，白茅根30克，鸡内金18克（捣碎），知母18克，桔梗12克，瓜蒌皮12克，炒蒌仁18克（打碎），羚羊角丝3克，炙甘草10克。水煎服，每日1剂。

全：我现在不太想吃饭，西医一听说我的肝功是好的，就说我没病，中医一听说有痰、大便软，就说要用温药，说凉药有生命危险，所以我就这么一直治，也不好。谢谢您了，病好，我一生不会忘记您的！我的妻子现在为我哭成泪人了，我过去写过不少文章，说实话，我相信，中医在民间，我相信您的医术，我现在也基本能看明白医生处方，只是我不会辨证，看您的方子，您用的是您的理论中的增水行舟之法。我已经看您的医论很久了，所以我一直在想我的痰饮为何消不了，后来看到您的文章，我又去读张锡纯的书，开始反思过去那些中医给我开的药。我发现张锡纯治痰饮也不只是用温药，我就感到我的病，过去的中医一直没有搞明白痰是哪儿来的，到底是阳虚，还是水沸成痰，还是要阴中求阳？可惜我水平太差，自己没有办法下结论。也许上天安排，我会成为您的一名学生，其实我的学生中学中医的有几十个人，对我的病都说从没有见过。我看病的日子让我明白，好多中医先用西医辨病，然后用中医开药，一听说是肝病，就清热解毒！全不管痰饮是从哪儿来的，一听说硬化，就用大量的活血药，全是用西医理论看中医！西医也开中药。我在医院的日子，他们给我开中成药，什么护肝片等，我问那医生，你知道这个成药是哪些中药组成的吗？他们都不知道就开，根本就不明白，那中成药是温药还是热药。我过去其实也吃过己椒苈黄丸、控涎丹，不管用。现在头部总是有时感到热，也就是他们说的虚阳上越，相火离位！

2007 年 1 月 11 日

全：李老师，认识您，也许是我的幸运！昨天服了您开的中药一剂，口中黏腻、腹胀如故。因为我是特别的痰饮证，今天感到口渴大减，痰饮用凉药，我还是第一次听您说，我开始认识中医了！

李静：你是热饮，用温药岂不是抱薪救火吗？请读程门雪论热饮即可知何为热饮也。伤寒的发热是受寒于先然后发热，温病是受热在先后热潜伏体内再发热，此即伤寒与温病区别之大法也。如果只按杂证与你论治，是忽略了你的乙肝是温热疫毒，即是温病也。中医的精髓在于辨证论治。故而学辨证不难，难在从舍，或舍脉从舌，或舍舌从脉。如果舍从不慎，往往毫厘之差，千里之谬。比如恶寒发热看似易辨，实则难辨。中风、伤寒、温病、热病、湿病都有发热，这就要从其同异之间区别了。恶寒则中风、伤寒可见，热病可见，唯温病则不恶寒。但中风的恶寒发热，伴有汗出；伤寒的恶寒发热，伴有无汗而喘；热病的恶寒发热，是汗出口渴，脉洪大。口渴是热，但假热也有口渴，要在其脉象洪大中辨其有力是真热，无力是假热；无力中有时有力是真热，有力中有时无力是假热。口渴辨其饮多喜冷是真热，饮多恶冷是假热；喜热不多是假，喜冷不多也是假。有但寒不热、但热不寒的；有表寒里热、表热里寒的；有上寒下热、上热下寒的；有先寒后热、先热后寒的；有寒多热少、热多寒少的；有寒轻热重、热轻寒重的；有寒热往来、发作无常的；有真寒假热、真热假寒的。

大小陷胸汤均为仲景《伤寒论》之名方，主治外感寒温之邪与痰饮凝结之结胸重证。原文 135 条："伤寒六七日，结胸热实，脉沉而紧，心下痛，按之石硬者，大陷胸汤主之。"此结胸以心下石硬为主症者也。第 136 条："伤寒十余日，热结在里，复往来寒热者，与大柴胡汤，但结胸无大热者，此为水结在胸胁也，但头微汗出者，大陷胸汤主之。"此结胸以胸胁水结为主症者也。又"太阳病重发汗，而复下之，不大便五六日，舌上燥，而渴，日晡所小有潮热，从心下至少腹硬满，而痛不可近者，大陷胸汤主之。"此以少腹痛为主症者也。现代主要治疗急腹症如急性胰腺炎、溃疡性穿孔、肠梗阻。大陷胸丸治结胸者项亦强，如柔痉状，是结胸里热水饮邪结用以泄热逐水的治法。小陷胸汤治痰热互结，阻于心下，致心下痞闷，按之疼痛，或咳痰黄稠，恶心呕吐，大便秘结，实际是治结胸之轻症。现代人常用于呼吸道及胸膜疾患、急慢性胃炎、急慢性肝炎、胆囊炎。此论乃为我辈临证用方之准绳。如姜佐景之文才资质，跟曹师数载，尚且不能用第三类方，何况我辈资质愚鲁，怎敢孟浪从事。故特欣赏《医学衷中参西录》中所载之方，其一生大承气汤均很少用，大陷胸汤创用荡胸汤以代之，单用瓜蒌仁四两治温病结胸奏效甚捷。后我在临床用之确效而常用之。书中论瓜蒌解：

"瓜蒌味甘，性凉。能开胸间及胃口热痰，故仲景治结胸有小陷胸汤，瓜蒌与连、夏并用，若与山甲同用，善治乳痈，与赭石同用善止吐衄。若但用其皮，最能清肺，敛肺，宁嗽，定喘。若单用其仁须用新炒熟者捣碎煎服，其开胸降胃之力较大，且善通小便。盖伤寒下早成结胸，温病未经下亦可成结胸，有谓瓜蒌力弱，故小陷胸中必须伍以黄连、半夏始能见功者，不知瓜蒌力虽弱，重用之则转弱为强，是以重用至四两，即能随手奏效，挽回人命于顷刻也。"

又论荡胸汤曰："治寒温结胸，其证胸膈痰饮，与外感之邪互相凝结，上塞咽喉，下滞胃口，呼吸不利，满闷短气，饮水不能下行，或转吐出，兼治疫证结胸……将治结胸诸成方变通荟萃之，于大陷胸汤中取用芒硝，于小陷胸汤中取用蒌实。又于治心下痞硬之旋覆代赭汤中取用赭石，而复加苏子以为下行之向导，可以代大陷胸汤、丸，少服之，亦可代小陷胸汤。"

我在临证之时，受此启发，临证凡是痰饮热结之证均加用重用，颇为稳妥，可代大陷胸汤，亦可代承气汤，且有宽肠通便的作用。瓜蒌生用清热化痰，可清热润肺，又可清肝胆燥火，瓜蒌仁炒用气香而有通下之作用。肠燥便秘者用大量瓜蒌可起到增水行舟之功效。用小陷胸汤时，必加枳实，以下其气。经验认为麻子仁通大便是治其肠燥便结，瓜蒌仁通便是治其肠热。张氏又曰："世人读仲景书，但知太阳误下成结胸，乃有大陷胸汤证，而不知未经误下，实亦有结胸一证，而宜大陷胸汤者。夫伤寒六七日，热实，脉沉紧，心下痛，按之石硬，及伤寒十余日，热结在里，无大热，此为水结在胸胁，二条皆示人以未经误下之结胸，读者自不察耳。予谓太阳传阳明之候，上湿而下燥，苟肠中燥火太重，上膈津液化为黏痰，结胸之病根已具，原不待按之石硬，然后定为结胸证。即水结在胸胁，胸中但见痞闷，而不觉痛者，何尝非结胸证也？"

故我的经验是抓主症，古人说用药如用兵，胆大心细，剑胆琴心，临证不可拘于经方时方之执，应加减增损，经方时方配合，变古方之制为我所用，或参酌数方之意为一方，或综合单方、验方而组成新方，反复实践，方能临证用方得心应手。我常与病人讲，你的病西医说应该是什么病，应该用什么药，效果如何？中医说是什么病，应该如何治？何时能有效，何时能治愈？用药后可能有什么反应，什么是效果？治疗时需注意什么？饮食需忌些什么？常向病人说人身的血脉似长江，一处不通一处伤的道理。慢性气血瘀滞的病人，往往说病人的身体内有了瘀滞不通的地方，就像马路上堵塞一样，马路上塞车需要疏通，人的体内有了瘀阻也需要疏通。而这种疏通则需服药，服药疏通就需要时间过程。说服病人有了心理准备，心情舒畅对治病也有好处。

而你之乙肝小三阳与肝硬化则是瘀血、瘀气、瘀热、瘀湿、瘀痰。其本是肝脾肾阴阳俱虚。故在1990年患黄疸性肝炎时，即是温热疫毒之邪进入体内了，黄疸治好，肝功恢复正常了，你即停止治疗，就如你说因为没症状了。然而乙肝温疫病毒即在你的体内安营扎寨了，及至15年后导致你之肝硬化，出现巨脾证，西医理论置乙肝疫毒于不顾，将脾切除之，而致脾巨大之因未除，此所以出现诸般瘀滞症状。一年来经医大多局限于治你之痰饮，每用"温药和之"之法，致使瘀血瘀热痰饮愈重。如你现在之腹胀，口渴，头部热感，嘴唇火辣，唇红如女孩子涂脂！牙齿痒得厉害，耳朵眼也痒。夜间入睡时周身燥热，难以入睡，后半夜则慢慢好转，热退入睡。不思饮食，无饥饿感。早上起来时能吃，中晚餐就不想吃了。口舌特黏腻，舌苔很厚，黄白苔，现在主要是黄舌，苔厚，根部更厚。舌质红，略紫，舌底静脉有曲张表现。唇特干燥，牙龈出血，手掌红，头顶时有隐痛，前额也时有不适。此皆为诸瘀之明证也，而首以瘀血瘀热最为紧要。

　　笔者多年经验体会，乙肝患者西医辨病时，DNA检测滴度高时，中医辨证多为湿热疫毒瘀结，西医用清除病毒法，与中医用清热解毒并无不同。区别之处在于不可一味清热解毒，要从整体观念考虑，以给病邪找出路为要，逐邪外出为目的。西医药何尝不是清除病毒与增强免疫剂兼而用之，唯西药在疏通气血，扶助正气方面远不如中医而已。用西药清除病毒未尝不可，不过其疗程长，药价高昂，有副作用等缺点是在所难免。如中医一概清热解毒，妄图转阴快，毒未解而胃气大伤，正气受损，其危害亦是同样的。如果不论病家身体如何，只管清除病毒以求转阴，其结果是两败俱伤，即便勉强病毒转阴，病者元气大伤，是谓得不偿失。如能运用方药，做到驱邪而不伤正方为上工。攻补兼施，逐邪外出，辨证施治，遣方用药，有是病用是法，有是证用是方，乃为中医之本。临证见到许多患者，医治数月或数年之久，仍达不到转阴治愈的目的，因而失去信心。杂药乱投，或任其自然，听天由命。而医家如果一味求之攻毒转阴，往往不能如意。如果西医辨病用抗肝炎病毒，中医也用清热解毒药来治疗乙肝，则失去了中医的精髓所在。中医是既要辨病又要辨证，有毒则祛之，有气血瘀滞则疏通之，有阴虚则滋阴，阳虚则助阳。或先攻毒邪后扶正，或先扶正后攻邪。或攻补兼施，有是病，用是法，有是证，用是方可也。慢性复杂性乙型肝炎，一般均需用混沌汤法或鸡尾酒法，方能兼顾邪正各方，做到邪去而正不伤。或用西药以祛病毒，中药以扶正。或用中药以祛毒邪，西药以增强免疫。此实乃兼备法也。

　　实验认为，治疗慢性乙肝，用衡通散以疏通气血，黄连解毒汤以清除湿热，正虚者用扶正之剂，或用西药人用乙肝免疫球蛋白、胸腺肽以扶正亦可。或用西药拉米夫定片和人用乙肝免疫球蛋白合用胸腺肽注射液，加用中药衡通散疏通气血，使气血通顺，毒邪易去。唯此法价格贵，许多人不易接受。此法如用之得当，3个月一疗程，1～2个疗程往往可取佳效。经验认为毒邪炽盛之时，中医不可妄用补益，西医如用免疫增强剂其效亦不佳。其邪盛时往往DNA检测较高，当先清其病毒即湿热疫毒。西药用拉米夫定、干扰素等，其疗程长，价格昂贵。中药当用黄连解毒汤加味，或六神丸，或季德胜蛇药片直折其毒，待其毒去则加以扶正之法，而疏通气血之法则需始终用之。如畏苦寒败胃则短期用之可也，或加补益脾胃之品，以求攻邪而不伤正。舌红苔薄黄属偏热型，蝉蜕、连翘、白茅根、蒲公英之类以使热邪外出。舌紫尖红紫瘀斑为毒入血分，可加紫草、大青叶、升麻、水牛角之类凉血散血，清解疫毒。舌淡紫苔白腻或黄腻为偏湿型，可加土茯苓、滑石、白鲜皮、白花蛇舌草、贯众、虎杖之类，使湿毒从小便排出。正虚加用扶正之类，或加用西药乙肝免疫球蛋白、胸腺肽之类，兼数法而用之，可缩短疗程，转阴快，疗效好。中医为混沌汤法，西医为鸡尾酒法，异曲同工也。

何廉臣论火："火属血分，为实而有物，其所附丽者，非痰即滞，非滞即瘀，非即虫。但清其火，不去其物，何以奏效。必视其附丽者为何物，而于清火诸方，加入取消痰滞瘀积虫等药，效始能捷，如燔柴炙炭，势若燎原，虽沃以水，犹有沸腾之恐慌，必撤去柴炭而火始熄。故凡清火之法，虽以苦寒直降为大宗，而历代之方，往往有清火兼消痰法，清火兼导滞法，清火兼消瘀法，清火兼杀虫法者，皆所以清化火之所附丽者也。"此即《金匮要略》随其所得而攻之之谓也。

2007年1月11日。

现服滋阴清燥汤已一周，而你现在之症状，中医辨证为舌紫，舌尖边有紫赤红斑，苔白腻，脉弦硬而滑。瘀热、瘀血、痰湿气血与温热瘀结。治之法需化瘀，清郁热，化热饮，滋阴润燥并用，故用此衡通法。衡通汤、小陷胸汤、滋阴清燥汤共享以化瘀散毒，疏通气血以求平衡，失衡者，热饮湿毒瘀也。通之，散之方能衡也。你之乙肝病毒实则为温疫热毒入于营血，直须凉血散血，需用犀角、羚羊之类，然其价格太昂贵，故用白茅根、滑石、升麻代之，且白茅根、滑石又有发散作用。方为：当归、川芎、桃仁、红花、赤芍、柴胡、枳壳、桔梗、川牛膝、生地黄、炮山甲各10克，生山药30克，滑石30克（布包煎），生白芍30克，白茅根30

克，鸡内金 18 克（捣碎），知母 18 克，瓜蒌皮 12 克，炒蒌仁 30 克（打碎），升麻 30 克，黄连 6 克，半夏 10 克，三七末 10 克（药汁送服）。

此方加减服至 15 剂，瘀热大减，舌转淡紫，苔转薄腻，脉转弦。服药后大便量多，仍为不消化，每排之便量多均极臭秽。牙龈痒仍剧，又加用怀牛膝 60 克，引热下行，加党参 30 克以益气。黄连减为 4 克，滑石减为 15 克，瓜蒌仁减为 20 克。

案例五：虚劳

江医生：此有一例患者，该用何方？患者总感觉身体状况不是特别好，孩子 2 岁多，经常生病，怕影响孩子（即子盗母气），所以想吃一些中成药调理身体，比吃汤药方便一些。此女年龄 33 岁。主要症状：①嗓子经常干疼，有时是耳朵下面疼，不疼时就会时不时鼻塞，要不就是嗓子跟鼻子连接处感觉有黏黏的痰。②平时精神状态不是太好，记性不太好，带孩子睡眠也不太好（不过我希望这样晚上才好照顾孩子）。身体疲倦，腰酸（以前查有过腰肌劳损），晚间尿次数比较多（3～5次）。有一次化验血糖略高（感冒时化验的），还有一个不太好的症状，每天大便次数 2～3 次。2 次的多，1 次、3 次的少。另外每次来例假前经常会乳房胀疼，还有每逢冬季四肢皮屑会很多。这些毛病中和起来是否是中医说的肝肾阴虚的症状？患者说常服中药不便，服什么中成药好呢？

李静：此例症状是肝脾肾阴虚偏热，久则气血瘀滞也。咽干、鼻塞，有黏痰，均是火象，又是肺热也。乏力腰酸睡眠不好，夜尿多又为肾虚及心肾水火不能相济也。大便次数多为脾虚之明证。治当用增水行舟法，滋其阴则火易消矣。然肾为先天之本，脾为后天之源。五行相生土生金，脾属土，肺属金，即脾为肺之母，滋其脾阴则肺火自降。肺火降则肝气自顺，五行相克金克木，肺有火则肝气郁。木克土，肝属木，肝气郁则脾虚而腹泻大便多也。土克水，肾属水，脾虚则肾失所养，故夜尿多，乏力，腰酸诸症生也。水克火，心属火，肾虚则水火不能相济，故失眠，记忆力减之心虚证可见也。如此而论则脾乃后天之源，脾虚则诸证生。然脾最畏肝侮之，中医说是肝木乘脾。中医常说肝气犯胃即是此理。故治脾虚必当疏肝。

综合观之，服用中成药可用血府逐瘀口服液或片剂，以疏通气血，参

病例诊治实录

苓白术丸以补脾阴，双黄连可治火。服之待火消则可止服双黄连。他药可续服之。

案例六：右下腹痛

江医生：此例女患者最近右下腹总是轻微疼痛，也窜着痛，时有时无，自己怀疑是盆腔炎，但症状不明显，又怀疑是阑尾炎。这种症状有半个月了。也有医生诊断为结肠炎，据此看脉象以及触诊不像是上述炎症，可是既不腹泻又不恶心也不便秘，怎会是结肠炎？请老师解释一下？

李静：右下腹轻微窜痛者，乃为肠与子宫附件之间之腹腔气滞也。固非结肠炎。临床常见此类病证，西医辨病辨不了，中医辨证为气血瘀滞，窜痛者，气滞也。气行则血行，气滞则血滞。痛者不通也。方用四逆散改汤加味治之。

柴胡 12 克，白芍 30 克，枳实 10 克，炙甘草 15 克，炮山甲 10 克。水煎服，7 剂。

此方用四逆散疏肝理气，活血止痛。加山甲为引其效更速，山甲之功能为：味淡性平，气腥而窜，其走窜之性，无微不至，故能宣通脏腑，贯彻经络，透达官窍，凡血凝血聚为病，皆能开之。以治疗痈，放胆用之，立见功效。并能治癥瘕积聚，周身麻痹，二便闭塞，心腹疼痛。至癥瘕积聚，疼痛麻痹，二便闭塞诸症，用药治不效者，皆可加山甲作向导。

按：我在临床上凡此诸症均加用穿山甲作为向导，确有立竿见影之功效，不用穿山甲则其效不佳。

案例七：慢性前列腺炎、坐着睡时右侧睾丸有点痛

江医生：老师，此患者陈某，男，27岁，有慢性前列腺炎，现在一直在服中药，坐着睡时右侧睾丸有点痛，走路、站着就一点都不痛。还有颞颌关节炎（三叉神经）痛。请老师看看用此方行不？蒲公英 20 克，败酱草 20 克，土茯苓 20 克，虎杖 15 克，丹参 20 克，延胡索 15 克，桃仁 10 克，青皮 10 克，川牛膝 15 克，杜仲 15 克，黄芪 30 克，小茴香 10 克，香附 10 克，川楝子 10 克，荔枝核 6 克，橘核 8 克，骨碎补 20 克，茯神 20 克，甘草 5 克。

李静：此证是慢性前列腺炎，右侧睾丸痛。虽未说有无红肿，但说坐着、睡着时有点痛，走路站着则一点都不痛。仅从此点来分析，可以说明

不是红肿热痛之急性炎症也。你所用之方可以说是比较全面，清热祛湿，理气散结活血通络的药都有，且药性平和，可服。

然久病必有瘀，即气血瘀滞不通也，再加上又有三叉神经痛，则气血经络瘀滞之明证也。我意可用疏通气血经络，化瘀散结，活血止痛之法。气血通顺，则诸症自解也。也即是说，中医强调整体观念，不能头痛治头，脚痛治脚。此证二病皆为气血瘀滞，络脉不通，不通则痛也。方用衡通散结汤加味，方为衡通汤方加乳香、没药、天花粉、皂角刺、白芍、蜈蚣。

方为：当归、川芎、桃仁、红花、赤芍、柴胡、枳壳、桔梗、川牛膝、生地黄、炮山甲、乳香、没药、天花粉、三七末（药汁送服）各10克，生白芍30克，炙甘草30克，皂角刺30克，大蜈蚣3条，水煎服，7剂。忌酒类及腥发食物3个月，每天用热水坐浴一次。

江医生：老师所论之衡通散结方的组方用法与用方要点为何，还请赐教？

李静：此方为疏通气血之血府逐瘀汤，加炮山甲、三七则为我屡用之衡通汤。方用穿山甲内通脏腑，外通经络，消散瘀结可无处不到，三七化瘀且有托毒外出之功，乳香、没药散血气之瘀而止痛，天花粉苦辛寒泻，皂角刺量大有消散之功，蜈蚣则通络止痉定风，芍药、甘草缓急止痛。诸般瘀结皆可消散也。

案例八：脑肿瘤

江医生：老师，中医现在对于脑肿瘤的最佳治疗有什么好的办法，采取药物保守治疗有什么比较适用的方法？患者对于手术治疗感到很害怕，怕有后遗症或再复发，患者性别男，55岁，详细病情为：右后脑有类圆型胶质瘤，约19毫米×20毫米×31毫米大小，本次发病持续的时间为两天。目前手脚麻木，半身偏瘫。病史：2～3岁时有脑膜炎病史。现在正在服某公司的松茸系列产品，好像有一点缓解。麻木的部位有了疼痛感觉，请问老师：此证中医的诊治思路是什么？

李静：手术后遗症肯定是有的，因为手术只能治其然，不能治其所以然故也。即手术只能治其已成之癌瘤，而不能治其为什么长瘤。西医疗法手术后肯定尚需化疗，故副作用在所难免。然如果癌瘤过大，保守疗法则不能保证速效。故最佳方案当视其病情，中西医结合治之为佳。

肿瘤癌症，现代人畏之，均认为是不治之证。癌症的发生，是人体脏腑气血阴阳失调所致。所谓癌肿者，毒邪瘀结也。癌症是全身性的病变，肿物是局部的表现。中医临床辨证为十证：气，血，风，痰，湿，寒，热，虚，实，燥。即气滞毒结，血瘀毒结，风邪毒结，痰阻毒结，湿闭毒结，寒瘀毒结，热瘀毒结，虚极毒结，实瘀毒结，燥涸毒结。病久者多为气滞血瘀，或兼风，或兼虚，或兼痰湿，或兼寒热错杂，或兼阴虚内燥。人是一个整体，治疗应从整体出发，治标与治本结合，攻补兼施。初病体不虚者，攻邪为主，扶正次之，邪去则正安。用多攻少补法。衰其大半而止，谓之治病留人。久病体虚者，补虚为主，攻邪次之，养正则积自除，用九补一攻法，谓之留人治病，先保命后治病是也。

癌症的治疗方面，中医在辨证施治的基础上，宜用综合疗法，中西医结合，内外兼治，心理疗法与饮食调理疗法并用。中医辨证为实可多攻者，则用破瘀攻毒法兼顾整体，西医配用放化疗法。中医辨证为虚不可攻者，则用九补一攻法，西医用免疫调节剂。本人经验常用胸腺素、维生素C。西医的手术、放化疗法用之后，病人不能耐受者，中医亦不可一味地清热解毒，破瘀散结。应先用补益之剂，大补元气，待饮食增多，正气恢复时，可用化瘀散结丸、散，以攻之散之，衡通汤、理冲汤以补之益之，西药免疫调节制剂与大量维生素C辅助治疗之。癌症手术放化疗后，中医辨证施治在抑制癌瘤扩散方面有明显的疗效。

经验认为，凡中医辨证为气滞毒结者，中药疗效最好。中医辨证为热瘀毒结者，用清热解毒化瘀散结法，鸦胆子胶囊用之有效，毒性少于西医化疗。而西医化疗法可少用或暂用之。本人常用化瘀散结丸（散），方中主药鸦胆子，攻其有毒就不会中毒。用衡通汤、理冲汤破瘀散结就不会伤正。配合衡通汤或理冲汤用人参、黄芪、山茱萸等保护气血，又可使热清毒解，化瘀散结散（丸）之力更流通之，是谓攻不伤正，补而不滞。凡中医认为风、寒、实、热毒结者，西医化疗尚可少用或暂用之，不致伤人太过，其他如气、血、虚、燥之癌瘤，西医化疗则会大伤元气，得不偿失，谓之伤敌一千，自损八百，同归于尽矣。我治此证多用衡通法，找出病体之所偏而纠正之，故辨证施治极为重要。首用衡通散结汤，视其寒热虚实，或加补，或加攻。或先攻后补，或先补后攻，或攻补兼施，贵在灵活运用也。

方为衡通散结汤：

当归、川芎、桃仁、红花、赤芍、柴胡、枳壳、桔梗、川牛膝、生地黄、炮山甲、乳香、没药、天花粉、三七末（药汁送服）各10克，生白芍30克，炙甘草30克，皂角刺30克，大蜈蚣3条。水煎服。

案例九：虚劳伤精

金某，男，25岁，江苏苏州人。其虚劳症状主要表现为心悸，失眠多梦，食少乏力，尿痛等症。职业为设计师，长期对电脑。身高172厘米，体重51公斤，肤色黄白，抬头纹很深。主要症状为记忆力减退，反应迟钝，注意力不集中，脑子里总在想事情。易疲劳，晚上睡眠不好，多梦，噩梦，极易惊醒。早上四五点就醒，醒后不易睡。思想不能集中，一会儿就开小差，意志力薄弱，不能持之以恒。明显感觉气短，上几楼双腿酸软而无力气喘。有慢性浅表性胃炎，做过三次胃镜，消化道钡透报告单：心肺透视未见异常，食道吞钡通畅，未见异常狭窄梗阻，食管壁舒张收缩蠕动均匀，胃底形态结构正常，胃鱼钩形，张力中等，胃黏膜皱襞整齐，连续，胃壁柔软，大小弯蠕动波对称，未见龛影及充盈缺损。十二指肠球体充盈良好，形态无改变，其2、3段通过顺利，十二指肠曲无扩大。印象：胃、十二指肠未见器质性病变。后一次是去年5月1日做的，也是浅表性胃炎，第一次是2002年做的，是浅表性胃炎。此期间在2004年的时候有过好转，那大半年基本上胃没有什么不舒服，在2005年年初由于一些变故，精神紧张，胃病又复发，到现在这一年多来就没有一天真正好过，中间一直断断续续，好的时候稍微松一点，难受的时候就很难受，可以说每天都在受它折磨。胃病都是由于精神紧张刺激引起的，一不舒服就犯病，就会出现全身无力，然后胃就跟着不舒服了。

金：我的症状是从2005年开始不舒服后就一直打嗝不断，越不舒服越打得厉害，容易疲劳、乏力。胃部说不出的不舒服，胃疼不多。有时会隐痛，胃不舒服的时候哈欠不断，打哈欠的时候会有眼泪，打嗝厉害的时候感觉吞吐不畅，每次吃东西都很不舒服，都是急着匆匆吃一点点。食欲在胃好一些的时候就一般，差时就更没什么食欲了。我人很清瘦，172厘米高的个子，只有51公斤。还很虚弱，四肢一直没什么力气，胃不舒服的时候会有点眩晕，晚上多梦，记忆力也有减退。晚上有时候有点出冷汗，有时会感觉一阵手脚发凉，晚上有点出虚汗，怕冷，最近晚上睡眠不好，一不舒服睡眠就更不好。早上四五点就会醒一下，已成习惯，醒来睡眠不佳，晚上乱梦连篇，白天想一点，晚上就会梦，长期这样。平时会有口干、口苦的感觉，舌苔泛白，大便倒是一直还可以。基本每天都会有一次。但是灰黑，偏硬，胸部及两胁处胀满，有时隐痛，在胃以上部位。我的胃病都是由于精神紧张刺激引起的，一不舒服我就犯病，就会出现全身无力，然后胃就跟着不舒服了。最近做了生化全套检验，就是胆固醇有点偏低，也没有感染 Hp。

发病经过：手淫10余年，从中学开始手淫至今。因为以前听说手淫无害，一直没有戒掉，而且基本每天都会有，更有甚者一天两次，偶尔会小便浑白，尿道刺痛，可能因为手淫过度，很少有遗精的现象出现，自感伤精厉害，恳求先生救助。西医诊断慢性浅表性胃炎。3年来中西医不断诊治无效。

李静：此病即虚劳证也。其失眠多梦，记忆力减，心悸气短为上损，食少纳呆、脘痞胁痛为中损，下肢无力、短气、小便浑白、尿道刺痛为下损。经云："气化则精生，味化则形长。故地产养形，形不足者温之以气；天产养精，精不足者补之以味。"

气化则精生，是说人身之气化正常，肾精才能生长。味化则形长，味者饮食也。脾胃消化功能好肾精才能生长。温之以气者，不是只用温药，是当先治其脾胃。精不足者补之以味即是要治好脾胃。脾胃不好者需治其气血也。此证虚劳为阴阳两虚，久病必有瘀，治用衡通法，方用衡通汤合理冲汤加减：当归、川芎、桃仁、红花、枳壳、桔梗、柴胡、赤芍、川牛膝、生地黄、炙甘草、炮山甲、红人参、三七粉各10克，黄连3克，鸡内金12克，黄芪15克，白芍18克。水煎服，每日1剂，7剂。

金：我曾服过有苏梗、制香附、何首乌、煅瓦楞、川楝子、佛手、绿萼梅、砂仁、鸡内金、枳实、枳壳。以前吃过3个月来无效。打嗝严重，胃部嘈杂不适，晚上睡眠不行，我服一西药，增强胃动力，服了症状能缓解，但我知道治标不治本的，此类药不也是治气的吗？

江医生：老师用此二方加减方义为何？观金某服3个月之方皆为理气治胃之药为何不效？

李静：这类药都是顺气的，越顺气气越虚也。是未顾及你之阴阳两虚之虚劳本病，只是针对你之胃炎呃逆等症状而用理气之方药也。久病必有瘀，此即用衡通汤疏通之以求体内平衡之理。衡通汤为血府逐瘀汤，方中有四物汤、四逆散，加柴胡之理气，桔梗之升提，川牛膝之下引之力，是为疏通气血之佳方。再加无处不到之山甲，化瘀血之三七，方名衡通汤者，即以求通衡之法也。故我屡用治久病之气血瘀滞诸病有效，而名为衡通汤。虚者加山药、山茱萸各30克。

衡通汤治慢性疑难病症之气血瘀滞之证用之屡，其效亦佳。究其原理亦为纠正体内偏差。在血府逐瘀汤基础上加穿山甲、三七，疏通气血，药性当为平和，不寒不热，活血化瘀力量更为增强。山甲内通脏腑，外通经络，无微不至。凡内外诸证加用之则其效更速。三七性平，化瘀血，止血妄行，可托毒外出，并治瘀血所致之疼痛有殊效。治脏腑疮毒，腹中血积癥瘕，可代《金匮要略》下瘀血汤，且较下瘀血汤更稳妥也。张锡纯甚赞之，我在临证中亦擅用之。用之时，凡需疏通气血之病均可选用，临证视病情加减变通而已。气虚者可加黄芪、人参，热加芩连等清热之品，寒加桂枝、附子，有风证可加蝉蜕、地龙、全蝎、蜈蚣等虫类药，随证施治可也。王清任所创之血府逐瘀汤治胸痹之胸膈间瘀血效果很好。岳美中老师论曰："血府逐瘀汤是个有名的方子。方中以桃红四物汤合四逆散，动药与静药配合得好。再加牛膝往下一引，柴胡、桔梗往上一提，升降有常，血自下行。用于治疗胸膈间瘀血和妇女逆经证，多可数剂而愈。"

受岳老师此论启发，我认为此方则非只治胸膈间瘀血及妇女逆经也。既然此方动静药物配合得好，再有升有降，则当能疏通气血，故可广泛应用于诸多气血瘀滞之证。后又读上海名医颜德馨之《活血化瘀疗法实践》，书中论及此方。倡此方为活血化瘀之要方，治久病怪病，认为必有瘀血，称活血化瘀疗法为衡法，谓之曰八法之外之衡法。我深有感触。再加我特别欣赏与喜用之兼备法，可谓有理，有法，有方也。故遇复杂病证，首先想到用兼备法。用兼备法，便首先想到衡法，想到衡法，便想到血府逐瘀汤。想到血府逐瘀汤，则联想到岳美中老师论此汤，岳老说此方升降

病例诊治实录

有常，血自下行，颜老前辈说活血化瘀是为衡法。我思之此方必具有通气化瘀之功能，气滞血瘀方为失衡，通之则阴阳平衡。故欲使之衡，便当用通。因我多年喜用三七、穿山甲。三七有化瘀血之良能，穿山甲作向导有无处不到之异功。故在血府逐瘀汤方上每加三七、山甲，屡用屡效。其疏通气血之力更胜，则平衡阴阳之效更速，故名之曰衡通汤。若去生地黄，制散服用更便，名为衡通散。

此证用理冲汤之意者，是其肝脾失调，木克土，脾胃为之虚，久病之瘀且又为虚中有瘀，不可一味疏通，故取用理冲汤与之合用，方中参芪扶助正气，久服不致耗气，愈服愈感有力，且又能助理气化瘀之药力更胜也。此中之理细阅《医学衷中参西录》理冲汤方论自知。用理冲汤未用全方而减去三棱、莪术、白术、知母、天花粉是随其病之所需，且衡通汤中已有四逆散之组成，理气之药足以胜任。而据其证加用黄连用小量是取其清热与苦味开胃也。加用白芍用其养阴血缓急止痛，且四逆散方中本应有之药也。

此证其服理气治胃之方药3月不效乃意料中事，其病治已3年未愈，虽说一直在治胃，但未明其虚中有瘀，且有肝气肝火故也。只用理气药犯虚虚之戒也。即是屡用理气药伤津耗液故不效。然此也即我之所以用理冲汤之义也。方中用参芪即无此弊。张锡纯理冲汤论曰："从来医者调气行血，习用香附，而不习用三棱、莪术。盖以其能破癥瘕，遂疑其过于猛烈。而不知能破癥瘕者，三棱、莪术之良能，非二药之性烈于香附也。愚精心考验多年，凡习用之药，皆确知其性情能力。若论耗散气血，香附尤甚于三棱、莪术。若论消磨癥瘕，十倍香附亦不及三棱、莪术。"

又论曰："人之脏腑，一气贯通，若营垒犄角。一处受攻，则他处可为之救应。故用药攻病，宜确审病根结聚之处，用对证药一二味，专攻其处。即其处气血偶有伤损，他脏腑气血犹可为之输将贯注。亦犹相连营垒之相救应也。又加补药以为之佐使，是以邪去而正气无伤损。世俗医者，不知此理，见有专确攻病之方，若拙拟理冲汤者，初不审方中用意何如，君臣佐使何如，但见方中有三棱、莪术，即望而生畏，不敢试用。自流俗观之，亦似慎重，及观其临证调方，不知病根结于何处，唯是混开混破。恒集若香附、木香、陈皮、砂仁、枳壳、厚朴、延胡索、五灵脂诸药，或十数味或数十味为一方。服之令人脏腑之气皆乱，常有病本可治，服此等药数十剂而竟至不治者。"

江医生：老师用药讲究循序渐进，治标还治本，治标为治本，治本亦治标。然则老师，是不是大部分久病都是气滞血瘀造成的呢？

李静：非也。此证是为伤精，肾阴亏损而成瘀。肾水亏虚则肝失所养，肝气肝火为之失衡，则肝气犯胃，肝火犯胃之证成也。观其每于精神紧张时胃病即发作可以明白是木克土。肝属木，脾属土。然而气滞血瘀的原因很多。有因虚致瘀者，有因瘀致虚者。气，血，风，痰，湿，寒，热，虚，实，燥，皆可致瘀。病久者多为气滞血瘀，或兼风，或兼虚，或兼痰湿，或兼寒热错杂，或兼阴虚内燥。人是一个整体，治疗应从整体出发，治标与治本结合，攻补兼施。初病体不虚者，攻邪为主，扶正次之，邪去则正安。用多攻少补法，衰其大半而止。久病体虚气滞血瘀者，补虚为主，攻邪次之，养正则积自除。中医治病，与高手下棋一样，要考虑下一步、下两步的走法。只想到此次治病治好为止，不考虑下一步，病根何以能除。

金：先生，西医所说的浅表性胃炎中医如何解释？有一中医说我一直打嗝可能是反流性胃炎。我胃很少疼的，只是嘈杂和隐痛的感觉，现在就有隐痛。我觉得我这个和伤精也有很大关系，跟记忆力、睡眠、体力都有很大关系。

李静：中医不叫胃炎，叫胃气痛，又叫脘痞、嘈杂。你是典型的木虚克土，土即脾胃也。肝虚也累及脾，肝旺也侮脾。肝主疏泄，主气化，西医看不到气化，就说没有气化，所以叫虚劳是对的。必须先治胃，但又不能只治胃，要整体一起治，脾属土，土克水，胃不好肾又受损也。肾虚又不能养肝，水生木。肝虚则胆火扰心，木生火，心属火，故大脑问题出也。续服衡通清燥汤加味：当归、川芎、桃仁、红花、枳壳、桔梗、柴胡、赤芍、川牛膝、炙甘草、炮山甲、生地黄、三七粉各10克，山药30克，滑石15克，白茅根30克，白芍20克，鸡内金12克，黄连3克，北沙参30克。方用衡通汤疏通气血以求衡之，山药为补脾润肺之要药，白茅根清热有开气之功，沙参补肝肺之阴，黄连清火之力最胜，滑石祛湿热之虚热可用，然你之证为肝胆郁火，偏于阴虚，故用量也小，恐其苦寒败胃也。白芍平肝养阴血而止痛，鸡内金化瘀血。郁火散气血通则自能食也，且苦味黄连又可开胃也。你的神经官能症即是瘀血导致气滞不通，突然发作的全身症状即是也。我是根据你所说的这些，再加上病久必有瘀，用凉药不行则为阳虚，用热药也不行则为阴虚，故说你阴阳两虚，所以我说你是阴阳两虚兼瘀偏阴虚有火也。衡者，平衡也，平衡者，纠偏也，纠偏者，热则清之，阴虚则润之，瘀则化之，方能衡也。舌苔白腻已祛，舌尖边小红点仍在，此舌为偏阴虚有火瘀滞也。你可去做一个肝胆B超检查，即可证明肝胆有无问题，即有无炎症也。

金：李老师，回来之后我细看舌苔，确实在舌尖边缘有些很细小的红点。此当为老师说的阴虚郁火，老师看舌断病果然厉害。

李静：按中医理论，情志过度损伤五脏，但机会不是均等的。其中，肝郁、气滞最常见，故常见西医所谓慢性胃炎。按西医理论，凡精神刺激较为严重，首先是造成中枢紊乱，大多会影响睡眠。故凡心理性疾病，多半从影响睡眠引起。换言之，生气之后，睡眠基本正常，一般不会发病，发病也很轻。这种情况，或者因为患者的脾气不容易真生气，或者已经得到宣泄。总之，严重心理疾病，首先造成大脑皮层功能紊乱。睡眠是判断有无此种紊乱的主要依据。正常人严重睡眠不足，必有各种严重不适。心理病患者的不适，最初与常人偶尔因故严重睡眠不足没有大区别，只是由于时间较长，后来会表现为某一系统或脏器紊乱为主。其中最常见的就是消化系统，特别是胃。超声所见：肝脏形态正常，大小正常范围，表面光滑，包膜完整，实质回声分布均匀。肝内管道走向自然清楚。胆囊形态尚正常，体积正常，囊壁毛糙，不厚，其内透声好。肝内外胆管未见明显扩张。胰腺大小正常，内部回声均匀，胰管未见明显扩张。脾脏形态分布大小正常，包膜光整，脾区回声均匀。

超声提示：胆囊壁毛糙。肝脏形态测值在正常范围。余无病理改变。印象：胆囊炎。

李静：经云："气化则精生，味化则形长。故地产养形，形不足者温之以气，天产养精，精不足者补之以味。"此论是说人身气化正常，肾精才能生长，能饮食才能有好身体，身体不好者需治其气血，温者，不是只用温药也。精不足者补之以味即是要治好脾胃。胆为决断之官，所以你往往在心情紧张时即发病是也。

　　方用：生山药30克，白茅根30克，白芍20克，黄连2克，北沙参30克，生地黄24克，炙甘草10克，山茱萸30克，知母12克，蒲公英30克，枸杞子30克，附片10克。水煎服，衡通散每日服30克。衡通散是久病必瘀，故需疏通气血，山药、白茅根、白芍、炙甘草为滋阴清燥汤，以增液治你之阴虚。有肝胆之火则以蒲公英、知母清之，黄连小量为开胃，枸杞子、沙参补肝之阴，山茱萸补肝之虚也。大方向还是不变的，力量大了一些而已。加附片以治形寒，阳生阴长，亦为衡法也。阴药宜重，静药亦宜重，动药宜轻，阳药亦不宜重，重则伤阳耗阴损气伤精。你之病表现是胆火上则扰心，中则犯胃，下则犯前列腺也。火升则气滞，气滞则火郁，气滞火郁则血为之瘀也。肝主疏泄，脾主运化，肝胆侮脾胃，则胃病作也。

　　此法此方治肝胆即是治胃，治胃即是为治肝胆也。洞庭湖涨水，只治理它不行，需治理湘江方可。湘江得治，则洞庭自安，此理甚明也。河南开封地区屡被洪水淹为何？蒋介石决郑州花园口大堤，水向低处流，则开封最低是也，现在黄河水面高于开封最高之铁塔也。你的胃是最薄弱之处，肝胆郁火，木克土，故胃最易受累发病也。

　　金：服药两周，这两天感觉食欲比前几天好，想吃东西了。昨天渴了甚至还想喝点凉的东西。胃内不适感也稍有缓解。打嗝只在刚吃饱后打得多点。隐痛感减低，嘈杂还有点。大便早已不干燥了。精力也感觉稍微有一点起色，但总的来说还是疲惫。晚上睡眠能睡，但还是会醒来并多梦。总的来说已大有好转，在此感谢老师。这两周来多蒙老师辨证施治，学生真的感谢您老师，现在舌苔变化不明显了，第一次服衡通汤的时候最为明显。3天就不白厚了。刚开始两天晚上有燥热，现在晚上已无燥热现象。

　　李静：现在是瘀消郁火去所以胃才会好些的。舌苔的变化那是有形之湿去之也速，现在余无形之郁火，散之也缓也。所以需治其阴火，然你尚有瘀，故需化瘀清火并用，清火恐伤其阴，故滋其阴，如此之法方谓衡通法也。张锡纯书中论虚劳阴虚甚为详备，而且我还认为你久病必有瘀，舌底静脉瘀滞明显是也。故须用衡法，通之方能衡是也。经云：君火以明，相火以位。君火司神明，相火司气化。气化之本在坎阳，气化之标在胆木。甲己化土以生万类，木生则水土稳固，厥阴合之也。厥阴之合为生发中之收敛，所收敛者即少阳相火也。胆为中正之官，决断出焉。决断力取决于相火之强弱，故格言云"与有肝胆人共事"，果决不疑故也。故《六节藏象论》云"凡十一脏皆取决于胆也"，取决于胆，三焦之气化由此生，五脏六腑功能由此成故也，非从属之谓也。胆与肝相表里，肝不升则胆不降，厥阴少阳同主疏泄。又与胃相上下，胃不降则胆不降，阳明少阳同主降故也。胆火内郁过久，或内结为石，或外蒸于表，皆胆之为病也。脏腑处处相关，牵一发动全身，实者多责肝胆，虚者多责脾胃。然肝胆脾胃本互为体用，不可割裂，虽治则或有偏重，辨证原不可偏执也，此之谓也。下方与衡通散同服可也。

方为：生山药30克，白茅根30克，白芍20克，黄连2克，北沙参30克，生地黄24克，炙甘草10克，山茱萸30克，知母12克，蒲公英30克，枸杞子30克，附片10克。

案例十：肝胆湿热兼慢性前列腺炎

江医生：此例肝胆湿热，同时有慢性前列腺炎，病人自服桂附地黄丸和附子理中丸治疗慢性前列腺炎，但是一服就火气特别大，请问如何处理？

李静：此证是肝胆湿热之体，肝胆湿热下注前列腺乃致炎症产生，而所服桂附与理中两种中成药均是治寒证的，服之岂不是"抱薪救火"，"火上加油"吗？可先清肝胆湿热，服龙胆泻肝丸，如果做前列腺液细菌培养是无菌，病原体培养也是阴性，前列腺液常规正常，可称为气滞血瘀。如有炎症则可清肝胆湿热与活血化瘀同时进行。活血化瘀可服血府逐瘀口服液，如不效则为病重药轻，需服中药煎服方可，活络效灵丹乃张锡纯治诸般气血凝滞，疬癖癥瘕，心腹疼痛，腿痛臂痛，内外疮疡，一切脏腑积聚，经络湮瘀之名方。在临床上多用之有效。唯其方中乳香、没药药味甚异，服久易致败胃，饮食减少，故在用此方时，多嘱患者加以红砂糖。且视其体质强弱，不必尽用15克，如其体强则无妨。

其组方为：当归15克，丹参15克，生明乳香15克，生明没药15克。以上四味汤服，若为散，一剂分作4次服，温酒送下。腿疼加牛膝；臂痛加连翘；妇女瘀血腹疼加生桃仁、生五灵脂；疮红肿属阳者加金银花、知母、连翘；白硬属阴者加肉桂、鹿角胶；疮破后生肌不速者加生黄芪、知母、甘草；脏腑内痈加三七、牛蒡子。

在临证中治气血瘀滞之诸病，用活络效灵丹方时，每加桃仁、红花、炙甘草、鸡内金，重用白芍、天丁、炮山甲，必加三七粉 10 克，其效甚速。并视其寒热虚实以加味治之。治妇女卵巢囊肿、子宫肌瘤，男性前列腺炎，前列腺增生均用此方加味，唯其有毒热症状者，须加用鸦胆子胶囊方可取效，每收佳效。此证可师其法而变通用之，方用衡通解毒汤加味：当归、川芎、桃仁、红花、赤芍、柴胡、川牛膝、枳壳、桔梗、炙甘草、生地黄、炮山甲、三七粉（药汁送服）各 10 克，鸡内金 18 克，滑石 30 克（布包煎），蒲黄 12 克，金银花 30 克，天花粉 18 克，皂角刺 12 克，大蜈蚣 3 条。水煎服。而且须忌食辛辣刺激性食物及酒类为要。

案例十一：咳嗽

江医生：此例患者性别男，年龄 17 岁，咳嗽已 3 个月。并有慢性扁桃体炎。屡服抗生素及消炎药没什么作用。患者感觉火特别大，而久用消炎清热之类药何以未效？

李静：近代医生治感冒，习俗用速效伤风胶囊等感冒制剂，用抗生素加用激素，发热重者加用输液疗法，效者固然很多，不效者亦不少，这即是不详加辨证，有的医生一测体温有发热，即开处方用药，造成药物大量浪费，患者增加经济负担，看一感冒花费一百多元乃至数百元的大有人在。我在看此类病时必要先察舌脉，辨为何证，再议何方对证方可处方用药。我的经验是现代人风热感冒比较多，多以发热、咽痛为主症，兼症为咳嗽，头疼头晕，周身不适者多见，常以银翘散、桑菊饮加减合用之，咳嗽重加杏仁、贝母、瓜蒌、天花粉等药屡用有效。如有外寒需宣肺者必用麻杏草加味治之。见有感冒引起扁桃体发炎及咽喉发炎者，往往难以速效，我常在此处方基础上加用炮山甲，往往取得很好的效果。

此例之病证咳嗽 3 个月久治不愈，且又有慢性扁桃体炎。咳嗽者，支气管痉挛也。故首需少食辛辣刺激性食物，多食梨为好。肺热则燥，治疗当用凉润之药以清肺润燥，理气化痰。当用滋阴清燥汤加味，治法当以疏风祛痰为主，复加镇咳为正治之法。祛痰中医称为宣肺，镇咳称为肃肺。师《医学衷中参西录》治肺病受风寒则咳嗽之黄芪膏法，而不泥其方，以补肺脾之药治其本，清热疏风祛痰镇咳之药治其标，加穿山甲既可消散其扁桃体炎症，又可止咳化痰。方用牛蒡子、蝉蜕、全蝎以疏风镇痉，桔梗、川贝母、炙甘草以镇咳化痰。白茅根以通肺之窍，金银花以清其火，生石膏凉以散其余热。黄芪补肺之阳气，生山药以补肺脾之阴。方用黄芪止咳汤：生黄芪15克，牛蒡子10克（炒捣），蝉蜕6克，全蝎6克，桔梗12克，川贝母10克，炙甘草10克，生山药18克，白茅根18克，金银花18克，生石膏18克，炮山甲10克。水煎服，7剂。

案例十二：宫颈炎

江医生：患者年龄24岁，患宫颈糜烂，想用中医中药来治疗，患者在前几天做了人工流产，妇科医生说有宫颈糜烂，让一个月以后再去查，本次发病及持续的时间已半年。目前分泌物不是很多，成脓状淡黄色，而且有时尿频。请问老师此证该用何法何方？

李静：此病是宫颈炎、宫颈糜烂，有炎性分泌物，中医说是湿热下注。可服活络效灵丹方。其组方为：当归15克，丹参15克，生明乳香15克，生明没药15克，以上四味作汤服，若为散，一剂分作4次服，温酒送下。腿疼加牛膝；臂痛加连翘；妇女瘀血腹痛加生桃仁、生五灵脂；疮红肿属阳者加金银花、知母、连翘；白硬属阴者加肉桂、鹿角胶；疮破后生肌不速者加生黄芪、知母、甘草；脏腑内痈加三七、牛蒡子。

此方加用托毒外出之品，方用：当归15克，丹参15克，乳香10克，没药10克，天花粉15克，甘草10克，炮山甲12克，蜂房12克，皂角刺12克，土茯苓30克，黄药子10克，大蜈蚣3条，三七末10克（药汁送服）。7剂，水煎服，每日1剂，有效则休息2日，可再服7剂。

案例十三：痔疮

江医生：老师，此病例肛门口周围有三个外痔，患者自述起初也没有什么感觉，但是现在有点疼。每次大便后用纸一擦都会出血。曾经有过大便干燥的情况，大便很费劲。经常坐着，活动也不多。这种情况出现了有不到一个月的时间，只是出血，痔疮几乎不变大。肛门周围有潮湿的现象，黏黏的，有粪便的臭味。中医不用手术的有效简便方是何方何法？

李静：是外痔，且合并有肛周湿疹。首先要保持大便不干燥，服用活血解毒祛湿之方药，外病内治外治并用。内治治本，外治治标。方用活络效灵丹加味方：当归 15 克，丹参 15 克，乳香 10 克，没药 10 克，天花粉 15 克，甘草 10 克，炮山甲 12 克，蜂房 12 克，皂角刺 12 克，土茯苓 30 克，黄药子 10 克，大蜈蚣 3 条，三七末 10 克（药汁送服）。7 剂，水煎服。

外用简易方：白矾 10 克，硼砂 10 克，芒硝 30 克，开水化开，每日便后泡洗一次或两次，坚持 10 多天可愈，少用酒、辣等。

案例十四：胃炎

江医生：此例胃炎，医院做的彩超检查：胃充盈条件下，胃壁层次结构欠清，胃体局部黏膜毛糙，欠光滑，胃内透声欠佳，胃蠕动略慢，十二指肠球部充盈欠佳，肠蠕动尚可，脾厚 3.0 厘米实质回声尚均，左肾大小 10.0 厘米 ×4.6 厘米，实质后 1.6 厘米，右肾大小 10.4 厘米 ×4.9 厘米，实质厚 1.7 厘米，双肾集合部未见分离，双侧输尿管未见扩张，前列腺也没问题。腹部总是胀痛。常出汗，总是觉得腿忽冷忽热，吃过挺多中药未能根治是为什么？该怎样治疗呢？中医诊断为脾肾阳虚。还有，气血不通和发脾气有关系么？此例还有风湿性关节炎，此二病可否一并治疗？

李静：此证胃炎必非单纯的脾肾阳虚。如是阳虚也会腹胀，但不会胀痛。脚忽冷忽热不是阳虚，阳虚者寒也，必定是肝虚合并气血不通也，也即是说虚中有实。只补阳不行的，要疏通之，通则不痛也。风湿性关节炎，中医认为是痹证。二病可一并治疗，调其营卫，补其脾肾补其肝为主，肝主筋，肝虚则忽冷忽热，肝气郁滞则易发脾气，木克土是也。可服桂芍知母汤加味：制附片 12 克，桂枝 12 克，白芍 30 克，炙甘草 12 克，防风 10 克，白术 10 克，知母 12 克，炮山甲 12 克，当归 10 克，鸡内金以克，山茱萸 30 克。

案例十五：肝纤维化

江医生：此例患者男，24 岁，血检查结果：总胆红素 18.9μmol/L，直接胆红素 6.5μmol/L，ALT 87U/L，AST 139U/L，碱性磷酸酶 58Y-GT 56，总蛋白 76.2g/L，白蛋白 50.4g/L，球蛋白 25.8g/L，白蛋白／球蛋白 1.95。乙肝、丙肝的血液检查都正常，无肝病史。之所以去医院检查是因为最近精神状态不太好，无缘无故拉肚子（不是很厉害），经常打嗝，有想呕吐的感觉，做了胃镜后结果是十二指肠球部溃疡 S1 期，溃疡部已愈合，实验结果为 Hp（＋）。显然，胃镜并不能说明病症，而后进行血液检查后得出上述结果，想知道有无可能是肝炎或者以这个指标看来是否严重，肝胆彩超结果如下：肝脏切面形态大小正常，实质回声均匀性增强，尾叶见直径 0.3 厘米的强光斑，后伴声尾；右叶见 2 个直径 0.4 厘米的稍强回声斑，后无声尾。肝内血管网显示清晰，门脉主干内后 1.0 厘米。胆囊切面大小正常，囊壁光滑，囊腔内未见异常回声。肝内外胆管无扩张。CDFI：肝内未见异常血流信号，门脉主干血流速度 18 厘米 / 秒。超声提示：肝内小结石或钙化，肝右叶稍强回声斑考虑纤维灶，胆囊未见异常。此例预后如何？应该怎样治疗？

李静：从血检结果与 B 超报告来看，此例病情应为早期肝纤维化。应该注意饮食，忌辛辣刺激性食物及酒类，包括不易消化和容易上火的食物。尽量休息，心情舒畅。服药以中药为主较好，西药可服保肝类及维生素类，不宜太多，以免增加肝脏负担。治疗可用张锡纯之理冲汤合用理冲散方：生黄芪 30 克，党参 30 克，白术 10 克，生山药 30 克，天花粉 12 克，知母 12 克，三棱 10 克，莪术 10 克，鸡内金 12 克，生地黄 30 克，麦冬 30 克，炮山甲 12 克，山茱萸 30 克，三七末 10 克，服一月再复查。理冲汤论曰："治妇女经闭不行，或产后恶露不尽，结为癥瘕。以致阴虚作热，阳虚作冷，食少劳嗽，虚证沓来。服此汤 10 余剂后，虚证自退，30 剂后，瘀血可尽消。亦治室女月闭血枯，并治男子劳瘵，一切脏腑癥瘕，积聚，气郁，脾弱，满闷，痞胀，不能饮食。方后并附加减法。"

此病肝纤维化，即相当于《医学衷中参西录》书中所论之癥瘕。一般需先服 30 剂，然后做 B 超，病情好转后需再服以巩固之。

案例十六：面部痘疮

江医生：患者女，23 岁，详细病情为在 9 年前长过一次严重的痘痘，因为用过太多的激素类药品及护肤品导致现在脸颊很红，毛孔粗大，面部多油，医生诊断为痤疮和脂溢性皮炎。上星期曾去看了中医，开了中药，现在想咨询的是此中医处方是治疗什么的呢？目前一般情况：脸颊红，毛孔粗大，面部多油。处方为：丹参、蔓荆子、生地黄、土茯苓、桑椹子、女贞子、旱莲草、侧柏叶、布渣叶、益母草、桑白皮、甘草、白花蛇舌草。诊断是：脉弦细，舌红，苔厚腻，服中药 7 剂后复诊的诊断是：舌红，苔薄黄，脉弦。

李静：此方的功能是养血凉血，活血，清热，解毒，治阴虚湿热诸证，药性平和。服一月如无效当是病重药轻，有效可续服之。

江医生：还想问的是如果服药有效的话是什么反应呢？是不是脸上的皮肤明显好转，痘痘没以前严重了，脸颊没以前红了，就说明是服药有效了？现在已服了上方10剂中药，吃完7剂去复诊后给开的是以下的药：丹参、蔓荆子、生地黄、土茯苓、桑椹子、女贞子、旱莲草、侧柏叶、布渣叶、益母草、桑白皮、甘草、白花蛇舌草、决明子。

李静：此方的功能是养血凉血，活血，清热，解毒，治阴虚湿热诸证，药性平和。如认为有效可续服之。服一月如认为无效当是病重药轻。久病必有瘀之故，当用活血解毒之衡通解毒汤。

方用：当归、川芎、桃仁、红花、赤芍、柴胡、川牛膝、枳壳、桔梗、炙甘草、生地黄、炮山甲、三七粉各10克，天花粉18克，金银花18克，皂角刺12克。水煎服，一周可效，月余可愈。

案例十七：脾肾虚腹泻

江医生：31岁男性，肾虚有5年了，以前不明显，就睡觉盗汗，性欲很强，前2年起，勃起硬度降低，性交后脸肿，但两三天就好了。近3个月来身体一下子就不好了，易疲劳，易腹泻和轻微感冒（有鼻炎史），勃起不硬，容易早泄，腰侧酸痛一般在右肾部位，脸一直有浮肿（性生活已经停了2个月），查过尿常规、B超、肾功能，都正常，这2个月看过3次中医，医生说阴虚为多阳虚为少，又说脉象不是很弱，服了2个月的中药稍好点，一感冒就腹泻，马上脸又肿了。近期经常右肾酸痛，走路时间长就累，一累脸就肿了，忽好忽坏，原本肠胃不太好，这段时间一直腹泻腹胀，吃了固本益肠片，腹泻没了却便秘了，停药就腹泻，一腹泻就脸肿，肾功能正常脸肿是肾虚引起的吗？舌苔淡红少苔有齿印，有时手心出汗，夜间盗汗，但有怕冷，有时脸热四肢冷，腹胀腹泻，脉弦有力。

李静：此症状为脾肾阴虚，而以脾阴虚较为明显。可用滋阴清燥汤，乃张锡纯《医学衷中参西录》书中的一个方剂。组成为：滑石30克，甘草10克，生白芍12克，生山药30克。方治温热病表证已解，病人或不滑泄，或兼喘息，或兼咳嗽，频吐痰涎，确有外感实热，而脉象甚虚数者。或余热未清者，亦可服用此汤。方论说大抵医生遇此证，清其燥热，则滑泄愈甚；补其滑泄，其燥热亦必愈甚。唯此方用山药以止滑泄，而山药实又能滋阴退热；滑石以清燥热，而滑石又能利水止泻，二药之功用，相得益彰。又佐以白芍之滋阴血，利小便，甘草燮阴阳和中宫，亦为清热止泻之要品。汇集成方，所以效验异常。

张锡纯以擅用石膏以治伤寒温病而闻名于世。所治伤寒温病诸方皆离不开生石膏，而所拟此方独用滑石确有深意。近代随着西医西药及抗生素的大量运用，生石膏及白虎汤用之渐少，而此方在临床上却仍为常用，尤其是婴幼儿。小儿患此证很多，发热、咳嗽、泄泻。西药打针输液效不佳或小儿太小而求治中医者比较多。临证时只要辨证为温热证，处此方，煎成后分数次频频服下，往往一剂见效，一般3剂则愈，屡用屡效。且本方药味甚淡，小儿易于服下，婴儿则装入奶瓶内频服之，临证视其发热重，则滑石加重至30克，泄泻重则山药加重至120克。但一定要嘱煎汤数杯，分数次频频服下，颇似西医输液，使药力常继，而不致伤胃肠。清其温热而不伤阴，可谓稳妥。

论本方以滑石、山药为主药。本人认为张氏于用石膏之外，用滑石、山药则更为精妙。其在《医学衷中参西录》滑石解中论滑石曰："滑石色白味淡，质滑而软，性凉而散。《本经》谓其主身热者，以其微有解肌之力也；谓其主癃闭者，以其饶有淡渗之力也。且滑者善通窍络，故又主女子乳难；滑而能散，故又主胃中积聚。因热小便不利者，滑石最为要药。若寒温外感诸证，上焦燥热下焦滑泄无度，最为危险之候，可用滑石与生山药各两许，煎汤服之，则上能清热，下能止泻，莫不随手奏效。又外感大热已退而阴亏脉数不能自复者，可于大滋真阴药中（若熟地黄、生山药、枸杞子之类）少加滑石，则外感余热不致为滋阴之药逗留，仍可从小便泻出，则其病必易愈。若与甘草为末（滑石六钱，甘草一钱，名六一散，亦名天水散）服之，善治受暑及热痢；若与赭石为末服之，善治因热吐血衄血；若其人蕴有湿热，周身漫肿，心腹膨胀，小便不利者，可用滑石与土狗（蝼蛄）研为散末服之，小便通利肿胀自消；至内伤阴虚作热，宜用六味地黄汤以滋阴者，亦可少加滑石以代苓泽，则退热较速。盖滑石虽为石类，而其质甚软，无论汤剂丸散，皆于脾胃相宜，故可加于六味地黄汤中以代苓泽而行熟地之滞泥，而其性凉于苓泽，故又善佐滋阴之品以退

名医师承讲记（第二版）——临床家是怎样炼成的

热也。"

此论滑石甚为精辟，可谓善用滑石者也。受此论启发，我在临床上多用滑石，不论外感内伤，凡阴虚有热之证皆加滑石。前列腺炎症，前列腺增生阴虚内燥而致小便不利者必用滑石。现代人尤其是南方之人阴虚内燥者较多，故滑石大有用武之地，唯怕其致泻必加山药而已。辨证时视其燥热重则滑石多加，燥热不重则少加，虚甚者则重加山药。

李静：此症状当先治脾阴虚腹泻。脾属土，肾属水，五行相克土克水。也即是说脾虚腹泻久之可致肾阴亦虚。肾水不足，则肝亦虚也。五行相生肝属木，肾为肝之母也，而肝络阴器，故性功能与肝肾均有关。肝脾失调即为木克土也，故此证当与肝脾肾三脏有关。方用滋阴清燥汤加味：

生山药 60 克，生白芍 15 克，滑石 15 克（布包煎），山茱萸 30 克，桑椹子 30 克，炙甘草 10 克。

水煎服 10 剂。此方用滋阴清燥汤治脾阴虚腹泻，加山茱萸以补肝肾，桑椹子治阴虚内热。此方多服无妨。待脾虚腹泻治愈后，性功能如有问题则用疏通气血之方可也。

案例十八：小儿腹泻

江医生：老师，此例小儿腹泻，先有感冒发热，现发热已退，又加腹泻。视其舌红苔白，微有发热。颇似脾阴虚加有外感，可否用张师书中之滋阴清燥汤？

李静：小儿此病，用滋阴清燥汤，此方乃张锡纯《医学衷中参西录》一书中治温病方的一个方剂。组成为：滑石 30 克，甘草 10 克，生白芍 12 克，生山药 30 克。

今他症已愈，可服此方：

滑石 10 克，炙甘草 10 克，生白芍 12 克，生山药 60 克。

服此方往往一剂热退泻止，3 剂可愈，屡用屡效。唯湿热重须滑石重其量，或再加蝉蜕，或更加羚羊角，泻重则山药加重可至 120 克。消化不良及营养不良加鸡内金以防山药之滋腻即可。煎成后分数次频频服下，往往 1 剂见效，一般 3 剂则愈，屡用屡效。且本方药味甚淡，小儿易于服下，婴儿则装入奶瓶内频服之，临证视其发热重，则滑石加重至 30 克，泄泻重则山药加重至 120 克。但一定要嘱煎汤数杯，分数次频频服下，颇

233

似西医输液，使药力常继，而不致伤胃肠。

案例十九：胆囊结石术后腹泻

江医生：此病例男 54 岁，于 2 个月前做过胆结石手术，胆囊被切除，手术以后至今基本每一早上都要大便 2～3 次，请问应该怎么治，服何方药？

李静：早上腹泻是为脾肾虚也，注意不食凉的食物。胆的功能中医认为胆者，决断之官也。也就是说脾胃的消化功能与胆的决断指挥不无关系。肝主疏泄，肝胆相表里，脾主运化，腹泻是为肝脾失调，肝属木，脾属土，五行相克木克土，脾虚则制水，五行相克土克水，也即是说脾虚腹泻则致肾也虚。肾水虚则水不涵木，即是肾虚而致肝亦虚也。脾为后天之本，治当以补脾为要。可服下方以观其效，方用：生山药 60 克，山萸萸 30 克，炒白术 30 克。水煎服。

此方生山药补脾止泻，炒白术健脾，山萸萸补肝肾，久服无妨。

234

案例二十：高血压

江医生：此例高血压，屡服西药维持，而其舒张压仍高。此患者舌紫，脉弦且硬而滑，可否服张锡纯之镇肝熄风汤？用此类方有何要点？还请老师赐教？

李静：高血压之症临床所见颇多，且又以肝阳上亢型多见而易复发者为多。笔者临床治此症每师先贤张锡纯之镇肝熄风汤、建瓴汤与《金匮》风引汤之意，组成镇冲汤用于治疗高血压、脑出血、中风初期诸证，因中以石质重镇药镇其冲气为主，且又能敛冲气，息风定风活血化瘀，且有引血下行之药，养血柔肝之味。随证加减，量大效速。经验认为，治疗此症应详辨脉证，服镇冲汤症状减后需察其脉证，待其症状消失脉转平和后方可停药。镇冲汤为血府逐瘀汤加炮山甲、地龙、代赭石、川牛膝、怀牛膝、生白芍、生龙骨、生牡蛎、枸杞子、山萸萸而成。即含镇肝熄风汤之义也，且又加强活血化瘀之力。

镇冲汤组成为：桃仁、红花、当归、枳壳、柴胡、赤芍、炙甘草、桔梗、地龙、炮山甲各 10 克，生地黄、川牛膝、怀牛膝、生白芍、枸杞子、山萸萸、生龙骨、生牡蛎、生赭石各 30 克。

此症是舒张压高，是血液循环不畅所致，中药可疏通气血，使其气血通顺，则病易愈矣。因身体虚弱，可煲汤时加枸杞子、生山楂或干山楂片适量，可用6～10克，简易方买血府逐瘀口服液或片服用1～3个月。

案例二十一：儿童肠胃消化不良，尿床

江医生：此例小儿着凉后则腹泻，且又尿床，是为脾虚？肾虚？治用何法何方为宜？

李静：此病为脾肾两虚。着凉后则腹泻尿床又为虚寒。然小儿稚阳之体，用药不宜太温，故以健脾补虚为要。简易方用：生山药60克，龙眼肉30克，鸡内金10克，山茱萸15克，生龙骨15克，生牡蛎15克。水煎服，一周可效，多服则愈。

方用生山药为主药。生山药色白入肺，味甘归脾，液浓益肾。能滋润血脉，固摄气化，强志育神，不可炒用。且为平常食用之品，可多服久服。内含蛋白质甚多。龙眼肉为补心脾之妙品。山茱萸微有酸味，为补肝肾之佳药。为防三药之滋腻，故加鸡内金以助其消化。如此则对脾肾俱虚甚为适宜。

235

李洪波：我的侄子年纪已10岁，一直尿床未能治愈。上两月经老师处方，一月即止，现仍在服药巩固。方用的是衡通汤与此证之方中之生龙牡、山茱萸，还有蜂房。请教此中之精要为何？

李静：你侄子尿床已久，别无他病，乃气滞窍阻也。故用衡通汤加固涩通窍之方药则效也。此证是脾肾两虚所致尿床，且又腹泻，故当以补脾益肾固涩为要。此之不同之处也。

案例二十二：牙龈出血

王某：我于一个多星期以前，在洗漱时发现牙龈出血，舌头还长小包，还有点便秘，等等。吃了一些清热祛火的药，这些症状都没有了，于是也就不吃药了。几天前牙龈又肿了（不是出血），自己摸摸觉得淋巴结也大，嗓子也不舒服，还有点轻微的耳鸣。是缺维生素？还是胃火？还是肾虚虚火上逆？还是牙周炎呢？治法是清胃火？还是滋肾降火？请老师解答。

李静：你之病情上火是对的，缺维生素也是对的。关键是为什么缺维生素？答案是火，是火将维生素消耗了。为何老上火呢？是体内阴阳平衡失调了也。中医理论心属火，肾属水，水火不能保持平衡，故火由此生

也。清其火则火消，然不时又发。如此则证明体内阴虚内燥，治当用增水行舟法。体内水分充足，则火不生矣。

便秘亦为阴虚便秘证，临床较为常见，且现代人常自购成品药服用。医生临证亦会开此类成药如果导片、番泻叶、润肠丸等品。始服有效，久服则不效。究之不效之因，是此证需详加辨证，不可一概运用泻下剂，以图一时之快，如体实之人尚可，脾虚体弱之人岂不是犯了虚虚之戒么？

要知便秘证病因是多方面的，主要分为虚实二证。实证便为真便秘，虚证当为假便秘，真便秘尚可用泻下药以图通便，然亦只是治标矣。虚证既为假便秘，便不可用泻法，致犯虚虚之戒。其大便前后均干是为真便秘，其大便先干后稀当为脾虚无力运化，乃为假便秘。要知不论真便秘还是假便秘，临证均需辨证施治。真便秘亦有阴虚内燥、脾虚肠燥、火盛肠结之别。更有气滞血瘀而致便秘者，假便秘亦有肠内有燥屎结实者，不下之何以能愈？但当用增水行舟法、增液承气法，岂可一概而论？

我在临证时，常以此论说与病人，人的肠道相当于长江黄河，其大便似江河中行走之船只，试问体内肠内干燥甚重，岂不似江河之无水干涸？河水干涸则船只无法行走，肠内干燥其大便能通行否？欲使江河内船只能行走即须江河内水多，欲使大便通畅则须肠道气化正常而不干燥，肠内气化正常则其大便自然正常也。然人之体质各异，便秘之因不同。有因热致燥者，因虚火致燥者，有脾虚致燥者，有气滞血瘀致燥者，病因不同，治法亦当异也。

此证属于阴虚内燥，当用滋阴润燥之药，用增水行舟法。牙周症状，淋巴结与耳鸣均为虚火上浮所致。可用滋阴润燥，引火归原之增水行舟法。

方用：生地黄30克，生山药30克，怀牛膝30克，炙甘草10克，滑石30克（布包煎），玄参30克，蝉蜕10克，金银花30克。水煎服7剂。

王某：非常感谢李老师，谢谢您为我讲了那么多，这也让我明白了很多道理。您说的"清其火则火消，然不时又发"真是太准确了，我总是很容易感冒、咽喉肿、便秘、牙龈肿或出血，每次我都吃药、喝凉茶，就有所改善，有时药吃多了还会腹泻，但是过几天还会再"上火"。我平时已经一点辛辣刺激都不敢吃了，还是这么反反复复的。原来是阴虚的原因啊。我想再问一下，我以前认为，"虚"就是营养不良，所以要吃很多好吃的来补，那么阴虚也是这样的吗？我平时体型挺瘦的，因为工作压力比较大，所以吃饭也不多，以后是不是应该好好补一补？还有，李老师，谢谢您给我开的方子，但是，我想再要求一下，您可不可以换一个中成药，等我这次"清火"之后慢慢地吃，调理阴虚呢？因为是要"论持久战"的啊？

李静：可先服双黄连口服液与血府逐瘀口服液。火消后常服血府逐瘀口服液、六味地黄丸。

案例二十三：慢性扁桃体炎

江医生：患者性别女，年龄24岁。从小就有扁桃体炎，从去年下半年开始就有过几次半夜要醒来，因为有痰样的东西卡着不能呼吸，今年7月中旬喉咙疼痛，发现左侧有脓点，两天后发烧，但已不痛，经过6天打消炎针，3天中药治疗，脓还是没消，看医生也只是开点清热祛火药，不见效果，还是患者自己用镊子夹出脓，但隔几天又痛了一次，右侧出现脓点，过一天不痛了，吃药后脓还存在，之后直到现在，两边脓好了又有，有时轮流，有时同时，不过没再痛过，上两个星期感冒，又痛又肿，然后每天吃凉菜类的，可每天都痛，并且干得厉害，并两边都有脓包，这次还有左侧鼻塞。便秘，隔两天才有一次大便。扁桃体及喉咙是两边脓，中间肿，边上也有些红肿，看起来有溃烂，有痰，又吐不出。此例该用何法何方？可否用托毒外出之法？穿山甲能不能用了？

李静：我常用验方穿山甲治扁桃体炎屡建奇功。穿山甲性味咸凉，功用主治为消肿溃痈疗疮肿，通经下乳，风寒湿痹，解热败毒。《医学衷中参西录》中论穿山甲："穿山甲，味淡性平，气腥而窜，其走窜之性，无微不至，故能宣通脏腑，贯彻经络，透达关窍，凡血凝血聚为病，皆能开之。以治疗痈，放胆用之，立见功效。并能治癥瘕积聚，周身麻痹，二便闭塞，心腹疼痛。若但知其长于治疮，而忘其他长，犹浅之乎视山甲也。疗疮初起未成脓者，余恒用山甲、皂角刺各四钱，天花粉、知母各六钱，乳香、没药各三钱，全蜈蚣三条。以治横痃，亦极效验。其已有脓而红肿者，服之红肿即消，脓亦易出，至癥瘕积聚，疼痛麻痹，二便闭塞诸症，用药治不效者，皆可加山甲作向导。"

我在临床上凡此诸症均加用穿山甲作为向导，确有立竿见影之功效，不用穿山甲则其效不佳。以前有人报道皂角刺15克水煎服治扁桃体炎，我曾试过多次，有有效有不效。究其不效原因可能为皂角刺性温，入气分而不能入血分，故对此病之偏热症状明显者其效不佳，在辨证用药的基础上改用或再加用穿山甲后效果很好。穿山甲真有不可思议之效果，《医学衷中参西录》张锡纯先生经验之谈，验之临床，方知确有效验。我在临证时遇有山甲适应证，无不放胆用之，或在组方中加用之为向导，或单用之，可谓屡用屡效。

此病乃湿热火毒瘀结，便秘则毒热无从排出，且病久必瘀，故治需加用托毒外出之品。方用衡通托毒汤：炮山甲12克，皂角刺12克，知母18克，天花粉18克，乳香10克，没药10克，大蜈蚣3条，三七末10克（药汁送服），水煎服7剂当有效，可续服至消。

案例二十四：产妇便秘

江医生：请问老师，产后便秘用药有无不同？应该注意什么？《医学衷中参西录》中说产后需忌用寒凉，其大便带血其道理何在？

李静：产后大便难乃中医妇科产后三大难之一。大便时出血则是因大便干肠壁受损所致，久之则痔疮成也，出血是必然的。产后为何有此三大难证之一之大便难呢？产后气血大亏，津液大伤，肠燥而致大便难矣。

便秘证，临床较为常见，且现代人常自购成品药服用，医生临证亦会开此类成药如果导片、番泻叶、润肠丸等品。始服有效，久服则不效。究之不效之因，是此证需详加辨证，不可一概运用泻下剂，以图一时之快，如体实之人尚可，产后则不可。古人云：胎前宜凉，产后宜温。

要知便秘证病因是多方面的，主要分为虚实二证。故此，产后便秘亦当辨证施治。以双补气血，滋阴润燥，疏通气化，增水行舟。

方用：生山药30克，黄芪30克，炮山甲12克，麻子仁30克，麦冬30克，玄参30克，桔梗12克，党参30克。7剂，水煎服。多服无妨。

案例二十五：盗汗

江医生：此例盗汗，用过多方治疗，效不显，盗汗多为阴虚，此证曾按阴虚治之未效者为何？请问老师治疗盗汗要点是什么？

李静：临床上所遇之自汗、盗汗病颇多，体虚易感冒之人也颇多。且多为服用"虚汗停"而汗出不停，服"玉屏风"而仍易感冒伤风者。治病首论阴阳，且此证皆可包括在虚劳病之中。阴虚可自汗盗汗，阳虚也可自汗盗汗，阴阳两虚也可自汗盗汗。汗者，津液也，人之津液丢失太多，人还会有精神吗？夜间出汗为盗汗，大多为阴虚，但久则阴损及阳。只用止汗之药是治标，补气养阴阳同治方可。

经验方为：生龙骨30克，生牡蛎30克，山茱萸60克，桑叶30克，麦冬30克，黄芪30克。水煎服。

龙骨味淡，微辛，性平，质最黏涩，故能收敛元气，镇安精神，固涩滑脱。凡心中怔忡，多汗淋漓，吐血，衄血，二便下血，遗精白浊，大便滑泄，小便不禁，女子崩带，皆能治之。其性又善利痰，治肺中痰饮咳嗽，咳逆上气；其味微辛，收敛之中仍有开通之力。所谓敛正气而不敛邪气，外感未尽亦可用之者，若仲景之柴胡加龙骨牡蛎汤、桂枝甘草龙骨牡蛎汤诸方是也。伤寒，温病，热实脉虚，心中怔忡，精神躁扰者，但龙骨与山茱萸、生石膏并用，即可随手奏效。忽然中风肢体不遂之证，其脉甚弦硬者，知系肝火肝风内动，恒用龙骨同牡蛎加于所服药中以敛之，至脉象柔和其病自愈。牡蛎味咸而涩，性微凉，能软坚化痰，善消瘰疬，止呃逆，固精气，治女子崩带。

李静：龙骨、牡蛎之性能既知。故用于自汗、盗汗皆放胆用之。山茱萸用之且宜量大，又加黄芪补气固表。山茱萸味酸性温，大能收敛元气，振作精神，固涩滑脱。因得木气最厚，收涩之中兼具调畅之性，故又通利九窍，流通血脉，治肝虚自汗，肝虚胁疼腰疼，肝虚内风萌动。且敛正气而不敛邪气，与其他酸敛之药不同，《本经》谓其逐寒湿痹。此三药其性当为平和，故可治阴虚之自汗盗汗，亦可治阳虚之自汗盗汗，更可治阴阳两虚之自汗盗汗。5剂可止汗，多服则愈。

案例二十六：腹痛

江医生：此有一例患者，腹痛久治不效，查也查不出原因，唯其失眠已久。是何病呢？

李静：此证病情表面看来，查无病因所在。但根据诉说长期以来睡眠不好，中医辨证当为肝脾失调，气滞血瘀。中医理论肝主疏泄，疏泄者，疏通排泄也。此证的失眠即是气血不能充分供应于脑故而失眠，而腹疼查不出原因即是气血不畅通而致筋脉拘挛也。治以疏肝理气，活血化瘀，疏通气血，气通血顺，则失眠可愈，腹痛当亦愈也。方用衡通汤加白芍、山茱萸。

方为：当归、川芎、桃仁、红花、赤芍、柴胡、川牛膝、枳壳、桔梗、炮山甲、三七末（药汁送服）各10克，生白芍、炙甘草、山茱萸、生地黄各30克。水煎服，7剂。

江医生：老师对失眠证辨为气血瘀滞，学生受教了。明白了怪病多瘀之理；明白了气通血顺，何患之有的道理；也明白了人是一个整体的道理；明白了不明原因之证皆为气血瘀滞之道理；明白了衡通法之精要所在。

案例二十七：腰椎间盘突出

2007年1月30日，吴姓女，26岁。我患有腰椎间盘突出，医生说我还有强直性脊柱炎。基因诊断 HLA-B27-DNA，是诊断强直性脊柱炎的辅助检查手段，强直性脊柱炎患者90%以上这一项是阳性，极少数比率的正常人，这一项也为阳性，但这一比率非常小。除强直性脊柱炎，和别的病症没有关系。这一年来没少折腾，身心备受折磨。很多人跟我说治不好，还说因其为基因，无法再转为阴性。我都治了一年多了，这两天我每天晚上翻身腰都很痛。我在医院看到过，和我一样年轻的人。弯过就很难再直起来了。关于这病，我不接受手术。我已经穷途末路了，西医说没有办法转为阴性，就意味着治不好，现在就寄希望于中医了。以前我不相信中医，现在相信了，并由此喜欢上了。

诊疗过程如下：2005年年底间隔出现过两次右臀部突然剧痛（带有麻痛）片刻，后正常。2006年年初开始，从右臀部开始往下逐渐痛至小腿，疼痛慢慢加重，为外侧痛，脚正常，且左腿至今完全正常。2006年6月份期间，有一周时间疼痛到不能下床。在医院检查结果是腰椎间盘突出，并检查出有强直性脊柱炎。用过推拿、牵引、熏蒸、蜂疗，吃过很多中药，有过缓解，但均又复发。蜂疗过一个月左右，出现过症状差不多消除的情况，后又复发。长期睡眠不好，这种情况持续了有七八年时间，且冬天特怕冷，夏天又有些怕热。痛经严重，从月经来潮持续到现在。容易疲倦劳累。我会尽全力配合，也请您一定要帮帮我。西医说，强直性脊柱炎研究了很多年，但至今未得出为何会患此病，更没有治疗的办法。一年治病期间，我看到几个患与我同样的病而无法再救治的人。我为他们心痛，或者是顾他人而自怜。曾服此类方有效：熟附子 30 克（先煎 1 小时），干姜 20克（先煎 1 小时），细辛 6 克，麻黄 6 克，肉桂 9 克（研末，泡水兑入），独活 15 克，杜仲 15 克，当归 10 克，川芎 10 克，丹参 10 克，甘草 6 克，牛膝 15 克。

李静：你的病肝肾虚在先，受风寒在后，经络瘀滞是果。法当治标又治本。中医本身就是宏观调控，辨证论治，特讲辨证之法的。治病求本，中医之精髓也。头痛治头，非上工也。凡病要多问几个为什么。基因诊断 HLA-B27-DNA 阳性是先天肝肾俱虚，复感受风寒，或伤于脊柱所致。补益肝肾，祛风散寒，化瘀散结。其既能形成椎间盘突出，则为能成之则应能消之，此之理也。西医有许多不明白的，就认为不可逆转，中医则非也。西医于此病手术之，此其然也，其不知其所以然者，病为何致矣？所以我们要问为什么会阳性，也等于说为什么会产生这种因素，而导致腰椎间盘突出、强直性脊柱炎。答案是：肝肾虚是也。

试问现在将腰椎之突出之四、五椎及有病变之部位手术之，而其他部位若再有病变呢，仍然手术吗？如果将肝肾阴阳俱虚纠正之，经络瘀滞疏通之，结聚者散之，所谓邪去则正安，正安则积自除是也。所以说西医的理论就是这样，不行就手术，再不行，没法子了。

而你之前所治诸法，或为祛风散寒，或为局部理疗，是未顾及肝肾虚之本也。你之舌淡暗，苔薄，舌上有宽裂纹，脉弦硬。据此辨证当为肝肾俱虚，气血瘀滞。我今用滋补肝肾为主，化瘀散结柔筋通络，疏通气血，活血止痛之衡通法。方用：桑寄生 30 克，怀牛膝 60 克，杜仲 20 克，生地黄 30 克，山茱萸 30 克，枸杞子 30 克，白芍 30 克，炙甘草 30 克，黑附片 20 克（另包，先煎半小时），桂枝 10 克，炮山甲 10 克，桃仁 12 克，红花 10 克，皂角刺 30 克，当归 15 克。水煎服，7 剂，每日 1 剂。

1 月 31 日

吴某：李老，早上好。昨晚就煮药服了，好像已经有了点效果。以前在医院看病，医生是不给解释的，患者稀里糊涂、胆战心惊地看病，昨天见您，胜读多少书。我大致明白，但还不能说懂了。我觉得效果来得真快，总之，我会听您的话，积极治疗。应该早些认识您，治病的同时又学了知识，让我明白了中医之博大精深。我真想为之呐喊：中医，国之瑰宝啊！

案例二十八：失眠

陈姓女，年32岁，失眠已久，屡服安神补脑液，数日不服则不能睡眠。视其舌质紫红，舌尖红，斑点甚多，苔白薄腻且干，脉弦。自述急躁心慌心烦，失眠多梦。经来提前数天且量多。证属肝火盛，木火扰心，方用安魂汤、衡通散加清肝散郁之品。

方用：龙眼肉18克，酸枣仁12克（炒，捣），生龙骨30克（捣末），生牡蛎30克（捣末），清半夏18克，茯苓片10克，生赭石30克（轧细），生地黄30克，白茅根30克，羚羊角丝5克，连翘12克，白芍18克，黄连5克，竹茹18克。水煎服，每日1剂，水煎服，7剂。

当归、川芎、桃仁、红花、赤芍、柴胡、川牛膝、枳壳、桔梗、甘草各10克，炮山甲10克，三七末6克，制成散，每服9克，日2次。

一周后来诊，诉心烦失眠诸症有所减，诊其舌尖紫斑渐消。仍用上方，黄连、羚羊角减为各3克。后服至4周，舌尖紫斑方消尽，自述心烦大大好转，睡眠亦佳，唯偶有头晕而已。嘱服上方7剂，隔日服1剂以巩固疗效。

江医生：老师，学生常见您老诊治失眠多梦，精神不佳，困倦乏力之患者，每用衡通汤、散，治之有效者为何？

李静：我常用衡通汤治失眠多梦，精神不佳，神疲乏力之证，是因为现代人的生活节奏而导致的亚健康状态，还有自购成品药如安神补心胶囊、安神补脑液等类药久服无大效之患者较为多见。失眠病者一般的心脾肾阴虚阳虚患者，往往自购成药久服，或经医治之，虽有效但不太理想。所治的失眠为肝胆痰结火郁而致气血瘀滞者为多。故疏通气血，清其肝胆痰火，则气通血顺痰消火散，一般一周即效。肝胆郁火痰消后，用衡通散疏导之，则为治本之道也。

我常跟病人说，人是一个整体，人的大脑超负荷的运作，必然导致气血不足，心肾失调。痰火湿热阻塞经络，气血运行不畅，很像汽车供油管道不畅通一样。汽车供油管道不畅通，汽车必然跑不快了，人的经络血脉被有形之痰、无形之火瘀滞，则气血不能正常供应于大脑。恶性循环久之，则失眠乏力成也。

治法当清火化痰，疏通气血为要。服用西药安神镇静之药是头痛治头，中医中药也是一概用安神补心、镇静补脑之药，岂不也是扬汤止沸吗？清其火，化其痰，疏其气，通其血，病去则自安矣。用衡通汤疏通之，阴虚合用补阴，阳虚合用补阳，气虚补气，血虚补血，有痰化之，有热清之，辅以镇静安神之品，收效也速。标本兼治也。

案例二十九：梅尼埃病

吴姓妇，年58岁，江西人，眩晕发作则不能睁眼。屡用输注果糖、能量合剂等西药，天麻丸、眩晕停等中成药不能愈，经人介绍来诊。视其面色暗黄带青，神情疲惫。舌淡暗紫，苔薄，边有暗瘀斑，脉弦而硬。疑其肝虚生风，气血瘀滞，腹诊肝区及胁肋部胀甚。询其有无肝气瘀滞，答是因家中亲人之故，肝气郁滞已久，且早即有贫血症也。诊毕告知此证之主要病因在肝，肝气瘀滞，则气血运行不畅，气血运行不畅则脑供血严重不足而致眩晕发作也。当补其肝，养其气血，肝宜疏通宜柔，治法为衡通法，兼以双补气血。方用衡通散、理冲汤重加山茱萸、人参、黄芪、生山药。

方用：当归、川芎、桃仁、红花、赤芍、柴胡、川牛膝、枳壳、桔梗、甘草各10克，炮山甲10克，三七末6克。制成散，每服9克，日2次。

汤剂为生黄芪30克，党参30克，山茱萸30克，鸡内金10克，山药30克，桑椹子30克，水煎服。20天来复诊，诉服药即眩晕停止发作，只有一次，数秒钟即过。精神睡眠大为好转。仍用上方，嘱用一月。

案例三十：气管炎

张姓男，年36岁，上海人。咳嗽痰少数月，且咳甚剧，屡服止咳消炎类药不效。重至夜不能眠来诊。自述干咳痰少，口干咽燥，甚则喉痛。视其舌紫赤红，苔薄而干，脉弦硬左关滑大，口苦咽干，面色红。诊毕告知此证为肺燥肝火太盛而致。肺属金，肝属木。五行相克金克木，本该肺克肝，然此证肺燥而阴虚，肝火过盛，反侮肺也。古人云"肝木撞肺"？是也。其人说工作紧张，加班熬夜多，久则致此病。

曾记书中有载李时珍年轻时发病，肺热如火烧，李父用黄芩一两与其服之，病即退。此病为肝木撞肺，当清肝火滋肺阴为治。且病又久，虽同为气管炎，然此证非徒用宣肺镇咳所能治之也。不清其肝火，则肺热何以能消，不滋其肺阴，则愈清火肺岂不愈燥？咳何以能止？当师张锡纯之清金解毒汤与滋培汤法而变通用方药。用滋阴清燥汤之意合用黄连解毒汤加葶苈子以泻肝肺之火，加地龙、蝉蜕镇痉止咳，加白茅根、桑叶、生地黄以润燥。

方用：白茅根 30 克，山药 30 克，滑石 30 克，生白芍 30 克，炙甘草 10 克，葶苈子 30 克，车前子 20 克，黄连 6 克，黄芩 10 克，山栀 10 克，桑叶片 30 克，蝉蜕 6 克，生地黄 30 克，玄参 18 克，地龙 10 克。水煎服，1 周后来诊症大减，视其舌仍红紫，然脉转缓和，仍用上方服 1 周，共服 4 周，咳止病愈。

李静按：此证加羚羊角当其效更速，临证多以肺阴虚有火者为多。遇此类病火热之重者当以此例为最重，方用白茅根、滑石、桑叶、蝉蜕则既可清肝热，其性皆凉而能散，故又可表散风热外出。黄连解毒汤直折肝肺之火，葶苈子、车前子泻肺又泻肝火，生地黄、山药、白芍以滋肝肺之阴，故其效也速。

案例三十一：偏头痛

江医生：患者女，年龄 21 岁，偏头痛，一直在吃医生开的复方氯唑沙宗片，头痛也有一年没有复发，停药不久则复发。欲求根治之方，还请老师赐教？

李静：此证头痛者，头风也。头风者，神经痛也。服的是止痛类药，是治标的，不能治本的，标准的头痛治头药。曾见过治过多例，服此类药来治头痛的病人太多了。有的已经服此类药十年八年的大有人在。最近一个月内已有 2 例妇女，均已服过 8 年以上，一旦停药即会发作。有一个服药还导致了胃溃疡。

然而中医中药需要辨证。头痛，中医说是头风。风者，神经也。然风有偏风热、风寒、风燥、风虚之别。且又久病必有瘀血。故当需用中医辨证施治为要。总不离活血通经为大法。然后有风则祛之，热则清之，寒则温之，虚则补之。

方用衡通定风止痛汤加味：当归10克，川芎10克，枳壳10克，川牛膝10克，桃仁10克，红花10克，赤芍10克，柴胡10克，生白芍30克，炙甘草30克，桔梗10克，生地黄10克，天花粉10克，炮山甲10克，山茱萸30克，枸杞子30克，全蝎10克，蜈蚣3条，三七末6克（药汁送服）。

案例三十二：月经后延

孙某：患者年龄29岁，从12岁来月经就没有正常过，每次总是推迟，有时1个月、2个月，甚至干脆半年都不来，但吃点调经药就又来了，过后还是推迟很长时间不来，2004年做过清宫手术后，每月非常准时地来，但一年后就又不准了。平时白带也不多，也没什么特别的感觉，恳请问是什么问题？怎样治疗？也吃过几个月的中药，吃的时候准时来，但停药后还是推迟。做B超和妇科检查也没什么异常的，来月经前乳头有些痛，月经伴有血块。乌鸡白凤丸等一些调经的药也吃过，还是吃了就来了，不吃就推后。请问这些药应该吃多长时间是个周期，月经来的期间可以继续服药吗？

李静：你的病情是肝气瘀滞而致的气滞血瘀。清宫后宫内的瘀血被清除故好过一个时期。然而清宫只是局部治疗，而不能改变你的肝气郁滞之证。典型的表现为经前乳胀及经来有血块。气行则血行，气滞则血滞。故疏肝理气活血是为治疗大法。然治本之要，还在于疏肝而不伤肝，理气而不致损气，活血而不致破血，补血而不致滋腻。乌鸡白凤丸非为对证之药，它偏于补，而你是需要疏通气血也。

方用衡通疏肝汤：当归10克，柴胡12克，赤芍12克，白芍20克，鸡内金18克，炮山甲10克，桃仁10克，红花10克，枳壳10克，炙甘草10克，桔梗10克，连翘12克，党参10克，黄芪10克。水煎服，30剂为一疗程，3个月为一月经周期。

此方取理冲汤之意，师其法而变其方。此数味药性平而微凉，现代人偏热者多见。用以治理冲汤之适应证，妇科月经不调，痛经闭经，癥瘕积聚之证其效甚佳。方中鸡内金重用之，代三棱、莪术、穿山甲以增强鸡内金化瘀之力，使其药力无处不到。此方可服30剂，多服无妨。

案例三十三：多囊卵巢综合征

黄某：患者女，年龄24岁，医院检查出其双侧卵巢多囊样改变，还有激素测定雄激素高雌激素低，她想问问中医的哪些方子治疗多囊卵巢有效。本次发病及持续的时间：习惯性闭经8年。目前一般情况：吃药就来月经，不吃药就不来。以往的诊断和治疗经过及效果：吃中药还有西药黄体酮，吃药时正常不吃药就不来。

李静：多囊卵巢综合征是目前公认的难症之一。此病可引起闭经、肥胖、多毛、不孕等症。西西医学对其形成病因至今不明，多用手术切除之。然手术切除只能治其标，不能治其为何发生此病。病因不明，故只能对证处理，仍会复发是也。

中医认为此病的原因是肾亏。肾为先天之本，肾精是生殖发育的物质基础。肾气不足则冲任失调。中医说冲为血海，任主胞胎，冲任失调则经水不能按期而来。然肾为先天之体，脾为后天之源，五行相克土克水，是故脾虚则肾亦虚也。治法当补脾益肾，活血祛瘀。方用近代名医张锡纯《医学衷中参西录》中之理冲汤加减。其论理冲汤曰："治妇女经闭不行，或产后恶露不尽，结为癥瘕。以致阴虚作热，阳虚作冷，食少劳嗽，虚证眷来。服此汤10余剂后，虚证自退，30剂后，瘀血可尽消。亦治室女月闭血枯。并治男子劳瘵，一切脏腑癥瘕，积聚，气郁，脾弱，满闷，痞胀，不能饮食。方后并附加减法。"

又曰："从来医者调气行血，习用香附，而不习用三棱、莪术。盖以其能破癥瘕，遂疑其过于猛烈。而不知能破癥瘕者，三棱、莪术之良能，非二药之性烈于香附也。愚精心考验多年，凡习用之药，皆确知其性情能力。若论耗散气血，香附尤甚于三棱、莪术。若论消磨癥瘕，十倍香附亦不及三棱、莪术也。"

你的病可在此方基础上变通，方用衡通散结汤加减：当归、川芎、桃仁、红花、赤芍、柴胡、枳壳、桔梗、川牛膝、生地黄、炮山甲、乳香、没药、天花粉、三七末（药汁送服下）各10克，生白芍30克，炙甘草30克，皂角刺30克，大蜈蚣3条，生水蛭6克，水煎服。

案例三十四：易感冒

赵某：我经常感冒，怎么样提高抵抗力？

李静：经常感冒，是肺气虚的表现。然而有阴虚、阳虚、阴阳两虚之分。怕冷，畏寒，感冒则流清涕，鼻塞，是为阳虚。治当补肺气，固卫气，简易方为玉屏风冲剂。如感冒则咽干、口燥、口渴等有火证，则为阴虚，则需补肺脾之阴，多服六味地黄丸与双黄连口服液。二证皆有则为阴阳二虚，简易中药方为：山茱萸、生山药、桑叶各 30 克，每日一剂，煎服，多服一二月方可，多服有益。

玉屏风散一说是出自危亦林《世医得效方》，一说是出自《丹溪心法》，王肯堂《证治准绳》叫白术黄芪汤。组成为黄芪、防风各一钱，白术二钱，为粗末，加生姜 3 片，水煎服。功能益气，固表，止汗。治表虚自汗及虚人易感风寒。蒲辅周老前辈善用之。岳美中老师用时为白术三份，黄芪二份，防风一份。制成粗末，每日 10 克，水煎服，连用一个月为一疗程可愈。白术量大是为了健脾，健脾是为了治本。脾健则运化好，身体才会有抵抗力。免疫力增强则自汗易感冒可愈。玉屏风散治自汗易感冒的要点是治肺脾阳虚，脾虚者白术重用之，肺气虚者黄芪量重之。要点是为粗末水煎服一个月可愈。桑叶止自汗盗汗是肺阴虚有热者宜之，要点是为末服之。桑椹是肾气虚有火者宜之。

江医生：老师，此类患者甚多，请老师讲解证治要点？

李静：清代名医家徐灵胎曰："一病必有一主方，一方必有一主药。"

自汗者多为阳气虚，肺卫不固，营卫不和，主方为玉屏风散。然亦有阴虚火旺，邪热郁蒸之自汗，治当滋阴降火，清热解毒，主方为当归六黄汤。盗汗者多为阴血虚，阴虚热扰，心液外泄，主方为益阴汤。然亦有阳虚盗汗者，心肾不交，虚阳浮越，主方为桂枝加龙骨牡蛎汤。

桂枝加龙骨牡蛎汤为虚劳病之通用方，龙骨、牡蛎、山茱萸虽然为治自汗盗汗之专药，玉屏风散为自汗易感冒之专方，桑叶为止夜汗盗汗之专药。然临证需辨证施治与专方专药相结合，方是中医的根本、中医的精髓。不用专方专药则治病不能有速效，不用通用之方则不能适应病证之变化。即病有千变，药有万变方可。读《医学衷中参西录》要在勤求上下苦功，于无字句处读书，于临床中验证之。书读十遍，其义自见也。

江医生：老师，玉屏风散治自汗感冒的要点是什么？桑叶与桑椹止汗的要点是什么？

病例诊治实录

李静：玉屏风散治自汗易感冒的要点是治肺脾阳虚，脾虚者白术重用之，肺气虚者黄芪量重之。要点是为粗末水煎服一个月可愈。桑叶止自汗盗汗是肺阴虚有热者宜之，要点是为粗末煎服之月余方可。桑椹是肾气虚有火者宜之。

桑叶、桑椹同为甘寒，桑叶入肺、肝经，桑椹入肝、肾经。《丹溪心法》载：桑叶，焙干为末，空心米饮调服，止盗汗。近代亦有桑叶止汗之报道。《中药大辞典》桑叶条下载《重庆堂随笔》论桑叶："桑叶，虽止盗汗，而风温暑热服之，肺气清肃，即能汗解。"桑椹滋肝肾固精，为凉血补血益阴之药。则桑叶滋肺阴清热止汗，桑椹滋肾阴凉血除热止汗。

案例三十五：头晕

陈某：我今年20岁，于2006年10月3日开始发烧3天，就开始头晕一直到现在。就像是晕车那样晕的，到医院检查说耳朵没有问题是脑动脉痉挛，吃了半个月药和做了半个月针灸都没有见好转！我想知道"脑动脉痉挛"是一种什么病，为什么会头晕这么久。是不是脑动脉痉挛？还是其他病呢？

李静：脑动脉痉挛，中医说是肝风内动。也是说肝主筋，因肝虚而产生风。因风而生痰，风痰交阻是影响气血运行，脑血管中有瘀滞则气血运行不太畅通则生风而致痉挛成也，治当补血养肝，疏通气血，理气化痰，则气血通顺，风消则痉挛自止。方用衡通定风汤加味：当归10克，川芎10克，枳壳10克，川牛膝10克，桃仁10克，红花10克，赤芍10克，柴胡10克，生白芍30克，炙甘草30克，桔梗10克，生地黄10克，天花粉10克，炮山甲10克，山茱萸30克，枸杞子30克，全蝎10克，蜈蚣3条。水煎服。

江医生：老师，此证眩晕与梅尼埃病之眩晕有何异同之处？

李静：此证眩晕为肝风肝气瘀滞之气血运行不畅通所致，脑动脉痉挛者，风也。肝主筋，故为肝风也。古人云：无痰不晕，无虚不晕。然则虚可致风，痰可致瘀。则又当为无风不晕，无瘀不晕也。眩晕多为肝瘀生风，然又有偏风热、风痰、风虚、风寒、风燥、风湿及气血两虚而瘀之别。此乃中医辨证施治之精髓。眩晕是证，其病则为多方面的原因。治病求因，找出病因，祛除病因，辨证准确，用药精确，疗效才能确切。

案例三十六：慢性咽炎，梅核气

张某：我颈窝右侧，胸骨上部（食道？气管？）处有异物感一个多月，就是好像有个胶囊搁在那儿一样，胃镜检查食道无炎症，只有浅表性胃炎，胃有轻微痛感，不反酸水，不腹胀，有时嗳气，嗳气时异物感处有微痛。吃得太饱时异物感明显，用力呕可有少量的食物出来，此时异物感会暂时消失。饥饿时异物感明显，感觉有什么在蠕动，饮食正常。吃了很多药如阿莫西林、奥美拉唑、雷尼替丁、吗丁啉、胃复安等，好像总是那样，不知道该怎么办。我有点咽炎，跟这有关吗？食管/气管内异物感有时会有蠕动感，感觉有些冰凉，吃饭时此处有阻力，每次在饥饿的时候蠕动好像比平时要快些，同时异物感也强好多，当吃饭后异物感会暂时消失一个或几个小时，所以比较怕饥饿，但又不敢吃得太饱，太饱也不舒服。请问各位专家这仅仅是食物反流引起的吗？如果是食物反流饥饿时为什么异物感还会强些呢？昨天晚上9点钟，我感觉已经饿了，但食管内异物感仍然较强，我试着用力呕一下，居然可以呕出食物，连续三次都有。请问大夫，这究竟是怎么回事哦？觉得异物处总有痰液，还有些凉凉的感觉，前天咳出的痰液中，居然有两根像鼻毛一样的东西，接着用力呕了，发现有一整粒米饭。昨天去做了一个食道吞钡，结果是正常，真不知道如何办哦？

李静：综合分析，你的病情中医可诊为梅核气，乃平日性情抑郁，致气血痰火胶结而致，气血痰火瘀滞，方用衡通汤、散结汤加味组成为：桃仁、红花、当归、枳壳、柴胡、赤芍、炙甘草、桔梗、地龙、全蝎、土鳖虫、炒僵蚕、生地黄、炮山甲各10克，三七粉10克（药汁送服下），大蜈蚣3条，水煎服，每日1剂，可服30剂，以观其效。

江医生：慢性咽炎临证颇多，观老师每用衡通汤为主方收效，精要何在呢？

李静：慢性炎症，非只此咽炎也。需明久病必有瘀之理。衡通者，以通求衡也。视其所偏纠正之，则可衡也。用衡通法疏通气血，热加清热之芩连，或用金银花、连翘；痰加半夏、竹茹；散结加用皂角刺、全蝎、蜈蚣；阴虚加沙参、麦冬；气虚加人参、黄芪、山茱萸；阳虚加桂枝、附子。如此，则辨证亦易，治效也速，此为慢性咽炎之治疗大法，亦为诸慢性病治疗之大法也。

案例三十七：过敏性鼻炎

王某：患者女，年龄29岁。早上起床就开始打喷嚏，并且流鼻水，感觉有点头晕，一整天都在流鼻水，鼻水很清，没完没了地流。这种症状好像有一年多了，像这症状会不会是过敏性鼻炎？或者是其他的病？服过不少抗过敏药物，服则昏昏沉沉，停药不数日病又再发。中医有什么方法可以治好这种病吗？

李静：你的过敏性鼻炎，中医称之为鼻鼽，"顽证"也。所谓顽证，是病已确诊，多年诊治不能根治，或屡治好屡又复发者。乃鼻窍堵塞也。肺开窍于鼻，则又为肺气虚也。用中药补益肺气，疏通气血，化瘀散结，通其窍络，假以时日，方可根治之。

方用衡通散结汤：桃仁、红花、当归、枳壳、柴胡、赤芍、炙甘草、桔梗、地龙、全蝎、土鳖虫、炒僵蚕、生地黄、炮山甲各10克，三七粉10克（药汁送服下），大蜈蚣3条，水煎服。症状止后服用神效鼻咽定方巩固之，疗效才能稳定，病情方能根治。方用全蝎、蜈蚣、炒僵蚕、蝉蜕等为末，每服3～5克，日服3次。需服二三个月，或视病情来定。

江医生：老师，过敏性鼻炎乃为顽证，老师之论证颇佳。然还有没有变化之时，与此方药若有不相符之证，当用何变通方法？还请老师一并赐教。

李静：你之所言甚是，此方为鼻炎久病气血瘀滞之方法，然与咽炎相同，触类旁通，随证施治，加减运用可也。有是证用是方，用是药，中医之精髓所在。即衡通散结法能治咽炎之需通散，则能治鼻炎之需通散，亦能治头痛病证之需通散也。此方此法只是辨证论治之大法而已，贵在灵活运用也。

案例三十八：妇科病手脚冰冷

许某：我一年四季手脚冰冷是怎么回事？做过B超、血常规、尿常规、妇科检查都没有问题，但就是尿频。是气虚还是肾虚还是贫血呢？还有月经量有点多，有时有些血块。

李静：西医学所说的贫血，是指单位体积血液中红细胞、白细胞、血红蛋白比例低于正常值的一种病理状态。贫血病人在中医辨证中，除有血虚症状外，主要有乏力倦怠，呼吸迫促，面色白，畏寒肢冷，浮肿，舌淡，脉虚等气阳不足的现象。也可以说血虚是因阴血的亏耗，贫血是因气阳的不足。如果把血虚与贫血当作相同的病证来处理，往往造成不良后果。因此，四物汤不能通用于血虚与贫血。其用于血虚犹可，用于贫血则差也。

中医认为贫血的原因是无阳则阴无以生。有形之血生于无形之气，治以扶阳益阴、补气生血的方法，即便急性失血，也必须循有形之血不能速生、无形之气所当急固的原则，采用益气固脱、补气生血的方法。气血两虚者，宜用圣愈汤或八珍汤；阴阳两虚明显者，宜用人参养荣汤或十全大补汤；伴有心悸、失眠、食少、便溏者宜用归脾汤；严重的贫血往往导致肾阳的不足，必须采用补阴益阳、填精益髓、化生精血的方法，才能取得一定的效果。

总之，血虚是单纯阴血不足；贫血是气血阴阳两虚。贫血可涵有血虚，而血虚不一定贫血，二者不得混为一谈。

你的病应该是肾气虚与肝气瘀滞，肾阳虚则手脚冰冷，尿频。肝气瘀滞则有血块，气不摄血则经量多，还不属于血不归经。当服理冲汤方一个月，理冲者，调理冲任二脉也。冲为血海，任主胞胎是也。生黄芪10克，党参10克，白术6克，山药15克，天花粉12克，知母12克，三棱10克，莪术10克，鸡内金10克。瘀血坚甚者，加生水蛭6克；热加生地黄、天冬；凉加肉桂、黑附子。

临床所见此类病人甚多，治此类病，我的经验常先令其服理冲汤3剂，待其饮食增加，虚证消之大半之时，取鸡内金18克，穿山甲6克，三七6克，葶苈子6克。制成散剂，名之曰理冲散。每服6～10克，日服2～3次。

简易方用桂附地黄丸可服，然须合用血府逐瘀片或口服液，以助肾阳，疏通气血，肾气充，血脉通，则诸症自愈。

案例三十九：经来过多

张某：女，年龄，20岁，月经过多，现已半个月未尽。

李静：此为冲任失调证，也即气血瘀滞。可用《傅青主女科》治血崩方，方用生黄芪一两，当归一两（酒洗），桑叶十四片，三七末三钱用药汁送下。张锡纯前辈甚赞之，并谓热者加生地黄两许。张氏自创安冲汤、固冲汤以治妇女血崩，经来多而且久甚为有效，而其仍推崇傅青主之治老妇血崩方，其医德可谓高矣。

我在临证时遇此证屡用之，不论老妇少妇，只要是经来血量过多，或经时过久，均治以傅氏治老妇血崩方。并皆加白芍一两，生地黄加用一两。桑叶用一两，一般服3剂其效甚好。你的病情是血热所致的迫血妄行，用此方加凉血止血之药即可。

方用：当归30克，黄芪30克，生地黄30克，桑叶30克，白芍30克，白茅根30克，三七粉10克（药汁送下），一剂有效，服4剂，下次来月经，还需再服4剂，下次再服，即可治愈。

江医生：观老师治妇科经来过多，每用傅青主老妇血崩汤取效，请教有何具体指征，即有无崩与漏之分别，崩用之佳，漏用之可否？还有何辨证论治要点否？

李静：傅青主老妇血崩汤，乃张锡纯前辈所倡，其所创治妇科之固冲汤等治妇科诸方，临床用之颇效，然张师既倡之，必有其道理所在，亦为张前辈之医德可贵也，我屡用之方知所言非虚。此所谓经验方之可贵之处，在于久经试验，屡试屡效之方，可谓之经验方，实亦经方也。方中用当归一两是为活血通经，黄芪一两补肝益气以固摄。三七则止血而不留瘀，桑叶以清其虚热，同用为活血通瘀，止血不留瘀，药简而效宏。实则此方可为治崩治漏之专方也。即是说此方治此崩漏病，如能辨证用之，其效当佳。则为用此方为主方，随证施治可也。亦即为阴虚者滋其阴，阳虚者补其阳。症状消失后可辨证施治，求其本后治之是也。即是说用此方治崩漏可为首选方，崩漏愈后找出崩漏之因治之未为晚矣。此亦为治一治二之法也。

案例四十：面部黄褐斑

孟某：女，年龄35岁，我于1997年怀孕后，脸上长了斑，几年中，一直吃草药，做美容，可一点效果也没有，目前眼部上方还有面部有斑。

李静：面部黄褐斑，女性多见。常用血府逐瘀汤加桑叶、天冬，肝虚加山茱萸、枸杞子。风重加蝉蜕、僵蚕，重者再加全蝎、蜈蚣，假以时日，当可治愈。唯愈后当视其体质所偏，仍需纠正之，方可不致复发也。方用血府逐瘀汤疏通气血为主方，此病多因肝血不足，肝气郁结，久而化火，故需加桑叶、天冬以滋阴润燥，加虫类药以活血消风，化瘀散结。气通血顺，则斑自消也。多年来治此病甚多，多以此方加减出入，一般月余效显，续服则愈矣。唯临证需辨证，其舌苔薄光者，多为阴血内燥生风则面部色斑出，故需加滋阴养血之品。如舌淡暗紫者，则为气血瘀滞血燥生风面部色斑出也，当用血府逐瘀汤重用生地黄加虫类药以化瘀散结方可。虚者可加山茱萸。贵在辨证施治，方用衡通润燥熄风汤：

当归 10 克，川芎 10 克，枳壳 10 克，川牛膝 10 克，桃仁 10 克，红花 10 克，赤芍 10 克，柴胡 10 克，甘草 10 克，桔梗 10 克，穿山甲 10 克，生地黄 30 克，山茱萸 30 克，桑叶 30 克，枸杞子 30 克，天冬 20 克，炒僵蚕 10 克，三七末 6 克（药汁送服），水煎服，30 剂为一疗程，每日一剂。

江医生：老师每用衡通汤而加天冬、桑叶、山茱萸、枸杞子收效甚佳，此中精义何在？

李静：女性此病，病因主要在肝，肺则次之。肝主疏泄，疏通排泄也，其面部色斑多为肝气瘀滞，因燥生风，则血气不能上荣于面。肺主皮毛，肺燥则为金克木也。故用衡通之法，每顾及肺之燥，用桑叶、枸杞子、天冬、山茱萸者，是为滋补肺肝，肝肺为之滋润，内燥得润，再加衡通汤之疏通气血，则肝风自息，色斑自退也。若肝火过甚，更加清热之品可也。选用羚羊角、白茅根等清滋之药，清热不致伤津耗液为要。风重者还需加用定风之全蝎、蜈蚣、蝉蜕、地龙、炒僵蚕。

案例四十一：便秘

刘某：我便秘 7 年，最近发现便后肛门与阴道间有鼓起，手摸很明显，一会儿能缓解，便后有不尽感，不知道是怎么原因？

李静：是便秘多年导致的局部瘀血郁血所致。可以缓解则非痔疮，可能是气血时聚时散之瘕块也。当先治其便秘，则局部不致受损，方能恢复。便秘久之必出毛病是也，当先治其便秘。

其阴虚内燥者，当用滋阴润燥之药，用增水行舟法，增液汤之类。脾虚肠燥者，当用《金匮要略》麻子仁丸。脾约因胃强所致，故用大黄、枳实、厚朴，脾约用麻子仁、杏仁、芍药以滋脾胃。蜜丸缓下不致伤脾。火盛肠结者用黄连解毒汤合增液汤，火清肠结自解。因黄连味苦故常用鸦胆子胶囊，其效甚佳。笔者临证见多例上述诸症均不显而致便秘者，阴虚内燥不显，脾虚肠燥亦不着，更无火盛肠结之征。你之证舌紫苔薄，脉弦，中医辨证当为气滞血瘀所致。临证常用衡通散重用炮山甲，或径用炮山甲研成粉，服之数日即通，可谓药简效宏也。

江医生：此证便秘诊为气滞血瘀之要点为何？

李静：此证诊为气血瘀滞除依据舌脉之外，辨其证也是要点。其证即为便后仍有便之不尽之感。便之不尽者，气滞也，气滞则血为之瘀明也。且其病已久，舌脉无阴虚、湿热、风燥之象，此则为久病必瘀是也。重用山甲，《医学衷中参西录》书中论之甚详，我遇此证屡用之奏效，此则亦为经验效方也。

案例四十二：类风湿

郭某：我患类风湿7年，久治不愈。

李静：此病西医学称为类风湿，中医称为痹证，又叫历节。临床经验一般首选桂芍知母汤。此方乃张仲景《金匮要略·历节病》之名方，经方也。历节者，风湿也。原文："诸肢节疼痛，身体尪羸，脚肿如脱，头眩短气，温温欲吐，桂枝芍药知母汤主之。"

方中桂枝温通血脉，麻黄、附子、防风、白术、生姜祛风散寒除湿，知母、芍药清热养阴。用量可随证加减，偏寒加重桂、附、麻黄，热重知母、白芍重之，甚则可加桑枝、地龙、忍冬藤。热重甚者非用桂枝羚羊法不可，施今墨先生治热痹用紫雪丹可谓独出心裁也。病久入络者则须虫类药方可胜任。临床上遇风湿病及风湿水肿通身肿胀患者均首选取用之，辨证施治，每收佳效。此病若治之当用此方为基本方，加四物汤之养血药及虫类药，久病必瘀故也。

方为：黑附片12克，麻黄10克，桂枝10克，防风10克，白术12克，知母24克，生白芍24克，忍冬藤12克，生地黄50克，当归10克，川芎10克，炮山甲10克，大蜈蚣3条，炙甘草10克。水煎服。

简易方可用大活络丹。偏方可用生薏苡仁煮粥常服。可配合单方三七粉每天服6克。或用土鳖虫每日5克，研成粉，分两次温开水送服，或装入空心胶囊内分3次服。最少需服3个月为一疗程。如只服单方则需两三个疗程方可。

江医生：老师治疗风湿病、类风湿，每选桂芍知母汤为主方，又合用衡通汤法，每以3个月奏功，其中精义何在？

李静：风湿、类风湿者，痹证也。然何以生痹呢？血虚血少故也。每用衡通汤者，方中有四物汤养血生血也。如若气充血盛，则风湿何来？然补益气血，祛风除湿，疏通经络，非短期可愈，故每与病人说知，三月愈病，时间不算太长。久病之人，则需时更长。如若类风湿之指关节变形，非于养血活血方中加用虫类药不可，且时日必长，是因病久血为之痹也。方用桂芍知母汤治其风湿之标，养血活血通络之衡通汤法治其本，则痹证可愈也。

案例四十三：慢性胆囊炎

江医生：老师，请问慢性胆囊炎患者在饮食上有哪些食物可以帮助恢复？

李静：胆为决断之官，其性刚直豪壮果断。《灵枢经》上说它为中正之官，决断出焉。对于防御和消除某些精神刺激的不良影响，以维持和控制气血的正常运行，确保脏器相互间的协调关系，有着非常重要的作用。剧烈精神刺激会影响人体脏腑的正常活动，导致气血运行的紊乱。胆气豪壮果断之人，虽然也会有所影响，但其影响程度不大，恢复也较快。若胆气虚弱之人，情况就相反，往往形成疾病。古人称它为中精之腑。胆中所藏之精汁为清净之汁。俗语说肝胆相照，中医说肝与胆相表里，即是说肝与胆是关系较为密切的，因此慢性胆囊炎乃肝胆同病也。肝属木，脾属土，五行相克木克土，故肝胆有病胃往往受连累，首当其冲，出现呕吐、胃胀等症。更有肝气犯胃、肝火犯胃、胆汁反流性胃炎、胆心综合征等，可见胆对人来说是何等重要。然而笔者经常看到有患者说，胆早被手术切掉了，原来就是消化不好，现在还是不好。

能想到在饮食上帮助恢复足见是一位有识之士。既已知肝胆同病之理，还需明慢性胆囊炎还有寒热虚实之不同，气滞血瘀之见症。上面说胆气豪壮者则为实，胆气虚弱之人为虚明矣。故在饮食上应知与你之身体相对照之重要。古人说毒药攻邪，五谷为养，五果为助，五畜为益，五菜为充。气味合而服之，以补益精气。此论是说药物的功用是祛邪，缺乏养正的作用。而五谷食物是养生的主要食品，而五种果类是辅助食品，牛羊等

255

五畜是补益的食品，五菜是调味食品，这四类食物相互配合应用，才能达到调补精气的作用。可见用药治病只是一个方面，食物疗养又是一个方面，而且是主要的一面。

肝胆有病多为湿热，但亦有寒者，然肝胆之宜忌需知之。慢性胆囊炎者，是说胆囊有慢性炎性病变，但好多慢性胆囊炎都有急性发作的可能，而且往往在饮食不节的情况下发生。也就是说湿热重了发炎，而且肝发炎了胆亦必然受累及。肝炎病一般表现为黄疸即是胆的病变，而且肝寒过重也会有病，这在中医叫作阴黄，而湿热或毒热重的叫作阳黄。既然是慢性胆囊炎，即是说最少现在的湿热症状不明显，故饮食上酒类不宜多用，如有热者，辛辣食物不宜多食。如果是肝胆虚寒则过凉食物不宜食也。而胆本身是中精之腑，内藏清净之汁，"故不宜食油腻之食物明矣。如动物油脂类"。五谷中粳米有益气除烦、止渴、止泻的作用。荞麦有降气宽肠、磨消积滞的功能，如有食不易化可服之。糯米有温暖脾胃、益气止泻的作用，兼能补肺。小麦善养心气，除烦止渴，收汗利尿，秫米和中安神，"黑芝麻补虚益脑，聪耳明目，适合胆病之人食之"。豆类是凉性，皆可清热解毒。此五谷类要看体质如何，如是有火者当以多食粳米为主，最好是与小麦面粉同等量食之。五果者，桃，李，杏，栗，枣。五果中红枣、核桃，温补脾肾，藕、西瓜凉，"当以莲子为最好，其可补中养神，宁心止泻利。并治梦遗滑精"。五畜中均宜适量食之，均不宜贪多。而肉类以不肥腻为好，需根据体质之寒热来定。牛肉牛奶性温，猪肉则凉，"而肉类中当以猪脊骨为最好，其能补骨，治虚劳骨蒸潮热"。鸡性热，鸭性凉。可选食之。五蔬类，萝卜生食凉能下气宽胸，熟则能运食消化。菠菜凉可通肠胃热，止渴润燥。冬瓜利尿除湿退肿而性凉，辣椒热人皆知之，不宜食之。韭菜温可化瘀血，可根据身体之寒热选用之。

总之，中医说，肝胆病不治，求之阳明可也。阳明者，胃也。可见食物足可治病也。如是偏热之体，当多服食性凉之品。如果是偏寒之体，当多食用性温之品。然人体是不断变化的，不是一成不变的。故中医有"病有千变，药有万变"之说。古人又说：大毒去病，十去其六，常毒治病，十去其七，小毒治病，十去其八，无毒治病，十去其九。谷肉果菜，食养尽之。故慢性病，在病情稳定后，均宜采用饮食调理，即可加速恢复身体健康。

案例四十四：小儿肠炎

马某：我小孩一个半月，拉肚子，有泡沫，有时像水泻，有时绿色。据别人说奶水太油腻，一直服用葡萄糖，是否过量从而破坏消化酶，降低功能，导致肠胃紊乱？

李静：此病西医认为是轮状病毒性肠炎，西医是对症治疗。秋冬是高发季节，也叫胃肠型感冒。因小孩太小，笔者经验可用中药单方治之，一剂一般见效，3剂可愈。方用：生山药30克，滑石10克（布包煎），白芍10克，炙甘草6克。最好用没有药味的锅煎药，煎好后装入奶瓶内，分数次温服下，可加白糖。

此方用山药以止滑泄，而山药又能滋阴退热；滑石以清燥热，而滑石又能利水止泻，二药之功用，相得益彰。又佐以白芍之滋阴血，利小便，甘草燮阴阳和中宫，亦为清热止泻之要品。汇集成方，所以效验异常。

江医生：此滋阴清燥汤治小儿肠炎腹泻，是为治脾阴虚内燥之泻。若是脾阳虚当如何运用？

李静：小儿稚阳之体，用药不可太燥，阳虚腹泻可用六君子汤加生山药，或此方减滑石、白芍，重用生山药，再加山茱萸、党参即可。然则其所泻当为清谷，是为虚寒，则非此方之证，则又当别论也。小儿病验舌至为重要。若舌质红紫者当属热，若舌尖边紫红斑者则为郁火。舌淡苔白润滑者为寒。《医学衷中参西录》书中生山药验案甚多，随证选用可也。

案例四十五：脱发

王某：我患脱发病已有7年病史。经治现在不怎么脱了，但是头顶和前额有些露头皮，我睡眠不好。请问有什么方子可以改善一下吗？或脱发的地方可以长出头发来吗？我今年25岁，那个养血胶囊曾经吃过不少时间，而且那个时候还是掉一两年的时候吃的，但感觉好像也没太管用。我，搞不清这是怎么回事，以前头发也挺好的，只是突然就大把掉，油脂很多。现在掉得很稀了，也不怎么掉了。只是稀的地方也没长出头发，有些露顶，痛苦死了。

李静：脱发，临床多见，且又以年轻患者较多，因影响美观，故治疗迫切，而本病之非易，越不见效越苦恼，心情抑郁，形成恶性循环，杂药乱投，外搽内服，收效甚微，均因未经医详加辨证施治故也。本病为局限性脱发即斑脱较多见，亦可发展成全脱。治之方法颇多，中医、西医、内服、外用、穴位注射、封闭、针灸等。目前多应用中成药养血生发丸，西药维生素、胱胺酸等激素，效者固有，不效者多见。发为血之余，血旺则发充；发为骨之余，肾主骨，故脱发多于肝肾虚有关，中医临床多责之于肝肾气血俱虚，若人体气通血畅，阴阳平衡，何来脱发？

你之舌紫淡苔薄，均为气血瘀滞之明证。可服衡通散治之，一般3月即可治愈。脱发患者大多为气血瘀滞，局部血液循环不畅通所致。衡通散疏通气血是为首选，如血热可加侧柏叶，或径用柏叶当归散可也。然你之病程已久，则治之也需时日，故宜耐心调治。

病程长，头顶及前头顶脱者每于洗头梳头时脱落甚多者称为早秃，多种原因所致，且又病程较长，心情抑郁，以致气血瘀滞，治之不易。用衡通散方加大黄以祛瘀生新，生赭石养血安神镇静，组方为活血生发散：

当归、川芎、桃仁、红花、枳壳、川牛膝、赤芍、柴胡、桔梗、甘草、生大黄各10克，生赭石20克，每服6～9克，每日2次或3次，开水送服。

凡血热不明显者服此方即可。气血虚甚者阴虚加服六味丸，阳虚加服八味丸，心阴虚失眠多梦加服天王补心丹，心阳虚面容不华加服归脾丸，辨证施治，药简而效速。

案例四十六：前列腺增生

张某：我最近两个月感觉小便费力，中间小便有停顿现象，上周突然发现小便中出现血丝，经医院检查是前列腺中叶增生，突向膀胱。现在服口服药"泽桂癃爽"胶囊和西药"高特灵"这两种，然效果不明显。李老师您还有什么更好的方法治好吗？

李静：从大量的临床病例分析，尽管前列腺的增生和炎症可以同时存在，但它们还是有先后主次的，多数情况下是前列腺增生在起着主导作用，也就是说先有了增生又感染了炎症。而一旦增生的前列腺又合并炎症，则会给前列腺的保守治疗也就是说不开刀治疗前列腺增生带来很大困难。这类病人尽管经过长期的药物治疗，却往往收不到效果，有的病情反而日渐严重，有的患者花费数千元、数万元，病情依然如故，痛苦万分。

其原因在于前列腺所引起的病理改变就像身体的其他部位受伤后，愈合时往往会留下一道僵硬的疤痕一样，前列腺也有类似的情况，由于前列腺炎症的存在，腺体组织就会发生纤维化或疤痕形成，腺体内的血管可随着出现狭窄或闭塞，血流量会大大减少。这样的前列腺就不是急性炎症服用消炎药物就可以解决的，即便是再有效的药物也难以进入前列腺体内，发挥有效的作用。因为绝大多数药物都需要通过血液循环才能进入前列腺组织中去，于是前列腺的增大、尿道的狭窄、腺管的阻塞、尿液的逆流、血液供应的减少等不利因素相互作用使增生和炎症互为因果，形成恶性循环，从而使病情变得更加复杂和严重。

前列腺增生一般都在 45 岁以后开始增生，至 70 岁即不再增生。此病服西药即便是有效也只是暂时的，而且是激素，中成药需要对证方可，但疗程又相当长。主要因素是前列腺的特殊结构所致。它的包膜致使药力的有效浓度很难达到，故手术疗法可行。但全切手术的话，如果年纪不是太大则不适宜，会影响性功能，但年纪太大了又不便手术。西医学有经尿道电切手术，可将增生的部位给予切除，但费用相当高。故建议如有条件可用"川参通"注射液局部注射疗法，服用中药对证也需二三月左右。可服下方：当归 15 克，丹参 15 克，生乳香 10 克，生没药 10 克，生白芍 30 克，炙甘草 10 克，天丁 30 克，炮山甲 10 克，三七粉 10 克（药汁送服下），桃仁 10 克，红花 10 克，鸡内金 18 克。水煎服。

案例四十七：坐骨神经痛

郑某：患者男，20 岁，这种情况已经有差不多一年了，经常整个腿痛。

李静：可用芍药、甘草缓急止痛。久病为瘀血加用䗪虫、蜈蚣。芍药甘草汤乃张仲景治筋脉挛急疼痛之名方，历代医家均用之。临床用之多年，白芍用 30 克或 60～90 克，量大时用至 180 克。用于缓急止痛往往用炙甘草，量亦相应加大，每收缓急止痛之佳效，屡用均效。坐骨神经痛，中医说是筋脉拘挛也，亦即是说神经痛也。神经者，中医则认为是风也。你的症状痛不重，方用衡通定风止痛汤加味：当归 10 克，川芎 10 克，枳壳 10 克，川牛膝 10 克，桃仁 10 克，红花 10 克，赤芍 10 克，柴胡 10 克，生白芍 30 克，炙甘草 30 克，桔梗 10 克，生地黄 10 克，炮山甲 10 克，山茱萸 30 克，枸杞子 30 克，川牛膝 30 克，怀牛膝 30 克，皂角刺 30 克。水煎服。

李洪波：此证坐骨神经痛，老师所用亦为衡通汤。我哥哥的肩周炎也是用衡通汤加味 10 剂治愈。此方既可治肩周炎，又可治坐骨神经痛。请老师讲解其中精要好吗？

李静：此二证中医均为痹证，而且又非只此二病也。痹者，麻痹不通也。炎症者，气滞血瘀风湿为之也。风者，神经也，风行不定，风性时作时止也。你哥哥之肩周炎是为风湿，痛重者风盛也，故用衡通定风汤，衡通汤又加桂枝、桑枝，引药上行也。加皂角刺是与穿山甲之通络散瘀，附片祛风逐寒止痛，全蝎、蜈蚣定风止痛也。此证坐骨神经痛亦风重也，加牛膝者，引血下行至腿也。山茱萸、枸杞子，滋补肝肾也。此即于无字句处读书，触类旁通之意也。明此意，即知如腰痛，加杜仲、川续断，肾虚腰痛，加鹿角胶、仙灵脾之类药可也。此与张锡纯前辈之活络效灵丹异曲同工也。唯活络效灵丹方中之乳香、没药，服之易败胃口，故我每用此方，亦即师其意，师其法而不泥其方者也。每用加山茱萸、枸杞子者，不致疏通太过，且又可令疏通气血之药更为有力，此与张师之理冲汤中用人参、黄芪同一道理也。明此理者，是为善读医书者，是为善读《医学衷中参西录》之书者。

案例四十八：便血

刘某：我今天大便时有血，以前没有过，但是不疼，还有嘴角一张嘴就疼，是怎么回事？第一次发病，大便完就没有了。

李静：大便有血当为近血。近血者，即出血部位离肛门不远也。如是血附于大便表面当为内痔出血无疑。如是肠炎痢疾也会有便血，但不会是附在表面的，且大多有疼痛。可去医院做个检查即可确诊。再者你嘴角张开会有疼感乃是心肺胃之火上炎所致。而肺与大肠相表里，故肠内火亦可致生痔疮，大便经其处即会有出血。简易中药单方为鸦胆子与三七末服用。

鸦胆子、三七治内痔有热出血有特效。鸦胆子苦寒，清热解毒，活血止痛，可灭原虫、蚀腐肉、脱赘疣，治热毒下痢脓血，里急后重等。因其有毒，故多外用。前贤张锡纯曰："鸦胆子，为凉血解毒之要药。善治热性赤痢，二便因热下血，最能清血分之热及肠中热，防腐生肌，诚有捷效。

260

治梅毒及花柳毒淋皆有效验。捣烂醋调敷疔毒，效验异常，洵良药也。"

李静按：鸦胆子乃苦参之种子，古人将鸦胆子去皮，用益元散为衣，名曰菩提丹，治二便下血如神，赞其有神灵之功也。其善清血热，而性非寒凉。善化瘀滞，而力非开破，有祛邪之能，兼有补正之功。前人有诗云："一粒苦参一粒金，天生瑞草起疴沉，从今觅得活人药，九转神丹何用寻。"

故在临床上，凡遇有毒热之证，每思用鸦胆子治之，且与三七配伍用之。一为其性偏凉，一为其性平。临证视其毒热重则鸦胆子重用之，其热不重则三七重之。唯若体虚之人，始服时需从小量开始，贵在灵活运用也。

案例四十九：金黄色葡萄球菌前列腺炎

夏某：我病前列腺炎，已有 8 年病史，曾用过大量消炎药毫无作用。

李静：前列腺炎，特别是慢性者，服用清热活血解毒之药，效果往往不佳。此与前列腺之特殊构造有关，药力的有效浓度很难进入前列腺体内是为主要原因。笔者 5 年来，采用贵州某制药公司生产的川参通注射液，通过会阴部直接注射到前列腺体内，治疗前列腺炎、前列腺增生、前列腺增生合并炎症，取到了较为理想的效果。同时对有合并前列腺囊肿患者，同样有良好的治疗效果。合并性功能减退的患者配合应症中药，达到前列腺炎症、增生消失，囊肿消除，性功能恢复之功效。

在具体运用方面，根据患者临床特征，采用中医辨证，结合西医辨病，尤其注重舌质舌苔的变化特征来指导临床，选择相应的抗生素进行组合。笔者经验认为凡舌红紫，苔白腻或黄腻的，中医辨证为湿热下注，舌红紫尖边有红紫斑的，舌苔薄黄或薄白而干燥的，中医辨证为阴虚火旺，这两类患者应首选头孢曲松钠、头孢拉定、头孢唑啉较为理想。舌淡紫，苔白腻而光滑或润而不燥，舌体观察热象不太明显的，应首选头孢噻肟钠，往往一次注射效果即显。对合并支原体感染的非细菌性前列腺炎，可参照上述抗生素等注射数次后，舌紫苔腻现象或湿热消退时，可配合克林霉素磷酸酯进行注射。

前列腺炎，尤其是慢性者，应用抗菌药物治疗往往效果不佳，中医辨证首先是气滞血瘀，或偏于湿热下注，或偏于阴虚火旺者居多。川参通注射液具有清热解毒、清肺利水、活血化瘀的功能，组合抗生素，能使前列腺由大变小，由硬变软。结合应症中药，从人的整体出发，改变全身的体质，使全身气血通顺，增生、炎症和囊肿消除。因此笔者认为，对于慢性顽固的前列腺疾病，川参通注射液局部注射疗法确实是前列腺疾病的克星。

你的病情可能已经对抗生素比较耐药了。而且前列腺的特殊结构又使药物的有效浓度很难达到透过包膜而进入前列腺体内。故用此法须做前列腺液细菌培养加药敏方知哪种抗生素对你的前列腺内的金黄色葡萄球菌有效，但仍需用中药对症治疗全身之症状，这样才是综合疗法，也是根治之法。中药对证也需一月之久。且忌酒、辣，要休息好方可，还需心情舒畅，方能治愈不再复发。

案例五十：腿痛

江医生：女，24岁，前天晚上才感觉到稍微有些疼，第二天疼了一白天，到了晚上疼得比较重，夜不能眠，腿上的肉不疼，骨头也不疼，应该是神经疼？此证是肝虚？肾虚？风湿？请教老师当用何法何方？

李静：神经痛者，中医说是风也。筋脉经络也，肝主筋。如此论之则此病腿痛是肝虚受风而致。治当补其肝，养其血，疏其经络，通其气血。书云：祛风先行血，血行风自灭是也。方用：山茱萸30克，生白芍30克，炙甘草30克，木瓜12克，生薏苡仁50克，怀牛膝30克，黑附片12克，皂角刺30克，炮山甲10克，鹿角胶12克，水煎服，每日一剂，10剂，可多服数剂无妨。

此方用山茱萸以补肝养筋，白芍、炙甘草缓急止痛，木瓜、薏苡仁舒筋通络，怀牛膝引药下行且又补肾，黑附片祛风散寒，皂角刺、穿山甲为引导，鹿角胶温通经络。

江老师：老师治此证未何不用衡通汤，亦未加定风之虫类药者何也？

李静：此病初得之，且肝虚寒生风之证甚明，故未用虫类定风与疏通气血之方药。补其肝，则风消痛自止也，如是久痛自当别论也。

案例五十一：闭经

李某：年26岁，2001年曾怀过孕，做过流产后上环，直至2005年12月摘环，1～5月月经量还算正常，6～8连续3个月月经量明显变少（几乎是点滴即净），从9月份开始闭经，到医院做过检查排除怀孕，11月时注射了黄体酮，停药后阴道有出血现象，还是量很少，色淡，前后做过B超，子宫稍小，左侧附件有一囊肿（医生考虑卵巢囊肿）。直至今天还没来月经而来诊。

李静：笔者本人经验认为，最好的方案是中西医结合。西医可手术摘除，中医可治其本。亦即是说手术只能治其已生之囊肿，即对症治疗，不能治为何长囊肿也。然则中医则可找出病因，祛除病因方可根治。本病属中医"癥瘕"范围。原因主要是新产，经行不慎，伤于风冷，七情太过，脏腑功能失调，寒凝气滞，而致湿聚痰凝血瘀，阻滞血脉，日久搏结成块所致。即是说手术之囊肿没有了，但产生囊肿之病体还在，所以还会复发，经验中见过不少手术后复发的病人。

西医对良性囊肿直径小于 5～6 厘米者，可定期观察，如增大则需手术。实质性肿瘤恶变率高，需加用放化疗。是妇科常见肿瘤，其种类之多，居全身器官之首。良性肿瘤临床大多无明显症状，肿块较大时可出现压迫症状。而恶性肿瘤出现症状时往往病情已届晚期，主要表现为下腹不适感，压迫症状，疼痛，月经紊乱以及内分泌失调症状，腹部肿块，腹水消瘦贫血等，初起没有感觉，月经正常，用手摸肿块如鸡蛋大，无痛，渐渐长大，形似怀孕，一年后肿块坚硬，用手推能移动为良性。而恶性肿瘤起病隐匿，生长迅速，易扩散，待到就医时，往往已属晚期，故死亡率高居妇科恶性肿瘤的首位，成为妇科肿瘤中威胁最大的疾病。

中医对良性囊肿有较好的疗效，可使之明显缩小或消失，治疗简便，无副作用。中医采用活血化瘀，化痰软坚法。B超提示囊壁薄者易治，厚者难治，囊性畸胎瘤效差。治疗的关键在于攻瘀消之，应坚持连续服药治疗。若体虚，只可药量从轻，以活血祛瘀，勿施补药，以防血行迟滞而助瘀，可渐加量，使攻不伤正。从实践中观察，凡治愈者，多能听从医嘱，坚持用药。有效者多为自觉症状消除，肿瘤渐小，则自动停药，治治停停，虽有缩小，但未根除。无效者，多为情绪易波动，生活不规律或其他原因不能坚持服药者。

凡坚持治疗无效者，手术可证实为畸胎瘤。因此，此证囊肿如大者，可手术之，然后服中药，以防其再复发。如囊肿不大，中医临床辨证为十证：气，血，风，痰，湿，寒，热，虚，实，燥。即气滞毒结，血瘀毒结，风邪毒结，痰阻毒结，湿闭毒结，寒瘀毒结，热瘀毒结，虚极毒结，实瘀毒结，燥涸毒结。病久者多为气滞血瘀，或兼风，或兼虚，或兼痰湿，或兼寒热错杂，或兼阴虚内燥。人是一个整体，治疗应从整体出发，治标与治本结合，攻补兼施。初病体不虚者，攻邪为主，扶正次之，邪去则正安，用多攻少补法，衰其大半而止。久病体虚者，补虚为主，攻邪次之，养正则积自除。

方用衡通散结汤：当归、川芎、桃仁、红花、枳壳、柴胡、赤芍、炙甘草、桔梗、川牛膝、地龙、全蝎、土鳖虫、炒僵蚕、生地黄、炮山甲、三七粉（药汁送服下）各10克，大蜈蚣3条，鸡内金18克，生水蛭6克。水煎服。

案例五十二：胸闷气短腹胀

江医生：此例近一年时间经常出现腹胀、胸闷憋气症状。多次胃镜检查、肺部透视无异常，夜晚睡觉严重。气短，不能深呼吸，打哈欠困难，且背部及胸部疼痛，大便总感觉到无力，排气多但减轻不了症状。是否为《医学衷中参西录》书中之大气下陷？治用何法何方？

李静：此例症状主要是气化不通。中医认为是胸痹，痹者，麻痹不通也。检查胸片等没问题，更证明是气血瘀滞。气短胸背痛都是明证。腹胀与气不通很有关系，也是脾虚而致。脏腑气化功能失调，气滞血瘀成也。

从中医理论上讲，心主血，心属火，肺属金，肺主气，脾属土，主肉，主运化。与肝肾也不无关系，肝主筋，主疏泄，肾属水，肾主骨，主藏精。也就是说你的病主要是心血瘀滞而成。心血瘀滞则肺气受损，肺气伤则气短胸闷。脾虚则腹胀，脾虚则肺气亦不足，五行相生土生金故也。气行则血行，故治宜疏通气血，通则不痛，健脾则脾得养，方有力运化而不致腹胀。

人的血脉似长江，一处不通一处伤。气化这个理论是西医所看不到，也摸不着的。所以西医只能说是神经官能症。也就是说你没有器质性病变，只是功能性病变。功能者，气化之作用也。如此说来，功能性失调症状只是暂时的，久之导致器质性病变，治之晚矣。此证大气下陷是有的，但气血瘀滞而致胸背痛是为瘀之故。治法当为疏通气血，升补其气为大法。方用衡通汤合升陷汤加味：当归、川芎、桃仁、红花、枳壳、桔梗、川牛膝、赤芍、柴胡、甘草、穿山甲、鸡内金、生地黄、三七末（药汁送服）各10克，山茱萸30克，黄芪18克，知母12克。水煎服。

案例五十三：脂肪肝

江医生：此例脂肪肝，B超示肝脏大小形态正常，实质回声光点细密增多，增强，深部衰减，肝内纹理清晰，血管走行正常，门静脉内径正常。舌紫苔腻脉弦。请问老师证治要点是什么？

李静：西医学说甘油三酯高即是痰湿为主要因素。中医认为是湿痰瘀滞，以致气血运行不畅，从而导致血中脂肪及糖量增高。故治宜清除湿痰，疏通气血，待湿痰祛，气血通，则诸病自愈，方用小陷胸汤加枳实重用炒瓜蒌仁以清湿热，理冲汤以疏通气血。

方用：黄连6克，半夏10克，瓜蒌皮12克，炒瓜蒌仁60克（打碎），枳实10克，鸡内金18克，三棱10克，莪术10克，知母12克，天花粉18克，生山药30克，党参10克，黄芪10克。水煎服，每日一剂，另服鸦胆子胶囊每天2次，每次6粒。

鸦胆子胶囊乃鸦胆子与三七等组成，其中鸦胆子有清除肠内积垢之功，三七有化瘀血之能，合用清湿热之小陷胸汤，疏通气血之理冲汤，共奏清除湿痰、气血瘀滞之效。轻度脂肪肝服此方可也。上方服后如大便增多，是为排出瘀滞之物，腹泻如太多，可隔日一剂。

江医生：脂肪肝治法的要点是什么？此证为何不用衡通汤法？

李静：此亦为衡通法也。衡者，纠偏也。久病验舌质，此证舌紫苔腻，为痰湿偏热也。故用小陷胸汤并加天花粉苦寒宣泄，又用鸦胆子散其热瘀，理冲汤以扶正治其本。待其湿热痰饮已祛，再用衡通汤可也。脂肪肝之治法要点在于找出体之偏差，纠而正之，还是有是证，用是方。唯脂肪肝多为气血瘀滞偏于痰湿是为要点。

案例五十四：肠炎

江医生：此例男性23岁，一个月以前出现一种情况，就是总感到腹部不适，也不是拉肚子，但总有酸的感觉，而且是一阵阵的，酸胀感，但不疼痛，一周前又闹了，这次还发了烧，就吃药打针，现在不发烧了，可是肚子还总不舒服，形容不出来的难受，是不是肠炎？用何法何方呢？

李静：西医可以说是肠炎，是肠道有积热而致。也可以说是肠内有垃圾，而且还发酵了，也是说发炎了，相当于马路上塞车一样。需疏通排泄之，而西医之消炎，只能消炎杀菌，不能疏通气化，所以病人的感觉是说不出的难受。中医可以说是气血痰食火兼而有之也。既可说有形之积滞，也可说为无形之气滞血瘀。而消炎药只治其一，即火，所以应当服中药之清热祛湿疏通气血之方以疏通之。试问气通血顺，何患之有？

方用：滑石30克（布包煎），白芍30克，炙甘草10克，生山药30克，白茅根30克，穿山甲10克。水煎服。

此方为滋阴清燥汤，加白茅根、穿山甲而成。方用滑石色白味淡，质滑而软，性凉而散。《本经》谓其主身热者，以其微有解肌之力也；谓其主癃闭者，以其饶有淡渗之力也。且滑者善通窍络，故又主女子乳难；滑而能散，故又主胃中积聚。因热小便不利者，滑石最为要药。若寒温外感诸证，上焦燥热下焦滑泄无度，最为危险之候，可用滑石与生山药各两许，煎汤服之，则上能清热，下能止泻，莫不随手奏效。白芍之滋阴血，利小便，甘草燮阴阳和中宫，而山药实又能滋阴退热。白茅根清热养阴又可开气。穿山甲之疏通作用于脏腑经络无处不到。如此则水分足，气通血顺，诸证自消也。

案例五十五：风湿麻痹

江医生：此证为38岁男，暑假因胃食管反流病症住医院西医治疗，胃镜检查无事，经过治疗后，胃部不适好多了，但是胸口不烧反而有冰凉感，同时后背两侧肩胛骨下边缘酸麻，向正中的脊椎骨边缘有明显的压痛点，颈脊胸X线检查无事，经过热敷、按摩可减轻，为治疗这两种病，分别吃了约60剂中药，包括胃的调理药，活血化瘀祛风湿的药，感觉仍然如故，此为何证？

李静：对症西药用过不少，中药活血化瘀和治风湿的药服了60剂，现在胸口反而有冰凉感，而从热敷和按摩后可减轻来看，是为经络与筋脉虚而且寒之痹证也。痹者，麻痹不通也。血得温则行，遇寒则凝，故当温经散寒通络为要。中药可用麻黄附子细辛汤以开之，继服桂芍知母汤以调和营卫，祛风湿，与衡通祛风汤疏通气血二方交替服用，后服当归生姜羊肉汤以温之养之。

麻黄附子细辛汤：麻黄10克，黑附子12克，细辛6克。水煎服，2剂。

桂芍知母汤：黑附片12克，麻黄10克，桂枝10克，防风10克，白术12克，知母24克，生白芍24克，炙甘草10克。水煎服。

衡通祛风汤：当归、川芎、桃仁、红花、枳壳、桔梗、川牛膝、赤芍、柴胡、甘草、生地黄、三七末（药汁送服）、炮山甲各10克，大蜈蚣3条。

当归生姜羊肉汤：当归30克，羊肉100克，加入佐料，煮服。

案例五十六：子宫内膜癌

江医生：此病例女46岁，偏胖，因子宫内膜癌（早期）做完子宫及双附件全切手术已经10多天了，刀口没全好，阴道却在流黄水，有时量很大，请问老师用何方药？还要不要做化疗？

李静：此证癌肿须化瘀散结，攻补兼施，托毒外出。肿瘤癌症，现代人畏之，均认为是不治之证。癌症的发生，是人体脏腑气血阴阳失调所致。所谓癌肿者，毒邪瘀结也。癌症是全身性的病变，肿物是局部的表现。病久者多为气滞血瘀，或兼风，或兼虚，或兼痰湿，或兼寒热错杂，或兼阴虚内燥。人是一个整体，治疗应从整体出发，治标与治本结合，攻补兼施。初病体不虚者，攻邪为主，扶正次之，邪去则正安。用多攻少补法，衰其大半而止，谓之治病留人。

经验认为，此手术后诸证，中医辨证为热瘀毒结，用清热解毒化瘀散结托毒外出之法，加用鸦胆子胶囊用之有效，毒性少于西医化疗。而西医化疗法可少用或暂用之。本人常用化瘀散结丸、散，方中主药鸦胆子，攻其有毒就不会中毒。用衡通托毒汤破瘀散结托毒外出就不会伤正，是谓攻邪即是扶正，邪去则正安。凡中医认为风、寒、实、热毒结者，西医化疗尚可少用或暂用之，不致伤人太过，其他如气、血、虚、燥之癌瘤，西医化疗则会大伤元气，得不偿失，谓之伤敌一千，自损八百，同归于尽矣。

此证病情，现在刀口未好，阴道内流量多之黄水为湿热毒火未清，方用衡通托毒汤：当归、川芎、桃仁、红花、枳壳、桔梗、川牛膝、赤芍、柴胡、甘草、生地黄、三七末（药汁送服）、炮山甲各10克，大蜈蚣3条，土茯苓30克，金银花30克，天花粉18克，滑石30克（布包煎）。水煎服。

病例诊治实录

江医生：请老师把衡通托毒汤的论证要点讲述一下，以便学生触类旁通，掌握要领。

李静：托毒者，托毒外出也。衡通托毒汤者，是用衡通法托毒外出也。然毒为何？何为毒？邪也！不正之气，不正之瘀，不正之饮，不正之滞则均为邪，邪者毒也，此衡通托毒法之要点也。周医生之姐病脑白质病变，梗死的脑组织液化，副鼻窦炎，亦为毒邪有滞，亦用衡通托毒汤服之即效即是此理。唯周之姐体偏于风湿，故重用山茱萸，且加附片、皂角刺，此证偏湿热毒邪，故重用土茯苓、金银花、天花粉、滑石之类。托毒之要药为三七、穿山甲、皂角刺、天花粉、蜈蚣是也。于无字句处读书，触类旁通，则此数药不论何处有瘀毒，均可用以托邪外出，邪去则正安，古语诚不欺我也。明此理，是为善读医书者也。

案例五十七：荨麻疹

江医生：此例过敏性荨麻疹患者女，23岁。11月份发现的，每次都一两天才能消掉。曾注射"转移因子"针剂，服抗过敏药物。病情已经有两个多月了，反反复复，吃药就好一点，一停就不行。舌紫红，苔白腻，脉弦。辨证当属血热风燥，服活血消风类中药仍未能全消，请老师指教。

李静：此病西医说是过敏性荨麻疹，中医说是隐疹，即隐藏的意思，时有时无，遇风则发作。食辛辣刺激性及腥类发物也会发作。过敏者，风也。风为何生呢？气血瘀滞也。气血为何瘀滞呢？中医认为血虚血燥生风是主要原因。血虚则生风，血热血寒则燥，故受风受寒则发作，故治此证首需活血。祛风先行血，血行风自灭是也。临床辨证舌红紫苔黄或白腻干燥者，属风热风燥，用血府逐瘀汤活血消风是对的，然生地黄量需大，最少用30克，重加虫类药蝉蜕，再加地龙、僵蚕、蜂房，其效甚佳。单方用蝉蜕一味研粉吞服可也。如属血寒而燥者则需加乌梢蛇、蜂房、全蝎、蜈蚣，效果亦速。单方用乌梢蛇研粉吞服。

因此证之中医中药与西医用药大不相同。唯收效后尚需再服药以巩固之，方能根治。唯病程久远者，症状消失后，仍需服药巩固，祛除病因，疗效才能稳定。但临床所见一般患者症状消失后均不愿再服药，以致复发者不在少数。病人素质多数如此，非人力所能挽回也。

观临床所见之皮肤病证，病家每于病发则求医，病稍好则不愿再服药，以致病因未除，岂能不发？且西医药之头痛治头，服药则效，停药则发，实为未治病之本，然其非病久服西药不效时方来求服中药，然时日已久，气血瘀滞已成。故俗语说外治不治癣，治癣必丢脸是也。古人有病家十要：一择名医，于病有神，不可不慎，生死相随。二肯服药，诸病可却，有等愚人，自家耽搁。三宜早治，始则容易，履霜不谨，坚冰即至。四绝色欲，自然无疾，倘若犯之，神医无术。五戒恼怒，必须省悟，怒则火起，难以救获。六息妄想，须当静养，念虑一除，精神自爽。七节饮食，调理有则，过则伤神，太饱难克。八慎起居，交际当祛，稍若劳役，元气愈虚。九莫信邪，信之则差，异端诳诱，惑乱人家。十勿惜费，惜之何谓，请问君家，命财孰贵。

案例五十八：痤疮

江医生：此证痤疮，20岁，男。舌红紫，苔薄黄，脉弦。病当为血分有热毒，然其病已4年，治过好多次，屡用解毒消炎之方药，没有效果。请老师讲一下此病治法要点？

李静：青春痘，粉刺也。南方人叫作暗疮。面部粉刺者，虽为小病，确也难医也。曾治多例此病患者。病虽小，然亦需用中医来辨证施治，虽小病表现于面部，乃体内毒结所致。治之方法颇多，方药为清热解毒。唯此病需注重毒瘀是主要病理，谓血中有毒热结聚也，且需询其有无便秘，至为紧要，便结则粉刺重也，故需加重清热解毒之类药与活血散结托毒外出为要，如五味消毒饮合用血府逐瘀汤可也，其效可靠。如只用清热解毒消炎之方药，而未能解决何以毒热瘀结之病因，难免再发也，故需以活血化瘀、清热解毒、托毒外出为要点，方用衡通解毒汤。余常用简便方，用鸦胆子胶囊合衡通散同服之，方用鸦胆子解毒，衡通散疏通气血，三七可托毒外出而不留瘀。金银花、野菊花清热解毒。一般一周即可收效，月余痊愈。

衡通解毒汤：当归、川芎、桃仁、红花、赤芍、柴胡、川牛膝、枳壳、桔梗、炮山甲、甘草、三七末（药汁送服）各10克，生地黄30克，天花粉18克，皂角刺15克，蜈蚣3条，金银花15克，野菊花15克。水煎服。

案例五十九：眼病

江医生：老师，此例眼病学生经验不足，尚请老师论证。患者男，33岁，佩戴隐形眼镜10多年。在多年前左眼黑睛边缘处出现白点，白点附近的眼白有些充血，带镜时有些不适感，取镜后症状减轻，后点了诺氟沙星眼药后治愈。这种症状只是偶尔出现。每晚都取掉眼镜，取后还滴润舒之类的眼药，但这一年多来，左眼黑睛上长白点的情况却经常出现，带镜时，感觉有些胀疼，取镜后，症状减轻，用乐敦和诺氟沙星交替滴左眼，一般一两周后，症状消失，左眼白点也没了。但过不了多久，这种症状又

269

出现。请教老师辨证论治要点与方药？

李静：眼病临证较为常见，多为久治不愈的翳障病患者。有胬肉攀睛者、视物不清者、迎风流泪者、白内障、青光眼等慢性眼病者。目得血则能视，眼病的要点是用药不可太过寒凉，用药太寒则可致血脉为凉药所冰遏，以致气血反而不能疏散。血得温则行，得寒则凝。此理与南方人饮凉茶而热气越重，北方人吃冰棒雪糕越吃越渴之理是一样的。眼病以火为最多，风次之。治眼病与内科诸病一样，也要辨证施治，中医的整体观念至为紧要。急性眼病，清热解毒，与西药消炎作用一样的。慢性眼病，清热解毒药与西药抗生素消炎类药一样，用久了每每导致血脉凝滞，云翳更生，视物不清。人老了为何会视物不清呢？气血衰败故也。为何有的人年虽老，仍能耳不聋，眼不花，那足以证明他的气血旺盛，但那毕竟是少数人而已。

因此，在眼病方面，治疗法则当以活血消风为主。血虚者则养其血，火郁发之，热则清之，实则泻之，气陷者则升之，气郁则散之，气逆则平之。衡者，平衡也，平衡其阴阳气血寒热虚实也。

初病凭舌苔，久病验舌质。此证舌紫属风热，苔薄为燥。此病为视网膜网络炎症，中医认为是肝肾阴虚，风燥生风，与风火上炎不无关系。故在饮食方面，需少食辛辣刺激性食物为要。治用衡通汤，加滋阴润燥消风之品。

衡通消风汤：当归、川芎、桃仁、红花、枳壳、桔梗、柴胡、赤芍、川牛膝、生甘草各10克，生地黄、山茱萸、枸杞子、蒲公英、刺蒺藜各30克，蝉蜕10克。水煎服。

案例六十：不孕

徐某：我10个月来没有怀孕，11月做B超没有卵泡，这个月吃了克罗米芬和乙烯雌酚，今天是吃药第8天，可还查不到卵泡，是怎么回事啊？我8月份吃了克罗米芬有卵泡啊，可这次没有，如何治呢？

李静：不能急的，越急越不行的。要静下心来方可。急躁则气滞，气滞则气血不通也。不育症属慢性疾患，且一月只有一次受孕机会，故宜耐心调治，不能急于求成，在思想上要有所准备，心情舒畅，气血调和，假以时日，自能受孕。

从中医辨证论治来讲，西医诊断无器质性病变之患者，但输卵管不畅，或子宫位置偏斜，或宫颈松弛，或原因不明，或有抗精子阻力之类患者，均有不同程度的气滞血瘀征象，中医辨证以活血化瘀为主，虚则补之，热则清之，寒则温之。鹿胎乃血肉有情之品，其性温热且大补宫血，故治宫寒不孕有佳效。女性不育的治疗，着重调经，经调则自孕。临床上西医分为器质性病变，功能性病变与炎症性病变。非器质性病变以输卵管梗阻、宫颈疾患、黄体功能不全及不排卵多见，在临床上采用中西医结合的方法，西医辨病与中医辨证相结合，有是证用是药，内服与外用并用。特别是西医各方面检查正常者，更要用中医传统诊断方法辨证施治。

观临床上肾虚宫寒证有之，其他肝气郁结，气滞血瘀，肝肾阴虚，气血两虚，痰湿及湿热数种类型，随证施治方可。你的病情如果查无其他炎症，也无其他不适，可服鹿胎膏。

案例六十一：胃炎

江医生：此例胃炎，医院做的彩超检查：胃充盈条件下，胃壁层次结构欠清，胃体局部黏膜毛糙，欠光滑，胃内透声欠佳，胃蠕动略慢，十二指肠球部充盈欠佳，肠蠕动尚可，脾厚 3.0 厘米实质回声尚均，左肾大小 10.0 厘米 ×4.6 厘米，实质厚 1.6 厘米，右肾大小 10.4 厘米 ×4.9 厘米，实质厚 1.7 厘米，双肾集合部未见分离，双侧输尿管未见扩张，前列腺也没问题，腹部总是胀痛。常出汗，总是觉得腿忽冷忽热，吃过挺多中药未能根治是为什么？该怎样治疗呢？中医诊断为脾肾阳虚。还有，气血不通和发脾气有关系么？此例还有风湿性关节炎，此二病可否一并治疗？

李静：此证胃炎必非单纯的脾肾阳虚。如是阳虚也会腹胀，但不会胀痛。脚忽冷忽热不是阳虚，阳虚者寒也，必定是肝虚合并气血不通也。也即是说虚中有实，只补阳不行的，要疏通之，通则不痛也。风湿性关节炎，中医认为是痹证。二病可一并治疗。调其营卫，补其脾肾，补其肝则为主也，肝主筋，肝虚则忽冷忽热，肝气郁滞则易发脾气，木克土是也。可服桂芍知母汤加味：制附片 12 克，桂枝 12 克，白芍 30 克，炙甘草 12 克，防风 10 克，白术 10 克，知母 12 克，炮山甲 12 克，当归 10 克，鸡内金 18 克，山茱萸 30 克。

案例六十二：乙肝

张某：男 21 岁，怎样才能治疗好乙肝大三阳啊？今年年初在家找了一个镇医院的医生看，吃了他开的药，一点舒服的感觉都没有！后来就不吃那些药了。现在肝偶尔会隐隐作痛。

李静：你的症状舌紫红，苔薄黄，脉弦略数。证属气血瘀滞偏湿热为患。乙型肝炎为湿热搏结所致，而有体内湿热与外感湿热之邪郁结而成。久之必致气血瘀滞，湿热病毒在急性期，用清热解毒，清利湿热，病毒得以清除可很快转阴而治愈。日久转为慢性，乙肝湿热病毒瘀结于体内安营扎寨，单用清热解毒之剂恐难速效，治之需论持久战方可。中医辨证施治，慢性乙肝假以时日，每亦能达到转阴治愈之效。而慢性患者均具有气血瘀滞的特点，故治疗时首先应用疏通气血之方剂，而湿热病毒又需始终贯穿之。故临证遣方用药应以疏通气血、清除病毒、扶正祛邪的混沌汤疗法，如能结合西医辨病用药，可称鸡尾酒疗法。单一方药很难取效。

急性期湿热重之乙肝，症状为舌红苔白腻或黄腻，脉弦滑，实证明显者，中医辨证湿热郁于气分者，常用黄连解毒汤加大黄、蒲公英、白花蛇舌草、蝉蜕。如舌紫赤苔黄，尖边有红紫瘀斑点者为毒热结于血分，直须凉血解毒，加水牛角丝、升麻、紫草、大青叶。作者经验用现代医界报道的简易方六神丸，或季德胜蛇药片服之，治过多例效果很好。

慢性乙肝的病机复杂，单一清热解毒则其效不佳。应根据证情之不同，扶正与祛邪共享，兼数法而行之，用数方而治之。作者常以血府逐瘀汤疏通气血为主方，湿热并重者合用黄连解毒汤少加大黄，毒热重者加水牛角、升麻、紫草，要注重给病邪以出路。邪偏热者加蝉蜕、连翘、葶苈子；偏湿加滑石、土茯苓；阴虚加沙参、麦冬、白芍；阳虚加党参、黄芪、山茱萸；瘀血明显加鸡内金、三七、土鳖虫。

作者治慢性乙肝患者常用混沌汤法，条件许可者用鸡尾酒疗法。此二法皆为兼备法亦即综合疗法也。有许多患者服中药不便，故将基本方血府逐瘀汤组成去生地黄，加穿山甲、三七各等份制为散剂，名为衡通散，以平衡阴阳，疏通气血。每服 6 ~ 10 克，每日 2 ~ 3 次。黄连解毒汤加大黄装入胶囊服之，湿热重再加用季德胜蛇药片每天 3 次，每次服 6 片。或服六神丸每天 3 次，每次 10 粒。3 个月为一疗程，简便有效，可服 2 ~ 3 个疗程。经验体会凡是舌紫赤尖有紫斑点之患者，DNA 检测多高出正常值，不论西医辨病还是中医辨证均需清除病毒。中医辨证为毒入血分，清热解毒汤是为当务之急，待毒祛正虚补之可也。毒盛之财若妄用补益反而助邪，徒增湿热毒结于病者无益。凡舌红紫苔黄腻或白腻而燥者为湿热并重，可首选黄连解毒汤是为正治。若舌淡苔薄者为肝脾两虚型，舌红紫苔薄或苔光者为肝脾肾阴虚型，乙肝检测多为小三阳或小二阳。此类患者当以扶正祛邪为要，不可一味攻邪，要从整体考虑，使正气恢复，毒邪祛除则其病自愈。

乙肝病是一种慢性疾患，需开导患者要有思想准备。祛除毒邪病愈需要一个过程。急性期时毒邪去则病愈，病毒可很快转阴。慢性乙肝毒邪去，DNA检测已阴性，但两对半仍不转阴，是一个困扰很久的问题。众多医家都在潜心研究，如何能够快速转阴。临证见到许多患者，医治数月或数年之久，仍达不到转阴治愈的目的，因而失去信心。杂药乱投，或任其自然，听天由命。而医家如果一味求之攻毒转阴，往往不能如意。如果西医辨病用抗肝炎病毒，中医也用清热解毒药来治疗乙肝，则失去了中医的精髓所在。中医是既要辨病又要辨证，有毒则祛之，有气血瘀滞则疏通之，有阴虚则滋阴，阳虚则助阳。或先攻毒邪后扶正，或先扶正后攻邪。或攻补兼施，有是病，用是法，有是证，用是方可也。慢性复杂性乙型肝炎，一般均需用混沌汤法或鸡尾酒法，方能兼顾邪正各方，做到邪去而正不伤。或用西药以祛病毒，中药以扶正。或用中药以祛毒邪，西药以增强免疫之品，此实乃兼备法也。

实验认为，治疗慢性乙肝，用衡通散以疏通气血，黄连解毒汤（丸）以清除湿热，正虚者用扶正之剂，或用西药人用乙肝免疫球蛋白、胸腺肽以扶正亦可。或用西药拉米夫定片和人用乙肝免疫球蛋白合用胸腺肽注射液，加用中药衡通散疏通气血，使气血通顺，毒邪易去。唯此法价格贵，许多人不易接受。此法如用之得当，3个月一疗程，1～2疗程往往可取佳效。经验认为毒邪炽盛之时，中医不可妄用补益，西医如用免疫增强剂其效亦不佳。其邪盛时往往DNA检测较高，当先清其病毒即湿热疫毒。西药用拉米夫定、干扰素等，其疗程长，价格昂贵。中药当用黄连解毒汤加味，或六神丸，或季德胜蛇药片直折其毒。待其毒去则加以扶正之法，而疏通气血之法则需始终用。如畏苦寒败胃则短期用之可也，或加补益脾胃之品，以求攻邪而不伤正。舌红苔薄黄属偏热型，蝉蜕、连翘、白茅根、蒲公英之类以使热邪外出。舌紫尖红紫瘀斑为毒入血分，可加紫草、大青叶、升麻、水牛角之类凉血散血清解疫毒。舌淡紫苔白腻或黄腻为偏湿型，可加土茯苓、滑石、白鲜皮、白花蛇舌草、贯众、虎杖之类，使湿毒从小便排出。正虚加用扶正之类，或加用西药乙肝免疫球蛋白、胸腺肽之类，兼数法而用之，可缩短疗程，转阴快，疗效好。中医为混沌汤法，西医为鸡尾酒法，异曲同工也。

根据你的条件与病情来看，可用下方：

1. 六神丸，每天 3 次，每次 10 粒。

2. 当归、川芎、桃仁、红花、枳壳、桔梗、川牛膝、赤芍、柴胡、甘草、炮山甲、三七粉、天花粉、升麻、金银花各 10 克。10 剂，打碎成细粉，温开水送服，每天服 3 次，每次服 10 克。3 个月为一疗程。

案例六十三：耳鸣

赵某：耳鸣是怎么回事，怎么治疗？

李静：耳鸣，西医说是神经性耳鸣，中医认为与肝肾有关。肾属水，肝属木，五行相生水生木，则肾为肝之母也。肾开窍于耳，故耳病又属肾也，然而肾水不足则肝火易生。肝火上升，可致耳鸣。中医称之为水不涵木是也。久之则致气血瘀滞，耳窍堵塞则耳鸣生也。治则为滋其肾水则肝火自消，疏通气血则窍络自通。方用：

1. 鲜生地黄，削尖，晚上放入耳内，次早取出，每日一换。

2. 衡通祛风汤：当归、川芎、桃仁、红花、枳壳、桔梗、川牛膝、赤芍、柴胡、甘草、生地黄、三七末（药汁送服）、炮山甲各 10 克，蝉蜕 6 克，全蝎 6 克，大蜈蚣 3 条，生赭石 30 克，炒僵蚕 10 克，山茱萸 30 克。

方用衡通汤疏通气血，山药、山茱萸、白芍滋肾养肝，蝉蜕、僵蚕、赭石镇静息风。炮山甲、全蝎、蜈蚣定风开窍通络。如此则肾水足，肝火降，气血通顺。耳鸣可止矣。

江医生：老师，学生受益匪浅，明白人是一个整体，中医治病需从整体出发，先议病，后议药之理，明白治病需抓主症，有是证用是方之要，明白久病必瘀之理，明白一病有一方之要领，明白复杂之病用衡通法实则为兼备法之理。明白了西医之长与中医之长，明白了现代中医之方向。承老师屡讲初病验舌苔，久病验舌质之经验至为可贵。尤其老师之衡通法简明捷要，容易掌握，触类旁通，变化无穷。我深信入门并不难，深造也是办得到的。